요가의

당신의 요가를 완성하는 해부학과 생리학의 원리

과학

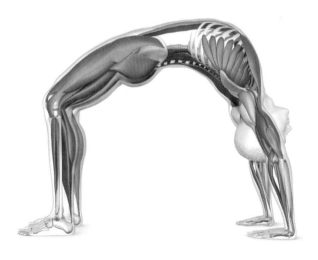

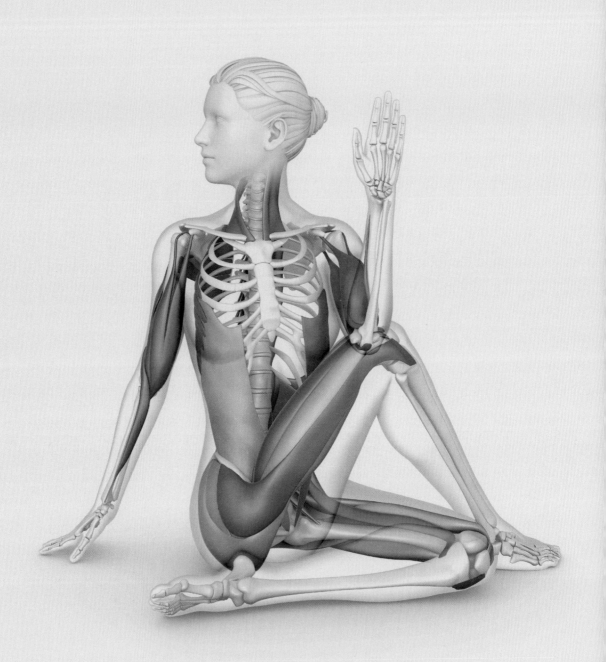

요가의

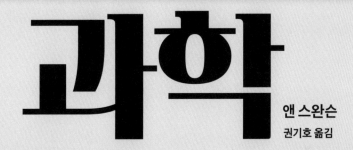

당신의 요가를 완성하는 해부학과 생리학의 원리

과학

앤 스완슨

권기호 옮김

 사이언스 북스

SCIENCE *of* YOGA

요가의 과학
1판 1쇄 펴냄 2020년 12월 31일
1판 3쇄 펴냄 2023년 6월 30일

지은이 앤 스완슨
옮긴이 권기호
펴낸이 박상준
펴낸곳 (주)사이언스북스
출판등록 1997. 3. 24.(제16-1444호)

(06027) 서울특별시 강남구 도산대로1길 62
대표전화 515-2000 팩시밀리 515-2007
편집부 517-4263 팩시밀리 514-2329
www.sciencebooks.co.kr

한국어판 ⓒ (주)사이언스북스, 2020.
Printed in China.

ISBN 979-11-90403-39-9 14510
ISBN 979-11-90403-38-2 (세트)

Science of Yoga
Copyright © Dorling Kindersley Limited, 2019
A Penguin Random House Company
All rights reserved.
Korean Translation Copyright © ScienceBooks
2020
Korean translation edition is published by
arrangement with Dorling Kindersley Limited.

For the curious
www.dk.com

차례

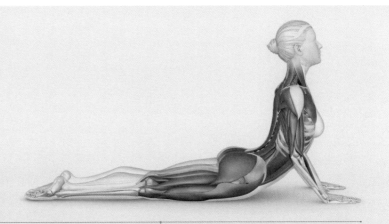

일러두기: 피트니스 운동을 하는 모든 이는 각자 행동과 안전에 책임이 있습니다. 건강 문제나 질병이 있을 경우
이 책에 소개된 행동을 취하기 전에 의사와 상담하십시오. 이 책에 담긴 정보는 부상 위험을 줄이는 데 도움이 되는
적절한 판단이나 의사 결정을 대신하지는 않습니다.

머리말

나는 NASA 과학자의 딸로 태어나 자라면서 분석적인 사고를 하게 되었다. 방법과 데이터, 근거를 추구하는 것이 삶의 일부가 되고, 7세 때 기록하는 습관이 들어서 어디를 가든 가지고 다닌 노트에는 도표와 그래프, 관찰 내용이 가득했다. 매일 먹은 것부터 비디오 가게에서 빌린 것들까지, 모든 것에 관한 상세 내역도 들어 있었다. 끊임없이 "왜요?"라고 묻는 호기심 강한 아이였던 내게 부모님은 믿을 만한 백과사전을 건네며 거기서 답을 찾아보라고 했다. 나는 늘 예술적이고 창조적인 것을 좋아했으며, 영혼에 관심이 있었다. 노트에는 공들여 지어낸 이야기와 시, 색채가 풍부한 그림도 많았다. 대학 시절에는 미술을 공부하다가 완전히 지쳐 버렸다. 다른 많은 사람들처럼 나도 힘든 시기에 스트레스와 걱정거리를 덜어내고픈 바람에서 요가를 시작했다. 몸매 관리는 덤이었다. 나는 요가가 나를 말로 표현할 수 없는, 얼핏 보면 마법 같은 방식으로 나를 변화시키리라고는 생각하지 못했다.

요가를 시작했을 때의 목표는 사진처럼 완벽한 동작을 취하는 것이었다. 그러다가 서서히 깨달았다. 요가는 동작을 '완벽하게' 취하는 것이 중요한 게 아니라 동작을 취하는 매순간 몸과 마음이 완벽하게 '양호한' 것이 중요하다는 사실을. 이제는 요가 동작이 근육과 뼈의 해부학적 구조를 넘어 신경, 심리, 신체 활력에까지 매우 깊은 영향을 미친다는 것을 알고 있다.

어느 날 요가 수업이 끝날 무렵 긴장이 풀린 상태에서도 눈을 크게 뜬 채 안절부절못하고 두리번거리며 요가 매트 위에 누워 있던 기억이 생생하다. "정말 시간 낭비야. 할 일이 태산인데 말이야!" 그런데 요가를 계속하며 이완과 명상 수행을 하면서 드는 느낌을 즐기게 되었다. 이제 문헌 연구를 통해 명상을 할 때 문자 그대로 내가 나의 뇌를 재구성하고 있다는 것을 알게 되었다. 궁극적으로는 몸의 모든 각 계통에 영향을 미쳐 기능을 최적화하고 있다. 내가 할 수 있는, 이보다 더 중요한 일이 있겠는가?

급기야 나는 마음을 돌려먹고 히말라야로 가서 요가와 마사지, 치료법을 공부했다. 스승인 요기 시바다스(Yogi Sivadas)는 과학에 대한 나의 관심을 새롭게 불러일으켰다. 미국으로 돌아와서는 의예과 과정을 이수하며 요가가 어떤 방식과 원리로 삶을 변화시키는지 이해하고자 했다.

해부학 실습실에서 인간의 뇌를 처음 만져본 순간을 잊을 수 없다. 그 경험은 방부제 냄새나 임상 실습처럼 냉담한 종류가 아니라 너무나 영적이었다. 주름지고 신비로운 1.4킬로그램 회색 덩어리에서 수학을 계산하며 동시에 깊은 사랑을 느꼈다. 그 뇌를 손으로 만지며 나는 마음과 몸의 연결(mind-body connection)이 요가 효과의 숨겨진 핵심 메커니즘이라는 사실을 깨달았다.

『요가의 과학』은 내가 요가를 처음 시작하면서 읽고 싶었던 책이다. 요가 수업 시간에 선생님들은 (간혹 서로 상충하기도 하는) 모호하거나 분명한 가르침을 준다. "숨을 길게 내쉬면서 신경계를 안정시키세요." "이 동작은 면역력을 높여 줍니다." "무릎이

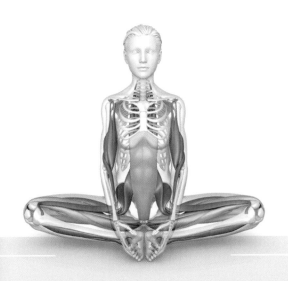

과학적 원리와 근거로 요가의 많은 비밀을 규명해 냈다.

발목 위에 오게 올려놓으세요." 이런 가르침을 받으며 끊임없이 "왜?"라는 의문이 들었던 것이다.

지난 10년 동안 워크숍에 참석하며 연구 논문을 읽고 메릴랜드 통합 의료 대학교에서 요가 치료 석사 과정을 이수하면서 계속 사실, 수치, 스케치, 관련 기사로 내 노트를 채워 나갔다. 『요가의 과학』은 내가 요가 학생 겸 선생으로서 모아놓은 가장 흥미로운 기록을 요약하고 있다. 이 책은 인체 해부학과 요가에 관한 포괄적인 교재도, 의학 참고서도 아니다. 단지 입문서일 뿐이다. 나는 이 책이 요가의 과학에 대한 관심과 논의를 불러일으켜서, 뛰어난 요가 수행자와 전문가가 더 많아지고 연구가 더 활발하게 이루어지며 학교와 의료 기관에서 요가를 장려하는 공공 정책이 더 늘어나 궁극적으로는 요가를 더 쉽게, 더 많이 활용할 수 있기를 바란다.

나는 연구를 통해 과학적 원리와 근거로 요가의 많은 비밀을 규명해 냈다. 놀랍게도 그 덕분에 내가 변화한 경험이 훨씬 더 매혹적으로 느껴진다. 하지만 아직 알아내야 할 것들이 너무나 많다. 과학적 탐구라는 큰 규모에서 보면 요가 연구는 걸음마 단계에 있다. 지금이 요가 연구에서 활기차고 중요한 시기이다. 지난 수십 년간 요가 연구 논문 분야에서 양적으로나 질적으로나 괄목한 성장이 이루어졌고 요가의 효과를 뒷받침하는 근거가 급속도로 계속 늘어나고 있다.

과학은 많은 것들의 원리를 설명할 수 있다. 하지만 과학적 연구가 아무리 철저하더라도 개인의 치유와 변화 경험에 비할 수 없다. 수행을 통해 요가의 힘을 이용할 수 있는 사람은 바로 여러분 개인이다. 모든 과학 연구와 마찬가지로, 나는 여러분이 이 책에서 해답보다는 의문을 더 많이 갖게 되어 내면의 어린아이(inner child)를 불러내 재미있게 "왜?"를 탐구하기를 바란다.

평안을 빌며,

앤 스완슨
심신 과학 교육자 겸 공인 요가 요법사
www.AnnSwansonWellness.com

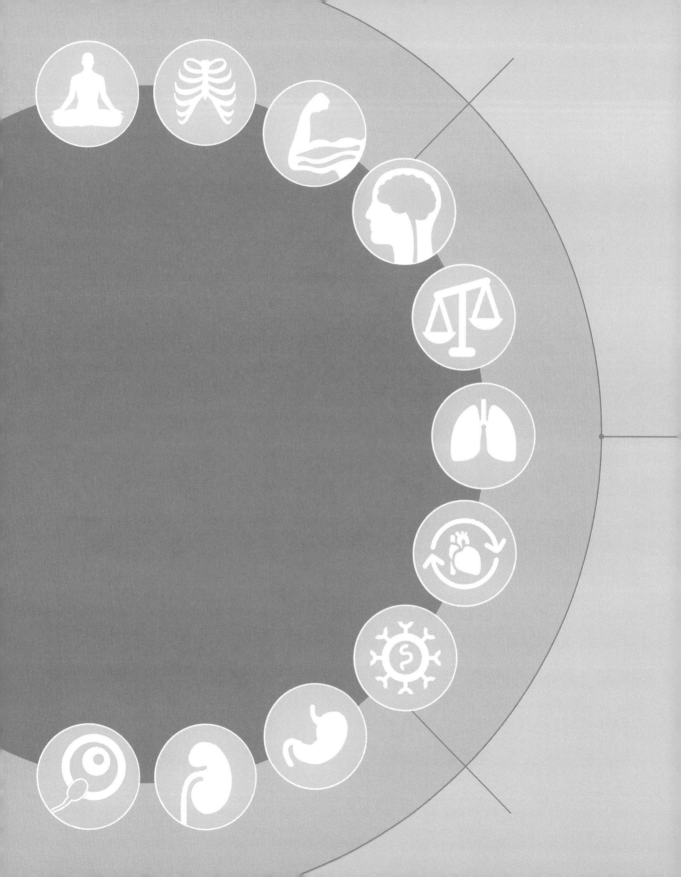

인체
해부학

대부분의 요가 해부학 책과 강의는 근육뼈대계통에 중점을 두지만 요가 수행은
온몸에 영향을 미친다는 연구 결과들이 나와 있다. 이 장에서는 요가가 각각의
신체계통에 미치는 핵심 효과와 이점을 분석한다. 현대 생물학에서 설명하는
해부학적 계통들을 공부해서 요가의 통합적 관점으로 넘어가 자신만의 특별한
몸을 모든 계통이 서로 연결된 통일체로 경험해 보라.

세포부터
계통까지

디자인과 마찬가지로 생물학의 핵심 개념인
"형태는 기능을 따른다."는 인체의 물리적 구조에
기능이 담겨 있다는 의미이다. 해부학은 이러한
인체 구조를 연구하며 생리학은 기능, 즉 인체의
작동 원리를 연구한다.

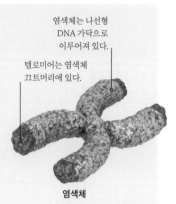

텔로미어

텔로미어(telomere)는 염색체
끄트머리의 마개와 같다. 나이
가 들면 텔로미어는 점점 짧아
진다. 명상 요가 수행, 운동, 사
회적 활동, 채식 등 요가식 생활
방식을 유지하면 텔로미어가 길
어지고 장수와 건강에 영향을
준다는 최신 분자 생물학 연구
가 있다.

염색체는 나선형
DNA 가닥으로
이루어져 있다.

텔로미어는 염색체
끄트머리에 있다.

염색체

구성 요소

원자는 물질의 구성 요소이고 세포는 생물의 구성 요소이다.
지금 여러분의 몸속에서는 약 37조 개의 인체 세포가 생명
활동을 하고 있다. 그 세포들은 4가지 기본 조직과 11개의
기관 계통을 만들어 낸다. 이 모든 부분은 인체라는 통합된
통일체를 이룬다.

혈관

간세포

세포막은 반투과성
외막이다.

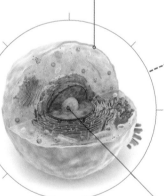

전자는
핵 주위를 돈다.

양성자와
중성자는
핵 속에 있다.

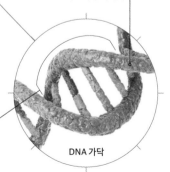

조직
세포가 모여서 조직을 이룬다. 조직은
독특한 직물과 같다. 이것은 간에만 있는
특별한 형태의 조직이다.

DNA에는 세포가
기능하고 복제하는 데
필요한 정보가 담겨 있다.

세포
세포는 생물의 가장 작은 단위이다.
대부분의 세포에는 중심의 핵, 세포질, 바깥으로
층을 이룬 세포막이 있다. 세포 안의 작은 기능
단위들을 세포소기관이라고 한다.

원자
이 화학적 구성 요소에는 양성자, 중성자,
전자가 들어 있다. 이들은 서로 결합해서
물(H₂O) 같은 중요한 분자를 이룬다.

유전자는 세포핵 속의
DNA를 이루는 단위이다.
명상은 세포 노화와
유해한 유전자 발현을
예방할 수 있다.

DNA 가닥

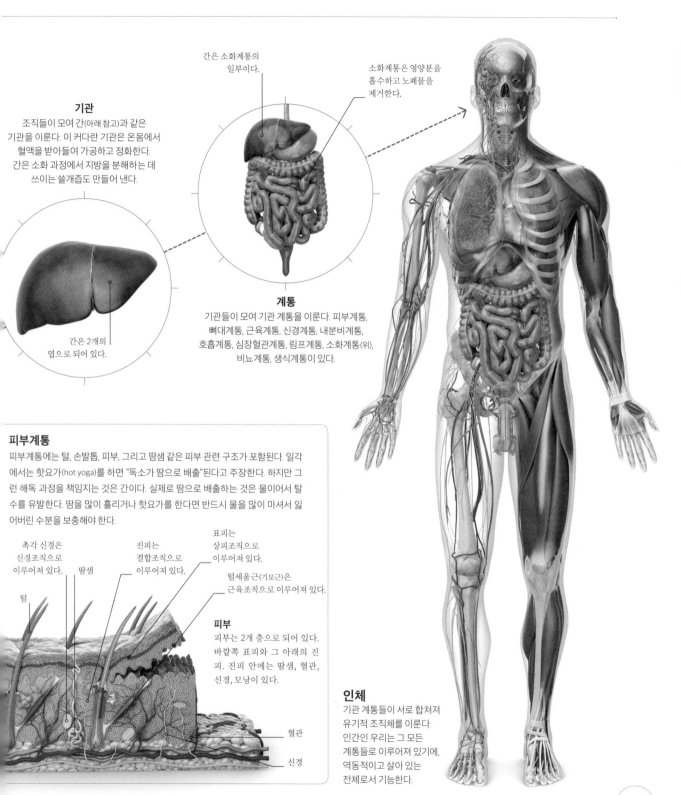

기관
조직들이 모여 간(아래 참고)과 같은 기관을 이룬다. 이 커다란 기관은 온몸에서 혈액을 받아들여 가공하고 정화한다. 간은 소화 과정에서 지방을 분해하는 데 쓰이는 쓸개즙도 만들어 낸다.

간은 2개의 엽으로 되어 있다.

간은 소화계통의 일부이다.

소화계통은 영양분을 흡수하고 노폐물을 제거한다.

계통
기관들이 모여 기관 계통을 이룬다. 피부계통, 뼈대계통, 근육계통, 신경계통, 내분비계통, 호흡계통, 심장혈관계통, 림프계통, 소화계통(위), 비뇨계통, 생식계통이 있다.

피부계통
피부계통에는 털, 손발톱, 피부, 그리고 땀샘 같은 피부 관련 구조가 포함된다. 일각에서는 핫요가(hot yoga)를 하면 "독소가 땀으로 배출"된다고 주장한다. 하지만 그런 해독 과정을 책임지는 것은 간이다. 실제로 땀으로 배출하는 것은 물이어서 탈수를 유발한다. 땀을 많이 흘리거나 핫요가를 한다면 반드시 물을 많이 마셔서 잃어버린 수분을 보충해야 한다.

촉각 신경은 신경조직으로 이루어져 있다.

진피는 결합조직으로 이루어져 있다.

표피는 상피조직으로 이루어져 있다.

털세움 근(기모근)은 근육조직으로 이루어져 있다.

땀샘

털

피부
피부는 2개 층으로 되어 있다. 바깥쪽 표피와 그 아래의 진피. 진피 안에는 땀샘, 혈관, 신경, 모낭이 있다.

혈관

신경

인체
기관 계통들이 서로 합쳐져 유기적 조직체를 이룬다. 인간인 우리는 그 모든 계통들로 이루어져 있기에, 역동적이고 살아 있는 전체로서 기능한다.

뼈대
계통

인체의 뼈대를 이루는 206개의 뼈는 역동적이고 살아 있는 기관이다. 이 뼈들이 서로 연결되어 우리 몸의 기본 얼개를 이룸으로써 신체 구조가 만들어지고 몸을 보호하고 움직일 수 있다.

뼈대계통 둘러보기

뼈는 아교질(콜라겐)로 이루어져 있으며, 뼈를 튼튼하게 하고 신체 기능에 핵심적인 역할을 하는 무기질인 칼슘을 저장한다. 뼈에는 혈액세포(혈구)를 만들어 내는 뼈속질(골수)도 있다. 뼈는 인대 같은 구조물과 연골로 지지되는 관절을 형성하기도 한다. 요가는 뼈와 관절의 건강에 도움이 될 수 있다.

머리뼈(두개골)
이 융합된 뼈들이 뇌를 보호한다.

아래턱뼈(하악골)
머리뼈 중에서 움직이는 관절을 이루는 유일한 뼈이다.

빗장뼈(쇄골)
어깨뼈(견갑골)와 복장뼈(흉골)를 연결한다.

복장뼈(흉골)
첫째~일곱째 갈비뼈(늑골)의 갈비연골(늑연골)과 연결되어 있다.

갈비뼈(늑골)
12쌍의 갈비뼈가 가슴우리(흉곽)를 이룬다.

골반
2개의 볼기뼈(관골)가 엉치뼈(천골)에 결합되어 있다.

손목뼈(수근골)
8개의 작은 뼈가 손목관절(수관절)을 이

손허리뼈(중수골)
5개의 기다란 뼈가 손바닥에 걸쳐 있다.

손가락뼈(수지골)
14개의 뼈가 손가락을 이룬다.

무릎뼈(슬개골)
넙다리네갈래근(대퇴사두근) 힘줄에 붙어 있다.

발목뼈(족근골)
7개의 작은 뼈가 발목관절을 이룬다.

발허리뼈(중족골)
5개의 기다란 뼈가 발바닥에 걸쳐 있다.

발가락뼈(수지골)
14개의 뼈가 발가락을 이룬다.

해면뼈(해면골)

골수

치밀뼈(치밀골)

뼈막(골막)

뼈의 구조
뼈는 뼈막(골막)이라는 부드러운 결합조직 막으로 싸여 있다. 뼈막 안에는 치밀뼈(치밀골)라는 단단하고 조밀한 층이 있다. 더 안쪽에는 벌집 모양의 공간을 지닌 해면뼈(해면골)가 있다. 해면뼈는 단단하지만 가볍다.

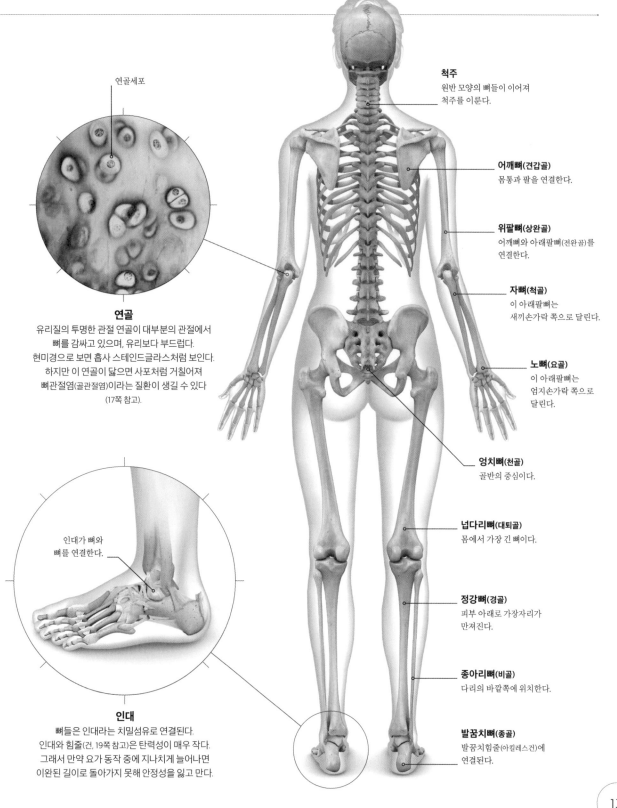

연골세포

연골
유리질의 투명한 관절 연골이 대부분의 관절에서
뼈를 감싸고 있으며, 유리보다 부드럽다.
현미경으로 보면 흡사 스테인드글라스처럼 보인다.
하지만 이 연골이 닳으면 사포처럼 거칠어져
뼈관절염(골관절염)이라는 질환이 생길 수 있다
(17쪽 참고).

척주
원반 모양의 뼈들이 이어져
척주를 이룬다.

어깨뼈(견갑골)
몸통과 팔을 연결한다.

위팔뼈(상완골)
어깨뼈와 아래팔뼈(전완골)를
연결한다.

자뼈(척골)
이 아래팔뼈는
새끼손가락 쪽으로 달린다.

노뼈(요골)
이 아래팔뼈는
엄지손가락 쪽으로
달린다.

엉치뼈(천골)
골반의 중심이다.

넙다리뼈(대퇴골)
몸에서 가장 긴 뼈이다.

정강뼈(경골)
피부 아래로 가장자리가
만져진다.

종아리뼈(비골)
다리의 바깥쪽에 위치한다.

발꿈치뼈(종골)
발꿈치힘줄(아킬레스건)에
연결된다.

인대가 뼈와
뼈를 연결한다.

인대
뼈들은 인대라는 치밀섬유로 연결된다.
인대와 힘줄(건, 19쪽 참고)은 탄력성이 매우 작다.
그래서 만약 요가 동작 중에 지나치게 늘어나면
이완된 길이로 돌아가지 못해 안정성을 잃고 만다.

척주

척추뼈는 아래위로 층층이 이어져 자연스러운 곡선을 이룬다. 이것을 중립척주라고 하는데, 척주가 앞쪽으로 휘는 척주앞굽음(척주전만)과 뒤쪽으로 휘는 척주뒤굽음(척주후만) 사이에 해당하며 용수철처럼 충격을 흡수한다. 척추뼈는 각각의 쐐기 모양이 쌓여 이러한 곡선을 이룸으로써 몸무게를 가장 효율적으로 지탱할 수 있다.

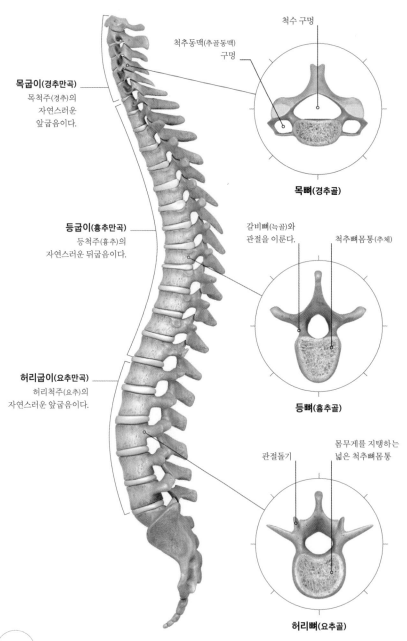

목굽이(경추만곡)
목척주(경추)의 자연스러운 앞굽음이다.

등굽이(흉추만곡)
등척주(흉추)의 자연스러운 뒤굽음이다.

허리굽이(요추만곡)
허리척주(요추)의 자연스러운 앞굽음이다.

척수 구멍

척추동맥(추골동맥) 구멍

목뼈(경추골)

갈비뼈(늑골)와 관절을 이룬다.

척추뼈몸통(추체)

등뼈(흉추골)

관절돌기

몸무게를 지탱하는 넓은 척추뼈몸통

허리뼈(요추골)

중립척주

앉은 명상 자세 같은 많은 요가 동작은 중립척주를 이룬다. 나쁜 자세와 동작은 척주의 다양한 구조적 치우침(편향)을 일으킬 수 있으며 과다앞굽음증(과다전만증)과 과다뒤굽음증(과다후만증) 같은 흔한 질환을 유발한다. 요가는 독특한 방식으로 척주에 작용해 신체 인지를 높임으로써 전반적인 자세를 개선한다.

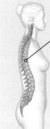

완만하고 매끈한 곡선

중립척주
이 자연스러운 곡선은 척주를 가장 강하고 가장 안정된 정렬 상태에 있게 한다. 척주가 어느 쪽으로도 뒤틀리거나 기울지 않은 이상적인 상태이다.

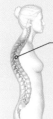

척주 윗부분의 과다굽음

척주뒤굽음증
등척주(흉추)의 과다뒤굽음(과다후만)은 흔히 척주뒤굽음증(척주후만증) 또는 곱사등이(꼽추)라고 불린다. 뼈엉성증(골다공증)에서 흔하다.

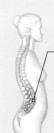

척주 아랫부분의 과다굽음

척주앞굽음증
허리척주(요추)의 과다앞굽음(과다전만)은 척주앞굽음증(척주전만증)으로 불린다. 임신 중 자연스러운 현상이다.

골반

골반에는 2개의 볼기뼈(관골)가 엉치뼈(천골)에 결합되어 있다.
엉치뼈에 해당하는 라틴어 해부학 용어(*sacrum*)는 '신성한 것'을 의미하며,
이 삼각형 뼈는 아래쪽 끝이 꼬리뼈(미골)와 결합한다. 엉치뼈는 아치형
다리의 이맞돌 역할을 해서 척주를 구조적으로 안정시키는 기반이 된다.

위앞엉덩뼈가시(전상장골극)
양쪽 피부 아래로
'힙포인트(hip point)'가
만져진다.

엉치엉덩관절(천장관절)
움직임이 적은 관절이다.

절구
엉덩관절(고관절)의 확(소켓)에
넙다리뼈(대퇴골)가 결합한다.

큰궁둥패임(대좌골절흔)
궁둥신경(좌골신경)이
지나가는 자리이다.

꼬리뼈(미골)
3~5개의 뼈가
융합되어 있다.

두덩결합(치골결합)
이 관절은
척추사이원반(추간판)처럼
섬유연골로 되어 있다.

궁둥뼈결절(좌골결절)
'앉으면 닿는 뼈'는 골반의
맨 아랫부분이다.

여성의 골반

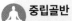

중립골반
중립골반은 중립척주 자세를 용이
하게 한다. 그 반대도 마찬가지다.
골반이라는 그릇에 물이 가득 차
있다고 상상해 보라. 중립골반과
중립척주는 물이 앞으로도, 뒤로
도, 옆으로도 흘러넘치지 않는 상
태를 의미한다. 한쪽 '힙포인트'가
올라가거나 골반이 돌아가면 옆
으로 흘러넘칠 것이다.

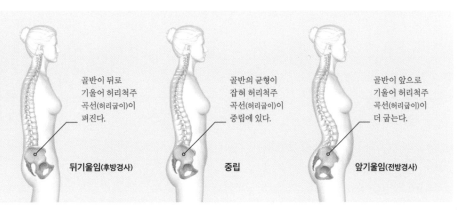

골반이 뒤로
기울어 허리척주
곡선(허리굴이)이
펴진다.

뒤기울임(후방경사)

골반의 균형이
잡혀 허리척주
곡선(허리굴이)이
중립에 있다.

중립

골반이 앞으로
기울어 허리척주
곡선(허리굴이)이
더 굽는다.

앞기울임(전방경사)

관절

뼈와 뼈가 연결되는 부위로서, 움직일 수 있는 곳과 움직일 수 없는 곳이 있다.
관절에는 섬유관절, 연골관절, 윤활관절 3종류가 있다. 섬유관절은 머리뼈의
봉합처럼 움직일 수 없다. 연골관절은 두덩결합(치골결합)처럼 움직임이 적다.
윤활관절은 운동성이 가장 좋으며 요가 동작에 매우 중요하다.

관절의 움직임

윤활관절은 다양한 방향으로 움직일 수 있다.
팔꿉(팔꿈치)과 무릎의 경첩관절은 문에 달린 경첩처럼
굽힘(굴곡), 폄(신전) 운동을 할 수 있다. 어깨와 엉덩이의
절구관절(구상관절)은 벌림(외전), 모음(내전), 돌림(회전),
그리고 이것들이 조합된 휘돌림(회선) 운동을 할 수 있다.

관절 운동의 종류

굽힘(굴곡)	관절의 각이 작아진다.
폄(신전)	관절의 각이 커진다.
벌림(외전)	팔다리(사지)가 몸통에서 멀어진다.
모음(내전)	팔다리가 몸통과 가까워진다.
가쪽돌림(외회전)	팔다리가 바깥쪽으로 회전한다.
안쪽돌림(내회전)	팔다리가 안쪽으로 회전한다.
축돌림(축회전)	척주가 축을 중심으로 회전한다.
바닥쪽굽힘(저측굴곡)	발을 바닥쪽으로 굽힌다.
등쪽굽힘(배측굴곡)	발을 등쪽으로 굽힌다.

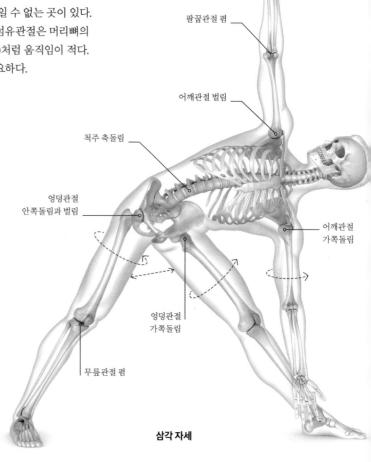

팔꿉관절 폄

어깨관절 벌림

척주 축돌림

엉덩관절
안쪽돌림과 벌림

어깨관절
가쪽돌림

엉덩관절
가쪽돌림

무릎관절 폄

삼각 자세

관절 내부

윤활액은 매끄러운 윤활유 역할을 하면서 충격을
줄인다. 이것은 옥수수 녹말 용액 같은 비뉴턴유체
(non-Newtonian fluid)라서 압력을 받으면 점성이
더 높아진다. 주로 앉아서 생활하는 사람들은 윤
활액이 점점 묽어져서 성능이 떨어진다. 하지만 요
가 동작으로 수행을 하면 윤활액이 진해져서 연골
처럼 관절 구조를 보호해 통증을 줄인다.

윤활관절

윤활관절은 뼈끝이 서로 닿아 손상되지 않게 보호하
면서 움직일 수 있는 구조이다. 이것은 몸에서 가장
흔한 관절 유형이다.

인대가 뼈와
뼈를 연결한다.

뼈와 뼈가
서로 연결되어
관절을 이룬다.

해면뼈(해면골)

관절주머니(관절낭)가
관절을 감싼다.

관절연골이 마찰을
줄인다.

정상인 윤활액은
점도가 높아서 관절의
충격을 줄인다.

팔꿉관절(주관절)

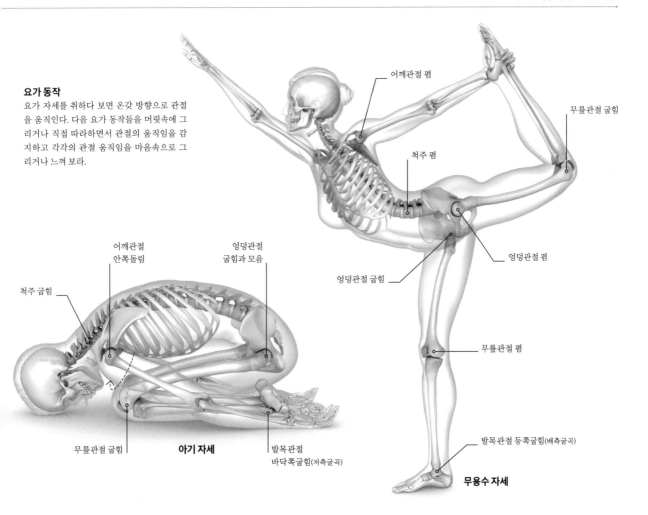

요가 동작

요가 자세를 취하다 보면 온갖 방향으로 관절을 움직인다. 다음 요가 동작들을 머릿속에 그리거나 직접 따라하면서 관절의 움직임을 감지하고 각각의 관절 움직임을 마음속으로 그리거나 느껴 보라.

어깨관절 폄

척주 폄

무릎관절 굽힘

엉덩관절 폄

엉덩관절 굽힘

무릎관절 폄

발목관절 등쪽굽힘(배측굴곡)

무용수 자세

척주 굽힘

어깨관절
안쪽돌림

엉덩관절
굽힘과 모음

무릎관절 굽힘

아기 자세

발목관절
바닥쪽굽힘(저측굴곡)

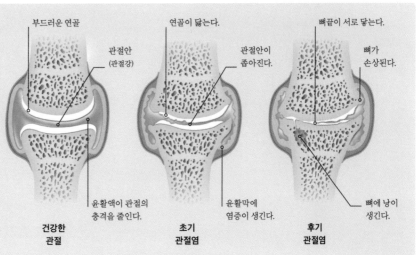

관절염

관절에 마모가 일어나면 뼈관절염(골관절염)이 생길 수 있다. 7년에 걸친 임상 시험에서 연구자들은 요가가 뼈관절염과 류마티스관절염 치료에 안전하고 효과적이라는 사실을 알아냈다. 8주 요가 수업을 마친 임상 시험 참가자들은 25퍼센트의 통증 감소를 보였다. 아울러 체력과 삶의 질에서도 통계적으로 유의미한 개선을 나타냈다.

질병 경과

연골이 닳으면서 관절안(관절강)의 공간이 줄어들어 염증과 통증을 일으킨다. 염증이 진행됨에 따라 뼈가 손상되거나 뼈결돌기(골극)가 생길 수 있다.

부드러운 연골

관절안
(관절강)

윤활액이 관절의
충격을 줄인다.

**건강한
관절**

연골이 닳는다.

관절안이
좁아진다.

윤활막에
염증이 생긴다.

**초기
관절염**

뼈끝이 서로 닿는다.

뼈가
손상된다.

뼈에 낭이
생긴다.

**후기
관절염**

근육
계통

인체에는 640개가량의 근육이 있다.
뼈대근육(골격근)은 뼈에 붙어서 몸을 움직인다.
일부 근육은 (피부에 가까운) 얕은 곳에 있고,
다른 근육들은 깊은 곳에 있다.

근육계통 둘러보기

다음의 주요 근육 각각을 공부하면서 직접 손으로
짚고 만져보고 마음속으로 몸속 위치를 그려보라.
그러면 근육을 더 잘 익힐 수 있고 마음과 몸의
연결을 향상시킬 수 있다.

가슴 근육
큰가슴근(대흉근)
작은가슴근(소흉근)

갈비사이근(늑간근)

위팔근(상완근)

배 근육
배곧은근(복직근)
배바깥빗근(외복사근)
배속빗근(내복사근,
깊이 있어 보이지 않음)
배가로근(복횡근)

엉덩관절 굽힘 근
엉덩허리근(장요근
(엉덩근(장골근)과
큰허리근(대요근))
넙다리곧은근(대퇴
(넙다리네갈래근
(대퇴사두근) 참고
넓적다리 모음근육
(아래 참고)

넓적다리 모음 근육
긴모음근(장내전근)
짧은모음근(단내전근)
큰모음근(대내전근)
두덩근(치골근)
두덩정강근(박근)

넙다리네갈래근(대퇴사두근)
넙다리곧은근(대퇴직근)
안쪽넓은근(내측광근)
가쪽넓은근(외측광근)
중간넓은근(중간광근,
깊이 있어 보이지 않음)

발목관절 등쪽굽힘(배측굴곡) 근육
앞정강근(전경골근)
긴발가락폄근(장지신근)
긴엄지폄근(장무지신근)

근육섬유(근섬유)가
나란히 배열되어 있다.

팔꿉관절 굽힘 근육
위팔두갈래근(상완이두근)
위팔근(상완근)(깊은 층)
위팔노근(상완요골근)

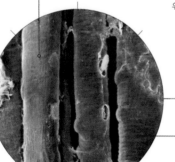

가로무늬(횡문)는
내부 구조 때문에
나타나는 무늬이다
(21쪽 참고).

뼈대근육
근육조직에는 심장근육(심근), 민무늬근육(평활근),
뼈대근육(골격근), 3종류가 있다. 하지만 이 책에서는
요가 동작을 할 때 관절을 움직이는 뼈대근육에
초점을 맞출 것이다. 위의 사진은 현미경으로 본
근육섬유의 모습이다.

얕은 층   깊은 층

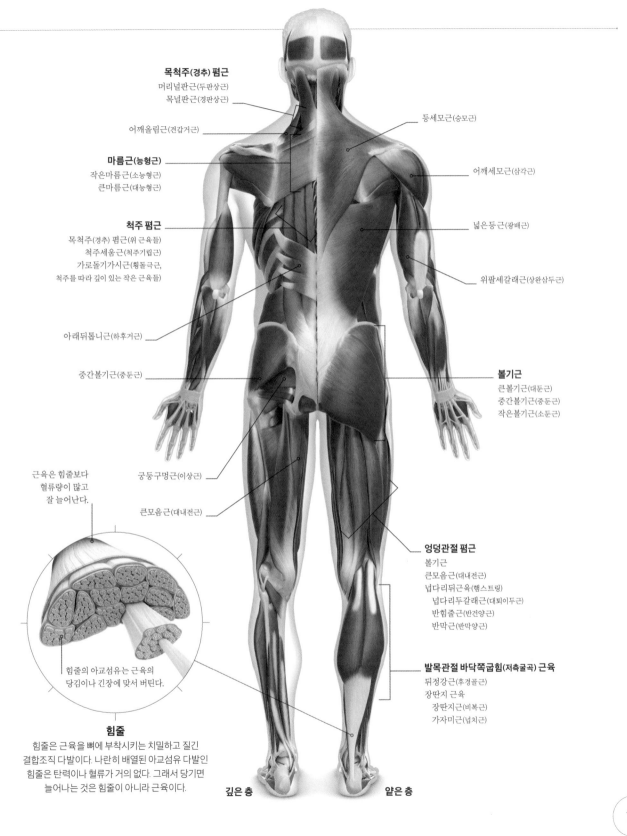

목척주(경추) 폄근
머리널판근(두판상근)
목널판근(경판상근)

어깨올림근(견갑거근)

마름근(능형근)
작은마름근(소능형근)
큰마름근(대능형근)

척주 폄근
목척주(경추) 폄근(위 근육들)
척주세움근(척주기립근)
가로돌기가시근(횡돌극근,
척주를 따라 깊이 있는 작은 근육들)

아래뒤톱니근(하후거근)

중간볼기근(중둔근)

근육은 힘줄보다
혈류량이 많고
잘 늘어난다.

궁둥구멍근(이상근)

큰모음근(대내전근)

등세모근(승모근)

어깨세모근(삼각근)

넓은등근(광배근)

위팔세갈래근(상완삼두근)

볼기근
큰볼기근(대둔근)
중간볼기근(중둔근)
작은볼기근(소둔근)

엉덩관절 폄근
볼기근
큰모음근(대내전근)
넙다리뒤근육(햄스트링)
넙다리두갈래근(대퇴이두근)
반힘줄근(반건양근)
반막근(반막양근)

발목관절 바닥쪽굽힘(저측굴곡) 근육
뒤정강근(후경골근)
장딴지 근육
장딴지근(비복근)
가자미근(넙치근)

힘줄의 아교섬유는 근육의
당김이나 긴장에 맞서 버틴다.

힘줄
힘줄은 근육을 뼈에 부착시키는 치밀하고 질긴
결합조직 다발이다. 나란히 배열된 아교섬유 다발인
힘줄은 탄력이나 혈류가 거의 없다. 그래서 당기면
늘어나는 것은 힘줄이 아니라 근육이다.

깊은 층　　　　**얕은 층**

근육 구조

뼈대근육은 근막을 비롯한 결합조직에 싸인 근육세포, 혈관, 신경의 나란한 다발들의 묶음이다. 근막은 근육의 속과 겉으로 망처럼 이어져 있다. 근육 속의 미세한 단백질들이 근육 수축을 일으킨다.

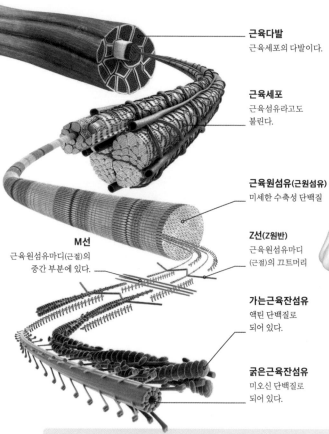

근육다발
근육세포의 다발이다.

근육세포
근육섬유라고도 불린다.

근육원섬유(근원섬유)
미세한 수축성 단백질

M선
근육원섬유마디(근절)의 중간 부분에 있다.

Z선(Z원반)
근육원섬유마디 (근절)의 끄트머리

가는근육잔섬유
액틴 단백질로 되어 있다.

굵은근육잔섬유
미오신 단백질로 되어 있다.

근막

근막은 오렌지 껍질 안의 하얀 중과피와 비슷하다. 제각각 분리되면서도 전체를 하나로 감싼다. 근막은 근육 주위에만 있는 게 아니다. 다른 중요한 기관들 주위에도 있고 몸 곳곳에 망처럼 자리하고 있다. 발에 영향을 미치는 요가 동작을 하면 뭉친 어깨가 갑자기 풀리는 것도 몸에 널리 분포하는 근막의 망 덕분일 수 있다.

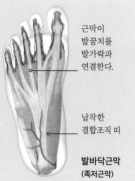

근막이 발꿈치를 발가락과 연결한다.

납작한 결합조직 띠

발바닥근막 (족저근막)

근육의 **작용 원리**

근육은 대체로 길항관계인 짝을 이뤄 움직인다. 작용근(주동근)이 수축하면 대항근(길항근)은 이완된다. 협력근은 관절 주위에서 수축해 관절의 움직임을 보조한다.

근육 수축의 종류
등장성 수축은 팔꿈관절(주관절)의 굽힘이나 폄 운동(아래 참고), 요가 자세를 바꿀 때처럼 근육의 길이를 변화시킨다. 등척성 수축은 요가 자세를 유지할 때처럼 근육 길이의 변화가 없는 상태에서 근육을 긴장시킨다.

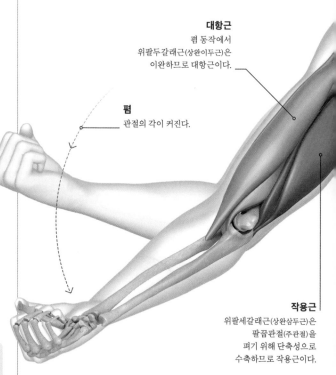

대항근
폄 동작에서 위팔두갈래근(상완이두근)은 이완하므로 대항근이다.

폄
관절의 각이 커진다.

작용근
위팔세갈래근(상완삼두근)은 팔꿈관절(주관절)을 펴기 위해 단축성으로 수축하므로 작용근이다.

신장성 수축
신장성 수축은 관절의 각을 변화시키는 근육섬유가 길어질 때 일어난다. 아령 따위를 아래로 내리려고 팔꿈관절(주관절)을 펼 때 위팔두갈래근(상완이두근)에서 일어난다. 전사 자세 2에서 삼각 자세로 바꾸려고 무릎관절(슬관절) 펼 때 넙다리뒤근육(햄스트링)에서도 일어난다.

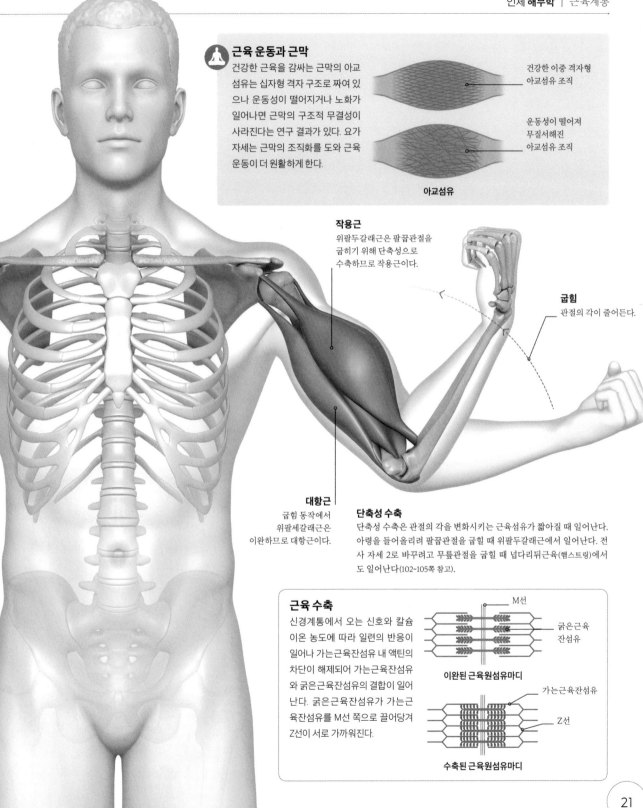

근육 운동과 근막

건강한 근육을 감싸는 근막의 아교 섬유는 십자형 격자 구조로 짜여 있으나 운동성이 떨어지거나 노화가 일어나면 근육의 구조적 무결성이 사라진다는 연구 결과가 있다. 요가 자세는 근막의 조직화를 도와 근육 운동이 더 원활하게 한다.

건강한 이중 격자형 아교섬유 조직

운동성이 떨어져 무질서해진 아교섬유 조직

아교섬유

작용근

위팔두갈래근은 팔꿉관절을 굽히기 위해 단축성으로 수축하므로 작용근이다.

굽힘

관절의 각이 줄어든다.

대항근

굽힘 동작에서 위팔세갈래근은 이완하므로 대항근이다.

단축성 수축

단축성 수축은 관절의 각을 변화시키는 근육섬유가 짧아질 때 일어난다. 아령을 들어올리려 팔꿉관절을 굽힐 때 위팔두갈래근에서 일어난다. 전사 자세 2로 바꾸려고 무릎관절을 굽힐 때 넙다리뒤근육(햄스트링)에서도 일어난다(102~105쪽 참고).

근육 수축

신경계통에서 오는 신호와 칼슘 이온 농도에 따라 일련의 반응이 일어나 가는근육잔섬유 내 액틴의 차단이 해제되어 가는근육잔섬유와 굵은근육잔섬유의 결합이 일어난다. 굵은근육잔섬유가 가는근육잔섬유를 M선 쪽으로 끌어당겨 Z선이 서로 가까워진다.

M선

굵은근육 잔섬유

이완된 근육원섬유마디

가는근육잔섬유

Z선

수축된 근육원섬유마디

신경
계통

신경계통은 모든 인체 계통을 연결하는 통제망이다.
이것은 중추신경계통과 말초신경계통으로 나뉜다.
말초신경계통은 몸신경계통(체성신경계통)과
자율신경계통으로 이루어져 있다.

신경계통 둘러보기

몸신경계통은 감각 신호와 운동 신호를 척수 및 뇌와
주고받는 신경으로 이루어져 있다. 자율신경계통은
교감신경계통과 부교감신경계통이라는 2개의
기능적 계통으로 나뉜다. 부교감신경계통은
요가의 많은 효과를 설명하는 데 중요하다.

뇌
통제와 인지 기능을 담당한다.

뇌신경
뇌의 말초신경 12쌍이다.

팔신경얼기(완신경총)
겨드랑이 부근의 신경얼기이다.

척수
인체의 주된 통신 고속도로이다.

정중신경
손목굴(수근관) 안에서
압박을 받을 수 있다.

허리신경얼기(요신경총)
허리 부근의 신경얼기이다.

엉치신경얼기(천골신경총)
엉치뼈 부근의 신경얼기이다.

자신경(척골신경)
새끼손가락 방향으로
뻗어 있는데, 위팔뼈
안쪽위관절융기 뒤를
지나기 때문에 이곳을
때리면 아프도록 저리다

넙다리신경(대퇴신경)
넓적다리(대퇴) 이하
다리의 감각을 담당한다.

궁둥신경(좌골신경)
인체에서 가장 굵고
긴 신경이다.

정강신경(경골신경)
궁둥신경에서
뻗어나온 가지이다.

종아리신경(비골신경) 발가락가지
발의 감각을 담당한다.

척수신경은
중추신경계통을
드나드는 신호를
전달한다.

척수는 뇌와
몸을 잇는다.

척추뼈는 척수를
보호한다.

척수
척추뼈를 위에서 내려다보면 척수가 척주라는
뼈 용기에 들어 있어 보호된다는 것을 알 수 있다.
척수신경은 척추뼈 사이에서 옆으로 뻗어나온다.

신경 구조

신경세포(뉴런)는 신경계통의 중심 세포이다. 축삭은 말초신경계통에서 서로 엮여 각종 신경을 이룬다. 신경은 전도성 높은 전선과 같아서 온몸에 신호를 전달한다. 일부 신경은 말이집(수초)이라는 지방질로 싸여 있어 신호를 더 빨리 전달한다.

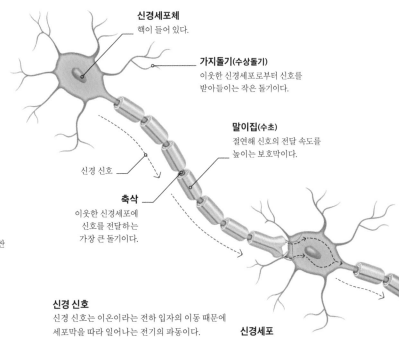

신경세포체
핵이 들어 있다.

가지돌기(수상돌기)
이웃한 신경세포로부터 신호를 받아들이는 작은 돌기이다.

말이집(수초)
절연해 신호의 전달 속도를 높이는 보호막이다.

신경 신호

축삭
이웃한 신경세포에 신호를 전달하는 가장 큰 돌기이다.

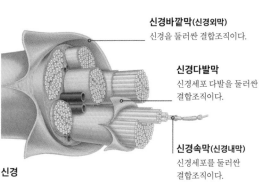

신경바깥막(신경외막)
신경을 둘러싼 결합조직이다.

신경다발막
신경세포 다발을 둘러싼 결합조직이다.

신경속막(신경내막)
신경세포를 둘러싼 결합조직이다.

신경

신경 신호
신경 신호는 이온이라는 전하 입자의 이동 때문에 세포막을 따라 일어나는 전기의 파동이다.

신경세포

자율신경계통

자율신경계통은 인체의 자동 조종 장치라고 할 수 있다. 심장 박동, 호흡, 소화, 배설 같은 기능들이 자동으로 운용되며, 의식적으로 생각하지 않아도 저절로 진행된다. 자율신경계통은 상호 보완 관계인 2개의 제어 계통, 즉 교감신경계통과 부교감신경계통으로 나뉜다.

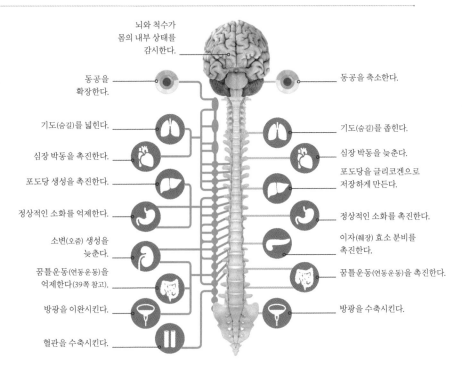

뇌와 척수가 몸의 내부 상태를 감시한다.

동공을 확장한다.

기도(숨길)를 넓힌다.

심장 박동을 촉진한다.

포도당 생성을 촉진한다.

정상적인 소화를 억제한다.

소변(오줌) 생성을 늦춘다.

꿈틀운동(연동운동)을 억제한다(39쪽 참고).

방광을 이완시킨다.

혈관을 수축시킨다.

동공을 축소한다.

기도(숨길)를 좁힌다.

심장 박동을 늦춘다.

포도당을 글리코겐으로 저장하게 만든다.

정상적인 소화를 촉진한다.

이자(췌장) 효소 분비를 촉진한다.

꿈틀운동(연동운동)을 촉진한다.

방광을 수축시킨다.

교감신경계통
스트레스 상황을 해소하려고 하기 때문에 '싸움도피 반응' 계통 또는 '스트레스 반응' 계통이라고도 한다.

부교감신경계통
최적 기능의 안정된 상태를 추구하기 때문에 '휴식과 소화' 계통 또는 '이완 반응' 계통이라고도 한다.

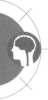

대뇌 겉질

다른 포유동물과 비교하면 인간의 뇌는 몸에 비해 매우 크고
특히 대뇌겉질(대뇌피질)이 발달해 있다. 대뇌섬(뇌섬엽)을 제외한
대부분의 대뇌겉질은 뇌의 겉에 있다. 대뇌겉질은 회색질로 이루어져
있으며, 신경세포들의 접점인 연접(시냅스)이 많이 분포하고 있다.
대뇌겉질에는 5개의 엽과 많은 기능 영역이 있다.

뇌의 엽
뇌는 5개의 주요 구획인 엽으로 나뉘는데, 거기에는 (아래 그림에서
보이지 않지만) 뇌 안쪽의 대뇌섬(뇌섬엽)도 포함된다.

뇌의 **내부**

뇌에는 많은 다양한 구조가 있어서 과학자들은
각각의 기능을 알아내려고 계속 연구하고 있다.
일부 구조는 몸속의 상태를 감시해서 정보를 중계한다.
둘레계통(변연계)은 뇌의 감정 중추이다.

뇌의 내부 구조
아래 그림은 대뇌의 내부 구조를 보여 주기 위해 한가운데를
잘라 반쪽을 낸 듯한 모습(정중시상면)이다.

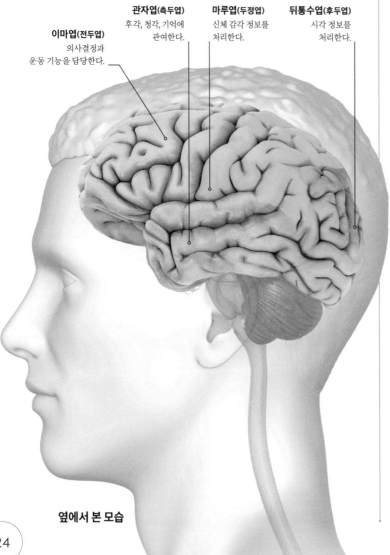

관자엽(측두엽)
후각, 청각, 기억에
관여한다.

마루엽(두정엽)
신체 감각 정보를
처리한다.

뒤통수엽(후두엽)
시각 정보를
처리한다.

이마엽(전두엽)
의사결정과
운동 기능을 담당한다.

옆에서 본 모습

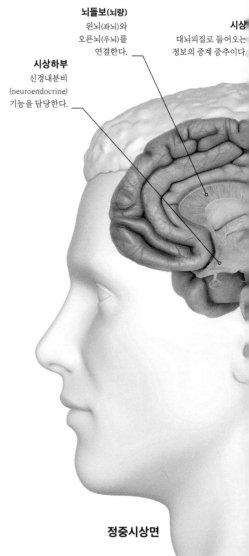

뇌들보(뇌량)
왼뇌(좌뇌)와
오른뇌(우뇌)를
연결한다.

시상
대뇌피질로 들어오는
정보의 중계 중추이다

시상하부
신경내분비
(neuroendocrine)
기능을 담당한다.

정중시상면

요가가 뇌에 미치는 영향

오른쪽 표는 요가가 몸과 마음에 미치는 광범한 효과를 설명할 수 있는 뇌과학을 보여 준다. 현대 과학에서는 뇌가 일생에 걸쳐 적응 능력을 유지하기 때문에 나쁜 습관과 부정적인 사고방식을 언제든지 끊을 수 있다고 본다. 또한 뇌는 제약 회사들이 실험실에서 합성하는 중요한 화학 물질을 만들어 낼 수도 있다. 전 세계 사람들에게 도움이 될 요가 요법의 거대한 잠재력이 연구로 입증되고 있다. 요가의 다면적 접근법에서 비롯되는 이러한 효과는 8가지(단계) 구조에 나타나 있다 (198쪽 참고). 자기 조절과 자기 제어에 관한 지침도 있다.

↑ **뇌의 알파파 활동이 증가한다.** 알파파는 이완과 관련이 있다.

↑ **가바(GABA) 분비가 증가한다.** 감마아미노뷰티르산(gamma aminobutyric acid)은 불안과 스트레스 증상을 해소해 이완을 유도한다.

↑ **세로토닌 분비가 증가한다.** 기분을 조절하는 세로토닌 분비량이 부족하면 우울증이 생길 수 있다.

↑ **BDNF 생성이 증가한다.** 뇌유래 신경 영양 인자(brain-derived neurotrophic factor)는 신경세포의 건강과 신경가소성을 담당하는 단백질이다. 요가는 이 BDNF의 생성을 촉진하므로 만성 통증이나 우울증 완화에 도움이 될 수 있다.

🔄 **도파민 분비가 조절된다.** 도파민은 뇌의 보상 체계를 제어하기 때문에, 약물에 중독되면 도파민 기능에 장애가 생길 수 있다. 요가의 명상 수행이 자기 조절 능력을 향상시킨다는 연구 결과가 있다.

↓ **코티솔 분비가 줄어든다.** 스트레스 호르몬인 코티솔 분비가 증가해 너무 오랫동안 높게 유지되면 염증이 생기고 몸무게가 늘어날 수 있다.

↓ **노르에피네프린 분비가 줄어든다.** 노르에피네프린(norepinephrine, 아드레날린) 분비 감소는 몸 속의 스트레스 호르몬 감소를 의미한다.

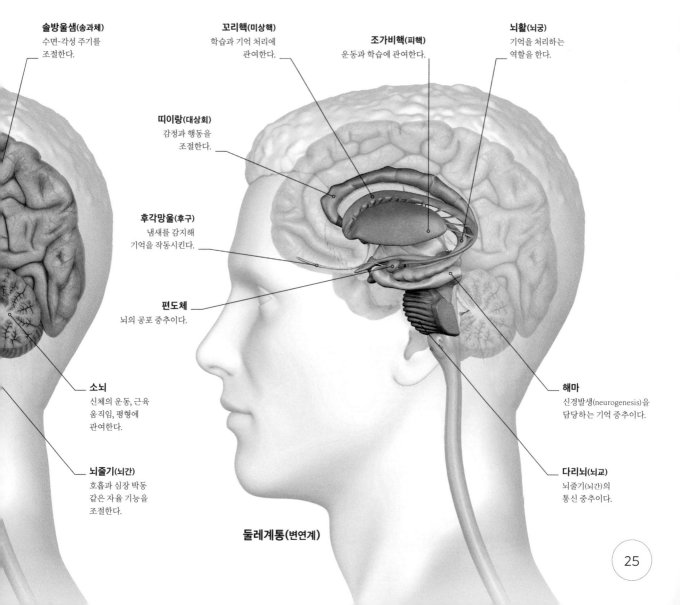

솔방울샘(송과체)
수면-각성 주기를 조절한다.

꼬리핵(미상핵)
학습과 기억 처리에 관여한다.

조가비핵(피핵)
운동과 학습에 관여한다.

뇌활(뇌궁)
기억을 처리하는 역할을 한다.

띠이랑(대상회)
감정과 행동을 조절한다.

후각망울(후구)
냄새를 감지해 기억을 작동시킨다.

편도체
뇌의 공포 중추이다.

소뇌
신체의 운동, 근육 움직임, 평형에 관여한다.

뇌줄기(뇌간)
호흡과 심장 박동 같은 자율 기능을 조절한다.

해마
신경발생(neurogenesis)을 담당하는 기억 중추이다.

다리뇌(뇌교)
뇌줄기(뇌간)의 통신 중추이다.

둘레계통(변연계)

신경 전달 경로

뇌는 선택과 경험에 따라 신경 연결을 만들어 내는데, 반복되면 조건 반응이 된다. 흔히 신경세포는 '함께 활성화되면 함께 연결'된다고 한다. 두뇌 활동이나 마음 수련을 많이 할수록 신경망이 많이 만들어진다. 약 1000억 개의 신경세포로 뇌가 만들어 낼 수 있는 신경 연결은 실로 어마어마하다. 요가 수행은 그 과정을 촉진한다.

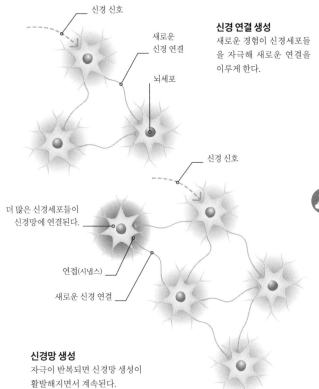

신경 신호

새로운 신경 연결

뇌세포

신경 연결 생성
새로운 경험이 신경세포들을 자극해 새로운 연결을 이루게 한다.

신경 신호

더 많은 신경세포들이 신경망에 연결된다.

연접(시냅스)

새로운 신경 연결

신경망 생성
자극이 반복되면 신경망 생성이 활발해지면서 계속된다.

뇌 변화시키기

신경가소성은 뇌가 자극에 반응해 변하는 능력이다. 얼마 전까지만 해도 과학자들은 뇌가 소아기 이후로는 변할 수 없어서 나이 듦에 따라 퇴화한다고 생각했다. 오늘날 우리는 신경 조직이 적응한다는 사실을 알고 있다. 운동이 근육에 미치는 영향처럼, 뇌 조직은 자극에 따라 발달하기도 하고 위축되기도 한다.

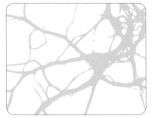

자극되지 않은 뇌
자극이 없으면 신경 연결이 거의 만들어지지 않는다. 뇌 조직이 죽어가는 나무처럼 가지가 듬성듬성하다.

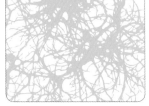

자극된 뇌
자극이 있으면 새로운 신경 연결이 만들어진다. 뇌 조직이 번성한 나무처럼 가지가 무성하다.

삼스카라

요가 수행자들은 신경가소성을 삼스카라로 해석해 낸 듯하다. 삼스카라는 과거의 생각과 행동에서 비롯된 각인이다. 요가는 신경 전달 경로와 삼스카라에 영향을 미쳐 나쁜 습관을 타파하고 자극 반응을 조건화하는 데 도움이 될 수 있다. 자각과 수행을 통해 의식적으로 자신의 생각과 행동을 바꿀 때마다 시냅스 수준에서 일어나는 이 새로운 과정을 많이 거칠수록 신경세포 사이의 연결이 더 튼튼해진다.

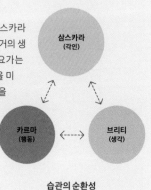

삼스카라 (각인)

카르마 (행동)

브리티 (생각)

습관의 순환성

뇌를 향상시키는 요가

신경가소성 약은 없다. 뇌를 개선하는 가장 효과적인 방법은 행동을 변화시키는 것이다. 모든 요가 수행이 신경가소성을 촉진하긴 하지만, 더 나은 결과를 위해 다음 조언을 따르라.

강도를 높인다.
태양 경배 동작 같은 '중고등도 신체 활동'은 뇌유래 신경 영양 인자의 생성을 늘리는 가장 효과적인 방법 가운데 하나이다. 이것은 신경 성장 인자로서, 신경 연결을 도와주는 풀과 같다.

요가 수행 순서를 바꾼다.
의도적으로, 의식적으로 요가 수행 순서를 바꾸면 몸과 마음에 좋은 영향을 미친다.

명상한다.
명상은 대뇌겉질의 회색질을 늘린다는 연구 결과가 있다.

요가 수업을 듣는다.
단체로 운동하고 강사에게 배우면 거울신경세포가 활성화된다. 거울신경세포 계통은 최근에 발견된 신경망으로, 운동을 모방하고 공감이 일어나는 데 관여한다.

신경발생

과거 과학자들은 인간이 한정된 수의 신경세포를 타고나서 새로운
신경세포가 만들어질 수 없다고 생각했다. 그런데 새로운 신경세포의 생성, 즉
신경발생(neurogenesis)이 나이에 상관없이 일어날 수 있다는 사실이 이후의 연구에서
밝혀졌다. 신경발생은 뇌에서 기억(해마)과 후각을 담당하는 주요 영역들에서 일어난다.
이 영역들의 신경줄기세포는 새로운 신경세포를 만들어 낸다.

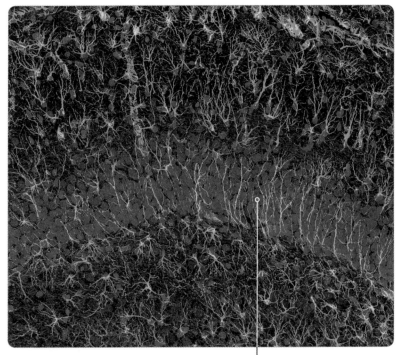

새로운 신경세포의 산실
위의 해마 조직에서 보조 세포인 신경아교세포
는 파란색, 축삭은 녹색, 신경세포체와 신경줄기
세포는 분홍색이다.

신경줄기세포
해마의 신경줄기세포는 기억을
향상시키는 새로운 신경세포로
발달할 수 있다.

코티솔 수치

스트레스 호르몬인 코티솔의 혈중
농도 수치가 지속적으로 높은 것은
편도체(공포 중추, 25쪽 참고) 활동
증가, 해마(기억 중추) 활동 감소와
관련 있다. 이런 상황에서는 해마가
새로운 신경세포나 신경 연결을 제대로
만들어 낼 수 없다. 요가 수행을 하면
코티솔 수치가 낮아져 이런 상황이
반전됨으로써 기억 향상에 도움이 되는
것으로 밝혀졌다.

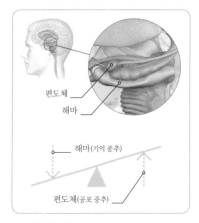

스트레스와 기억
편도체의 활동이 증가하는 것은 기억을
감퇴시키는 해마 활동 감소와 관련 있다.

손 무드라 수행

손 무드라(mudra)는 집중과 자각
을 요하는 동작들이다. 점자를 읽
는 사람들이 손의 촉각과 관련된
뇌의 감각 영역이 발달한 것처럼,
무드라 수행을 하면 감각적 민감
성이나 섬세한 운동 기능과 관련
있는 뇌 영역을 발달시킬 수 있다.

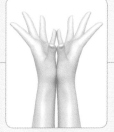

파드마(연꽃) 무드라

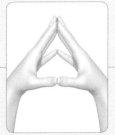

하키니(힘) 무드라

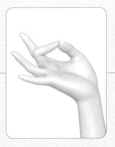

슈니(인내) 무드라

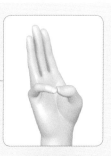

부디(명징) 무드라

내분비
계통

내분비계통은 신경계통보다 더 느리게 오래
지속적으로 작용하는 제어 계통이다.
이 계통은 혈류에 호르몬을 분비해서 특정 세포에
전달되게 하는 샘(선腺)으로 이루어져 있다.

내분비계통 둘러보기

뇌는 내분비샘의 호르몬 분비를 조절해 몸속의 균형,
이른바 항상성(homeostasis)을 유지한다. 외부 환경
조건부터 내부 요인이나 감정적 요인까지, 스트레스
요인들이 이 균형에 악영향을 미치지만 요가는
이 균형을 도울 수 있다. 예를 들어 2형 당뇨병의
증상을 예방하거나 개선할 수 있는 것으로 밝혀졌다.

솔방울샘(송과체)
수면에 영향을 미치는 호르몬인
멜라토닌(melatonin)을 만들어 낸다.

시상하부
다른 내분비샘을 제어한다.

뇌하수체
주요 호르몬을 만들어 낸다.

부갑상샘(부갑상선)
혈중 칼슘 농도를 조절한다.

갑상샘(갑상선)
대사와 혈중 칼슘
농도를 조절한다.

심장
호르몬을 분비해서
혈압을 조절한다.

콩팥위샘(부신)
몸속 전해질 농도를
조절하고, 위험한 상황에
반응하는 호르몬인
아드레날린(adrenaline)을
만들어 낸다.

이자(췌장)
인슐린(insulin)과
글루카곤(glucagon)을
분비해 혈당을
조절한다.

작은창자(소장)
소화를 돕는
호르몬을 분비한다.

난소는 여성호르몬을
만들어 낸다.

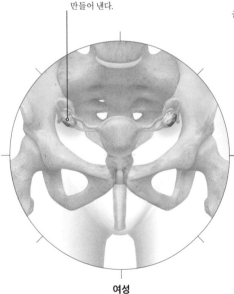

여성

고환
남성호르몬을
만들어 낸다.

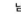

남성

🧘 항상성과 적응항상성

항상성(homeostasis)은 몸속의 동적 평형 상태이다. 호르몬 분비, 혈중 칼슘 농도, 혈당, 체온 등의 조절 같은 대부분의 과정은 음성되먹임(negative feedback)을 통해 정확하게 이루어진다. 온도 조절 장치도 비슷한 방식으로 작동한다. 자연은 균형을 추구한다. 요가 수행자들은 평형 또는 평정으로 번역될 수 있는 사마트바(samatva)로 일컫는다. 적응항상성(allostasis)은 스트레스 상황에서의 항상성 유지 과정이다. 스트레스가 심해질수록 '적응항상성 부하(allostatic load)'가 늘어나 인체 세포는 평형을 이루기 위해 더 많은 일을 해야 하고 만성 질환 같은 것이 늘어난다. 요가는 적응항상성 부하를 줄일 수 있다는 연구 결과가 있다.

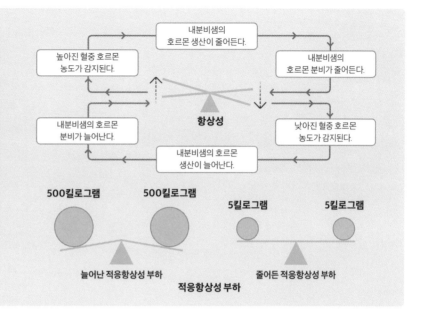

높아진 혈중 호르몬 농도가 감지된다.

내분비샘의 호르몬 생산이 줄어든다.

내분비샘의 호르몬 분비가 줄어든다.

항상성

내분비샘의 호르몬 분비가 늘어난다.

내분비샘의 호르몬 생산이 늘어난다.

낮아진 혈중 호르몬 농도가 감지된다.

500킬로그램　　　500킬로그램　　　　　5킬로그램　　　　　5킬로그램

늘어난 적응항상성 부하　　　　　　줄어든 적응항상성 부하

적응항상성 부하

이자

이자(췌장)는 인슐린을 분비해서 포도당이 여러 세포로 유입되도록 돕는다. 하지만 그런 세포에 인슐린 내성 질환이 생길 수 있다. 요가는 혈당, 혈중 지질 농도, 대사증후군, 2형 당뇨병 환자의 체내 지질 조성을 개선할 수 있다는 연구 결과가 있다. 의사들이 약물 치료로 확인한 수준의 개선도 있었다.

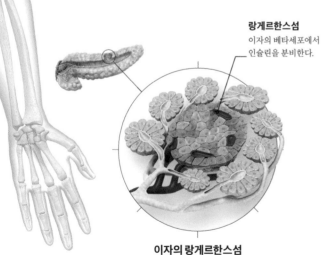

랑게르한스섬
이자의 베타세포에서 인슐린을 분비한다.

이자의 랑게르한스섬
이자 안의 랑게르한스섬에는 다양한 종류의 세포가 있다. 베타세포는 인슐린을 분비해서 체내 세포들이 포도당을 이용할 수 있게 한다.

🧘 대사

대부분의 요가 수행은 신진대사를 늦춰서 몸의 효율성을 높이는 데 일조한다. 이완 위주의 요가 수행 때문에 대사량이 조금 줄어들 수는 있어도, 몸무게가 늘지는 않는다. 코티솔 같은 스트레스 호르몬이 감소해 몸의 지방 축적을 예방하기도 한다.

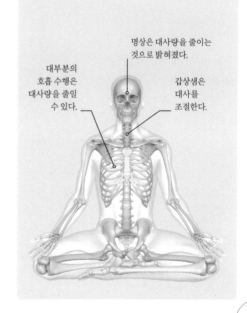

명상은 대사량을 줄이는 것으로 밝혀졌다.

대부분의 호흡 수행은 대사량을 줄일 수 있다.

갑상샘은 대사를 조절한다.

호흡
계통

인간은 1분에 12~20회 호흡을 한다. 호흡의 목적은 신체 세포에 산소를 공급하고 이산화탄소 같은 노폐물을 제거하는 것이다. 호흡계통에는 코안(비강), 기도(숨길), 허파(폐)가 포함된다.

호흡계통 둘러보기

숨 쉬는 데에는 생각을 할 필요가 없다. 호흡은 자율신경 기능의 일부이다. 그런데 요가 수행자들은 호흡을 조절하면 인간의 모든 것을 제어할 수 있다고 주장한다. 호흡이 신경계통 조절로 이어지는 접속점이라는 사실이 과학을 통해 밝혀지고 있다.

네티포트

네티포트(neti pot)는 요가의 전통적인 개인 위생법 가운데 하나이다. 이것은 (정수하거나 끓여서) 깨끗하고 미지근한 소금물을 한쪽 콧구멍에 부어 넣어 코안(비강)을 거쳐 다른 쪽 콧구멍으로 나오게 하는 것이다. 네티포트 또는 유사한 코안 세정제는 오늘날 의사들이 알레르기성 질환이나 호흡기 질환의 완화를 위해 추천하고 있다.

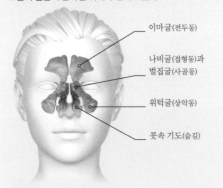

이마굴(전두동)

나비굴(접형동)과 벌집굴(사골동)

위턱굴(상악동)

콧속 기도(숨길)

코곁굴

코곁굴(부비동)은 공기가 들어 있으면서 서로 연결된 머리뼈 속 공간이다. 이것은 머리뼈의 무게를 줄이고, 목소리가 울리게 하며, 호흡에 영향을 미친다.

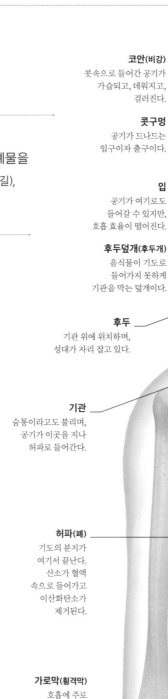

코안(비강)
콧속으로 들어간 공기가 가습되고, 데워지고, 걸러진다.

콧구멍
공기가 드나드는 입구이자 출구이다.

입
공기가 여기로도 들어갈 수 있지만, 호흡 효율이 떨어진다.

후두덮개(후두개)
음식물이 기도로 들어가지 못하게 기관을 막는 덮개이다.

후두
기관 위에 위치하며, 성대가 자리 잡고 있다.

기관
숨통이라고도 불리며, 공기가 이곳을 지나 허파로 들어간다.

허파(폐)
기도의 분지가 여기서 끝난다. 산소가 혈액 속으로 들어가고 이산화탄소가 제거된다.

가로막(횡격막)
호흡에 주로 쓰이는 근육이다.

호흡 과정

들이쉴 때는 숨이 코와 목구멍을 거쳐 허파로 들어간다. 허파와
가슴우리(흉곽)는 모든 방향으로 입체적으로 확장한다. 가로막(횡격막)은
아래로 내려가며 평평해진다. 숨을 내쉴 때는 가로막이 이완되어 올라가고
허파(폐)와 가슴우리가 줄어들며, 공기가 목구멍을 거쳐 나와 코로 배출된다.

가슴우리(흉곽)
허파(폐) 주위를 둘러싼
뼈로 이루어진 바구니
모양의 얼개이다.

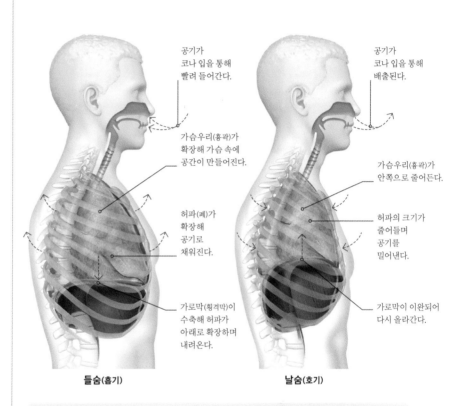

공기가
코나 입을 통해
빨려 들어간다.

가슴우리(흉곽)가
확장해 가슴 속에
공간이 만들어진다.

허파(폐)가
확장해
공기로
채워진다.

가로막(횡격막)이
수축해 허파가
아래로 확장하며
내려온다.

들숨(흡기)

공기가
코나 입을 통해
배출된다.

가슴우리(흉곽)가
안쪽으로 줄어든다.

허파의 크기가
줄어들며
공기를
밀어낸다.

가로막이 이완되어
다시 올라간다.

날숨(호기)

🧘 복식 호흡

'복식 호흡'은 실제로 뱃속에 숨을 들
인다는 의미가 아니라, 배를 호흡에
맞춰 움직이는 것을 의미한다. 숨을
들이쉬면 가로막은 복부 장기들을 압
박해 아래로, 바깥쪽으로 민다. 그래
서 복식 호흡을 가로막 호흡(횡격막 호
흡)이라고도 부른다.

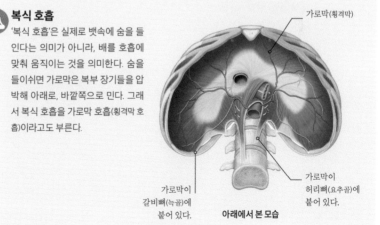

가로막(횡격막)

가로막이
갈비뼈(늑골)에
붙어 있다.

가로막이
허리뼈(요추골)에
붙어 있다.

아래에서 본 모습

프라나야마

요가 수행자들은 프라나야마(pranayama) 또는 호흡 수행을 이용해 자신의 호흡을 조절함으로써 현존(現存)에 집중한다. 산스크리트 어 프라나(prana)는 인간을 비롯한 모든 것에 스며들어 있는 생명력 또는 생명 에너지를 의미한다. 흥미롭게도 프라나는 호흡을 의미하기도 한다. 요가 수행자들은 호흡을 조절함으로써 에너지의 흐름과 질을 변화시킬 수 있다고 생각한다.

들숨과 날숨

들숨(흡기)을 쉴 때 혈액은 심장과 허파로 밀려들어 이들의 기능을 돕는다. 압력수용기(134쪽 참고)가 이 높아진 혈압을 감지해서 브레이크를 풀라는 신호를 보내면 순간적으로 교감신경계통의 활동이 증가한다. 날숨(호기)을 쉴 때는 심장이 부교감신경계통의 활동 증가와 더불어 약간 이완된다. 그러므로 프라나야마에서 날숨을 길게 늘이면 이완이 된다.

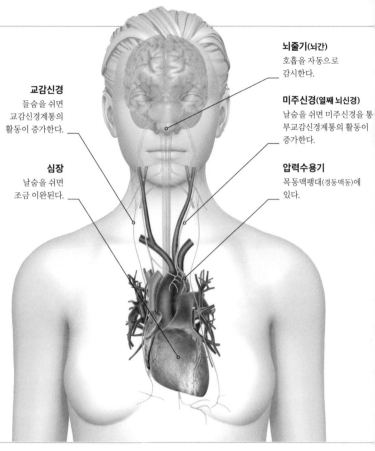

뇌줄기(뇌간)
호흡을 자동으로 감시한다.

교감신경
들숨을 쉬면 교감신경계통의 활동이 증가한다.

미주신경(열째 뇌신경)
날숨을 쉬면 미주신경을 통해 부교감신경계통의 활동이 증가한다.

심장
날숨을 쉬면 조금 이완된다.

압력수용기
목동맥팽대(경동맥동)에 있다.

호흡 수행

현대의 요가 수행자들은 건강을 위해 호흡 수행을 해 잘못된 자세 습관이나 스트레스에서 비롯된 비효율적인 호흡 방식을 고치려고 한다. 호흡에 변화를 주면 마음 상태가 변한다. 예를 들어 왼쪽 콧구멍 호흡이나 벌 호흡(브라마리)을 하면 마음이 진정되고, 오른쪽 콧구멍 호흡이나 정뇌 호흡(카팔라바티)을 하면 각성이 일어난다.

정력적 호흡(카팔라바티)
이것은 과다호흡(과호흡)과 닮은 빠른 호흡으로서, 심장 박동과 혈압을 높인다. 또한 배가 율동하게 만든다. 임신 중이거나 불안하거나, 특정 안과 질환이 있거나 고혈압인 사람은 이 호흡법을 이용하지 말라. 숨참기(쿰바카)도 비슷한 효과와 주의가 해당된다.

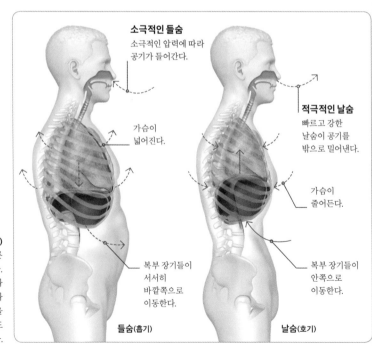

소극적인 들숨
소극적인 압력에 따라 공기가 들어간다.

가슴이 넓어진다.

복부 장기들이 서서히 바깥쪽으로 이동한다.

들숨(흡기)

적극적인 날숨
빠르고 강한 날숨이 공기를 밖으로 밀어낸다.

가슴이 줄어든다.

복부 장기들이 안쪽으로 이동한다.

날숨(호기)

코순환주기

대개 각각의 콧구멍은 (0.5~4시간마다) 좌우 교대로 코안 공기의 흐름을 주도한다. 이것을 코순환주기(비주기)라고 부른다. 코막힘 증상이 있으면 이 현상을 쉽게 알아차릴 수 있다. 코가 뚫리면 국소적으로 혈관이 수축한 것이고, 코가 막히면 혈관이 이완된 것이다. 이 순환주기를 있는 그대로 느껴 보거나, 한쪽 콧구멍을 의도적으로 막아서 원하는 효과가 나도록 해 보라(오른쪽 참고).

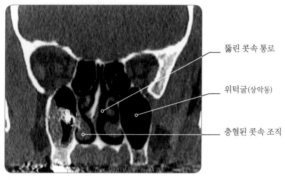

콧속 조직
위의 영상에서 오른쪽 콧속 통로는 부기(종창)로 막혀 있고 왼쪽 콧속 통로는 뚫려 있다. 이 사례에서는 부기가 충혈 때문에 악화되어 있다.

뚫린 콧속 통로

위턱굴(상악동)

충혈된 콧속 조직

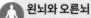

왼뇌와 오른뇌

인체의 좌우 각 절반은 뇌의 반대쪽 반구에 의해 제어된다. 즉 왼팔은 오른뇌(우뇌)가 제어한다. 콧구멍도 마찬가지다. 이것은 여러 가지로 해석할 수 있다. 뇌로서는 헛갈리는 상황일 수 있지만, 오른쪽 콧구멍으로 숨 쉴 때는 교감신경계통의 활동이 전반적으로 약간 증가하고, 왼쪽 콧구멍으로 숨 쉴 때는 부교감신경계통의 활동이 전반적으로 약간 증가한다.

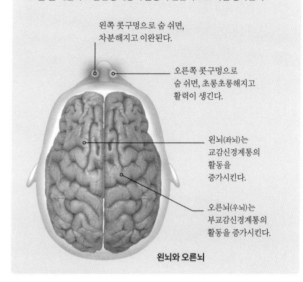

왼쪽 콧구멍으로 숨 쉬면, 차분해지고 이완된다.

오른쪽 콧구멍으로 숨 쉬면, 초롱초롱해지고 활력이 생긴다.

왼뇌(좌뇌)는 교감신경계통의 활동을 증가시킨다.

오른뇌(우뇌)는 부교감신경계통의 활동을 증가시킨다.

왼뇌와 오른뇌

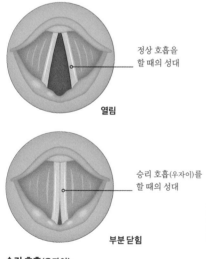

정상 호흡을 할 때의 성대

열림

승리 호흡(우자이)를 할 때의 성대

부분 닫힘

승리 호흡(우자이)
승리 호흡을 하면 성대가 부분적으로 수축한다. 그래서 소곤소곤 속삭이는 듯한 소리가 난다. 이 호흡은 바다 소리를 만들어 내서 마음을 집중시킨다.

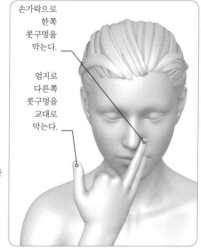

손가락으로 한쪽 콧구멍을 막는다.

엄지로 다른쪽 콧구멍을 교대로 막는다.

콧구멍 교대 호흡
이 호흡법은 마음과 몸을 안정시킬 수 있다. 뇌 양쪽 모두 활성화하고 집중력을 높인다. 다음 순서로만 하면 된다. 내쉬고, 들이쉬고, 콧구멍 교대.

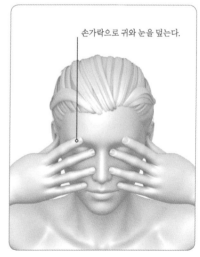

손가락으로 귀와 눈을 덮는다.

벌 호흡(브라마리)
눈과 귀를 덮고 길게 내쉬며 콧소리를 낸다. 요가 수행자들은 이 호흡법으로 수면의 질을 높인다. 심장 박동을 늦추고 혈압을 낮추고 불안을 줄일 수 있다는 연구 결과가 있다.

심장혈관
계통

심장혈관계통은 심장과 복잡한 혈관계,
그 속을 지나는 혈액 순환으로 이루어져 있다.

심장혈관계통 둘러보기

심장은 끊임없이 뛰면서 온몸으로 가는 혈액을
뿜어냄으로써 노폐물을 제거하고 생명에 중요한
산소를 전달한다. 요가는 심장 질환 가능성을 낮추는
것은 물론이고 심장혈관계통에 매우 유익하다는
연구 결과가 있다. 요가가 혈압을 낮추고 콜레스테롤을
줄이며 심장혈관 회복력을 높인다는 것이
임상에서 입증됐다(35쪽 참고).

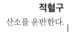

적혈구
산소를 운반한다.

백혈구
적(병원체)과 싸운다.

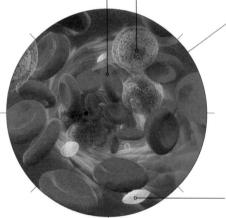

혈소판
혈액 응고를
돕는다.

혈액의 구성
성인의 온몸을 순환하는 혈액은 약 5리터이다.
혈액은 혈장이라는 액체 속에 떠다니는 적혈구, 백혈구,
혈소판으로 이루어진 결합조직이다. 혈액은 세포에 산소,
영양분, 호르몬을 전달하고 세포의 노폐물을 제거해 준다.

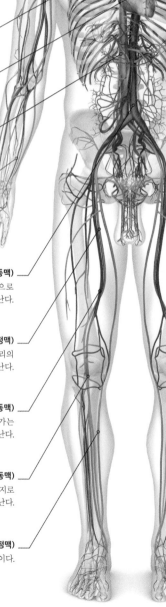

목정맥(경정맥)
뇌에서 심장으로
돌아가는 혈액이
지난다.

**목동맥
(경동맥)**
뇌로 가
혈액이
지난다.

빗장밑동맥(쇄골하동맥)
팔과 손으로 가는
혈액이 지난다.

위대정맥(상대정맥)
심장으로 돌아가는
위쪽 혈액이 모인다.

대동맥
몸에서 가장 큰 동맥이다.

심장
혈액을 뿜어내는
근육 펌프이다.

아래대정맥(하대정맥)
심장으로 돌아가는
아래쪽 혈액이 모인다.

배대동맥(복대동맥)
배와 아래쪽으로
가는 혈액이 지난다.

넙다리정맥(대퇴정맥)
심장으로 돌아가는 다리의
혈액이 지난다.

넙다리동맥(대퇴동맥)
다리로 가는
혈액이 지난다.

오금동맥(슬와동맥)
무릎과 장딴지로
가는 혈액이 지난다.

큰두렁정맥(대복제정맥)
몸에서 가장 긴 정맥이다.

심장과 **혈액 순환**

혈액 순환에는 허파순환(폐순환)과 온몸순환(체순환)이라는 2개의 회로가
있다. 정맥은 심장으로 돌아가는 혈액이 지나고 동맥은 심장에서 나오는
혈액이 지난다. 정맥은 탈산소화(deoxygenation) 상태라서 파란색으로
표시돼 있고, 동맥은 산소화(oxygenation) 상태라서 빨간색으로 표시돼 있다.
허파동맥(탈산소화)과 허파정맥(산소화)은 예외이다.

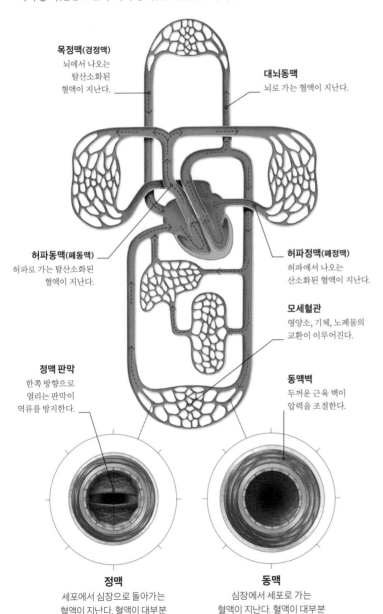

목정맥(경정맥)
뇌에서 나오는
탈산소화된
혈액이 지난다.

대뇌동맥
뇌로 가는 혈액이 지난다.

허파동맥(폐동맥)
허파로 가는 탈산소화된
혈액이 지난다.

허파정맥(폐정맥)
허파에서 나오는
산소화된 혈액이 지난다.

모세혈관
영양소, 기체, 노폐물의
교환이 이루어진다.

정맥 판막
한쪽 방향으로
열리는 판막이
역류를 방지한다.

동맥벽
두꺼운 근육 벽이
압력을 조절한다.

정맥
세포에서 심장으로 돌아가는
혈액이 지난다. 혈액이 대부분
탈산소화되어 있다.

동맥
심장에서 세포로 가는
혈액이 지난다. 혈액이 대부분
산소화되어 있다.

림프
계통

림프계통과 면역계통은 함께 힘을 합쳐 적(병원체)
과 싸운다. 급성 염증은 베인 경우처럼 내부에서
벌어진 싸움에 도움이 되는 사후 반응일 수 있다.
하지만 만성 염증은 많은 주요 질환의
선행 원인이다.

림프계통 둘러보기

림프관은 신체 조직에서 넘쳐 나온 조직액을
수거해서 배출한다. 또한 온몸에 림프세포를
운반한다. 여러 연구에 따르면 요가는 만성 염증을
줄이는 데 도움이 되고, 면역력을 높여 병의
발생 빈도와 강도를 낮추는 데 일조하기도
한다. 몸은 스스로 치유할 수 있고 요가는
그것을 도울 수 있다.

림프관 판막 덕분에 림프가
한쪽 방향으로만 흐른다.

림프가
림프절에서
흘러나온다.

백혈구의 일종인
림프구

림프절
이것은 림프를 검사해서 외부 침입자를 찾아내는
검문소이다. 검사에 통과한 림프는 혈액으로 돌아간다.
요가 동작 가운데 특히 태양 경배 동작과 거꾸로 취하는
자세는 림프 흐름을 촉진하는 데 도움이 될 수 있다.

편도
코나 입으로 들어온 세균이나
바이러스를 물리치는 데 기여한다.

가슴림프관(흉관)
배출된 림프가 이곳을
거쳐 심장으로 들어간다.

겨드랑림프절(액와림프절)
겨드랑이 주변에
림프절이 모여 있다.

지라(비장)
감염에 맞서 싸우는
세포들을 만들어 낸다.

가슴림프관팽대(흉관팽대)
아랫몸(하체)에서 올라오는
림프가 모인다.

샅고랑림프절(서혜림프절)
샅굴부위(서혜부) 주변에
림프절이 모여 있다.

림프절
림프가 여기서
처리되고 걸러진다.

림프관
림프를 배출하고
운반한다.

백혈구

백혈구는 몸속에서 바이러스, 세균, 암세포와 싸우는 전사와 같다. 항원이라 불리는 침입자의 조각이 나타나 확인되면 전사들은 사이토카인이라는 화학적 신호 전달 물질과 항원에 적합한 항체를 이용해 전략적으로 싸울 수 있다. 정확한 의사소통이 핵심이다. 의사소통이 잘못되면 만성 염증이 생길 수 있다.

가지세포(수지상세포)
이 세포가 림프구에 항원을 제시하면 우리 몸이 외부 침입자로 인식한다. 가지세포는 T세포가 자기 역할을 하도록 활성화한다.

큰포식세포(대식세포)
굶주린 사냥꾼 세포라고 할 수 있으며(아래의 포식작용 참고), 감염을 유도하는 사이토카인을 분비한다.

B세포
림프구의 일종으로, 특정 항원과 싸우도록 특화된 단백질인 항체를 분비한다.

T세포
림프구의 일종으로, 항원을 제시해 싸움을 전개한다. 특화된 많은 종류가 있다.

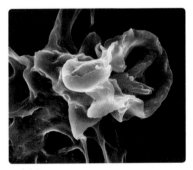

포식작용
큰포식세포(대식세포, 흰색)는 온몸을 순찰하다가 침입자(빨간색)가 나타나면 포식작용이라는 과정에 따라 침입자를 삼켜서 파괴한다.

염증 반응

염증은 백혈구가 침입자와 싸우는 일련의 과정 때문에 대개 열감, 통증, 발적, 부기(종창)를 동반한다. 자가면역질환에서는 백혈구가 잘못 판단해 자기 신체 조직과 싸운다. 예를 들어 류마티스관절염(아래 참고)이 발생하면 국소적 염증과 전신성 염증이 일어날 수 있다.

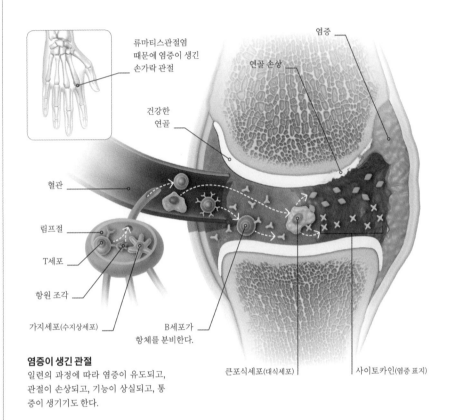

류마티스관절염 때문에 염증이 생긴 손가락 관절

염증

연골 손상

건강한 연골

혈관

림프절

T세포

항원 조각

가지세포(수지상세포)

B세포가 항체를 분비한다.

큰포식세포(대식세포)

사이토카인(염증 표지)

염증이 생긴 관절
일련의 과정에 따라 염증이 유도되고, 관절이 손상되고, 기능이 상실되고, 통증이 생기기도 한다.

 요가와 염증
요가는 스트레스 반응을 줄임으로써 질병 발생 위험을 낮추고 염증을 완화하는 데 도움이 될 수 있다. 요가 수행은 사이토카인 수치를 낮춰 염증을 완화한다는 연구가 있다. 과학자들은 장기간의 규칙적인 요가 수행이 가장 효과적이라고 추정한다.

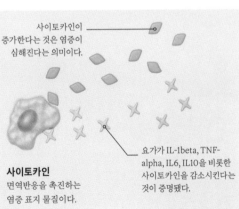

사이토카인이 증가한다는 것은 염증이 심해진다는 의미이다.

요가가 IL-1beta, TNF-alpha, IL6, IL10을 비롯한 사이토카인을 감소시킨다는 것이 증명됐다.

사이토카인
면역반응을 촉진하는 염증 표지 물질이다.

소화
계통

소화관은 몸속에 들어온 것들을 통제하는
선택적인 막을 지닌 하나의 관이다.
영양분은 흡수되고 노폐물은 배출된다.

소화계통 둘러보기

음식물은 소화계통을 지나면서 흡수될 수 있는
단위로 분해된다. 입에서는 잘게 씹히고, 위에서는
화학적으로 분해되고, 장에서는 쥐어짜인 듯
영양분과 수분이 빠진다. 영양분은 혈액으로 들어가
궁극적으로는 세포에 전달된다. 요가 수행자들은
'먹는 대로 자신이 된다', 즉 육체적 몸(안나마야)과
'음식 몸'은 같다고 인식한다.

음식물의 여정

요가 자세 수행은 공복에 하는 것이 가장 좋다. 이
것은 수행하기 전 2~4시간 동안 식사를 하지 않는
것을 의미한다. 만약 저혈당이 우려되거나 여타 관
련 질환이 있으면 간식 섭취 계획을 면밀히 세울 필
요가 있다.

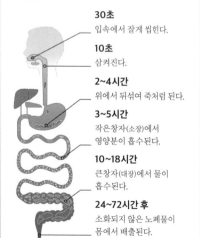

30초
입속에서 잘게 씹힌다.

10초
삼켜진다.

2~4시간
위에서 뒤섞여 죽처럼 된다.

3~5시간
작은창자(소장)에서
영양분이 흡수된다.

10~18시간
큰창자(대장)에서 물이
흡수된다.

24~72시간 후
소화되지 않은 노폐물이
몸에서 배출된다.

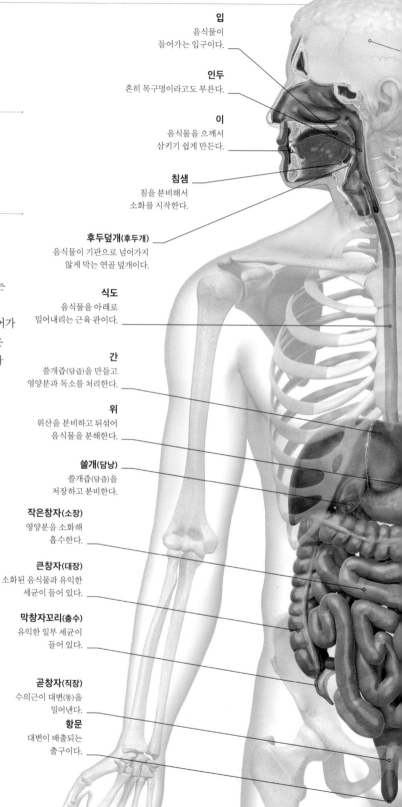

입
음식물이
들어가는 입구이다.

인두
흔히 목구멍이라고도 부른다.

이
음식물을 으깨서
삼키기 쉽게 만든다.

침샘
침을 분비해서
소화를 시작한다.

후두덮개(후두개)
음식물이 기관으로 넘어가지
않게 막는 연골 덮개이다.

식도
음식물을 아래로
밀어내리는 근육 관이다.

간
쓸개즙(담즙)을 만들고
영양분과 독소를 처리한다.

위
위산을 분비하고 뒤섞어
음식물을 분해한다.

쓸개(담낭)
쓸개즙(담즙)을
저장하고 분비한다.

작은창자(소장)
영양분을 소화해
흡수한다.

큰창자(대장)
소화된 음식물과 유익한
세균이 들어 있다.

막창자꼬리(충수)
유익한 일부 세균이
들어 있다.

곧창자(직장)
수의근이 대변(똥)을
밀어낸다.

항문
대변이 배출되는
출구이다.

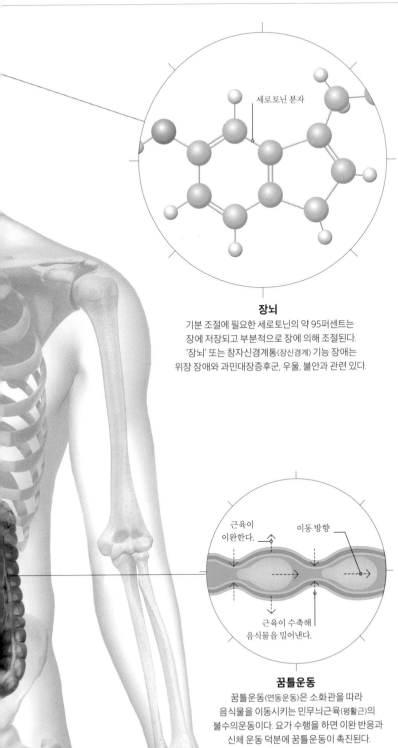

세로토닌 분자

장뇌

기분 조절에 필요한 세로토닌의 약 95퍼센트는
장에 저장되고 부분적으로 장에 의해 조절된다.
'장뇌' 또는 창자신경계통(장신경계) 기능 장애는
위장 장애와 과민대장증후군, 우울, 불안과 관련 있다.

근육이
이완한다.

이동 방향

근육이 수축해
음식물을 밀어낸다.

꿈틀운동

꿈틀운동(연동운동)은 소화관을 따라
음식물을 이동시키는 민무늬근육(평활근)의
불수의운동이다. 요가 수행을 하면 이완 반응과
신체 운동 덕분에 꿈틀운동이 촉진된다.

 창자신경계통

과학자들은 최근에 반(半)자율적인 창자신경계통
을 발견했다. 창자신경계통의 1조 개 신경세포는
사랑이나 직감을 느껴 가슴이 두근거리는 것에
관여한다. 요가는 마음과 몸의 연결을 강화해 직
감을 선명하게 느낄 수 있게 한다. 이러한 상호연
결 덕분에 요가는 소화와 기분을 현저하게 개선
할 수 있다.

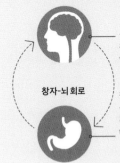

신경계통의 건강이
창자(장)의 건강에
영향을 미친다.

창자-뇌 회로

창자(장)의 건강이
신경계통의
건강에 영향을
미친다.

 비폭력 식이

요가 수행자들은 대개 몸속에 들이는 것에 관해
의식적인 선택을 한다. 비폭력 식이는 무해한 것
중 하나이다. 많은 이들에게 이것은 채식주의자
가 되어 다른 동물들의 고통을 줄여 주는 것을 의
미한다. 대부분의 식물 기반 식이는 심장 질환,
암, 그리고 이것들과 관련 있는 주요 질환의 발생
위험을 줄인다. 과학자들은 채식주의 식이가 전
세계 사망률을 6~10퍼센트 줄이고, 음식으로 인
한 온실 기체 배출을 29~70퍼센트 감소시킬 수
있다고 발표했다. 이것은 환경에 엄청난 영향을
미치며 '고기 없는 월요일'처럼 작은 식이 변화만
으로도 커다란 차이를 만들어 낼 수 있다.

비폭력 먹거리

비뇨
계통

비뇨계통은 노폐물과 과잉 체액을 걸러내
혈액량을 적절하게 유지한다. 이것은 결국
혈압에 영향을 미치며, 요가 또한 혈압 조절에
도움이 되는 것으로 밝혀졌다.

비뇨계통 둘러보기

콩팥(신장)은 혈액 속의 노폐물을 처리해서
소변(오줌)을 만든다. 소변은 방광에 저장된다.
어른(성인)은 소변을 수의적으로 배출하지만,
일부 사람들은 이것을 조절하지 못해
요실금이 생긴다. 최근의 연구에 따르면
요가는 요실금 치료에 도움이 된다.

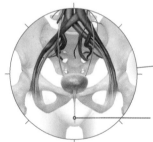

여성

요도
남성보다 요도가
짧아 감염
가능성이 높다.

남성

아래대정맥(하대정맥)
콩팥(신장)을 비롯한
복부(배)와 아랫몸(하체)에서
돌아오는 혈액이 모인다.

배대동맥(복대동맥)
콩팥을 비롯한 복부(배)
아랫몸(하체)으로 가는
혈액이 지난다.

콩팥위샘(부신)
체액의 부피를 조절한

콩팥(신장)
혈액을 걸러
소변을 만든다.

요관
콩팥에서 방광으로 기
소변이 지난다.

방광
소변을 저장한다.

전립샘(전립선)
남성의 요도를
에워싼다.

요도
방광에서 몸 밖으로
배출되는 소변이 지난다.

골반바닥의 근육

골반바닥(골반저)의 근육들은 방
광 조절에 매우 중요하다. 빈뇨(잦
은 배뇨), 절박뇨(배뇨를 참지 못함, 급
뇨), 배뇨통, 재채기 혹은 웃을 때의
경증 요실금 같은 흔한 질환에 요
가 수행이 도움이 될 수 있다. 물라
반다(153쪽 참고)를 부드럽게 하면
서 명상 수행을 하면 골반바닥의
건강을 개선할 수 있다.

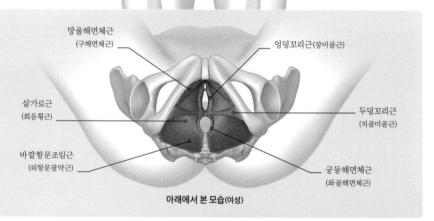

망울해면체근
(구해면체근)

엉덩꼬리근(장미골근)

살가로근
(회음횡근)

두덩꼬리근
(치골미골근)

바깥항문조임근
(외항문괄약근)

궁둥해면체근
(좌골해면체근)

아래에서 본 모습(여성)

생식
계통

생식계통은 유성생식으로 인간 종을 존속시키는
기능을 한다. 요가는 골반바닥의 건강을 비롯해 다양한
생식 건강에 도움이 될 수 있다. 이것은 성적 만족,
진통과 분만 문제를 개선할 수 있다.

생식계통 둘러보기

요가는 최적의 호흡을 촉진해 비뇨계통과 생식계통 모두의
다양한 골반 건강 문제를 간접적으로 해결하는 듯하다.
요가는 스트레스 해소를 돕기 때문에 생식력과 수태를
향상시키는 것도 가능해 보인다. 물론 이것을 확인하자면
더 많은 연구가 필요하다.

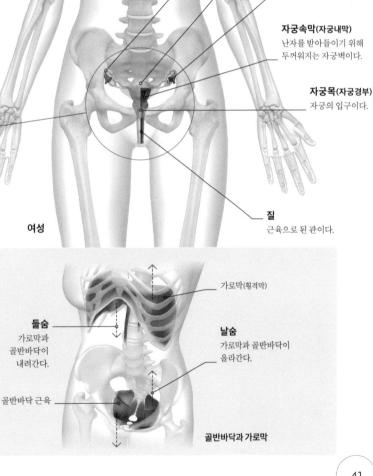

젖샘관(유관)
젖샘(유선)에서
젖꼭지(유두)로 가는
젖(인유)이 지난다.

젖꼭지(유두)
아기가 젖을 빨아먹는
돌출부이다.

자궁관(난관)
난소와 자궁을 연결한다.

자궁
수정란이 착상해
자라는 곳이다.

난소
난자를 저장하고
배출하는 곳이다.

자궁속막(자궁내막)
난자를 받아들이기 위해
두꺼워지는 자궁벽이다.

자궁목(자궁경부)
자궁의 입구이다.

질
근육으로 된 관이다.

여성

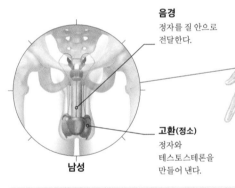

음경
정자를 질 안으로
전달한다.

고환(정소)
정자와
테스토스테론을
만들어 낸다.

남성

골반바닥 운동

건강한 골반바닥(골반저)은 호흡 때 가로막(횡격
막)의 움직임에 따라 최대 범위로 움직인다. 요
가 수행은 신체 인지를 향상시키고 힘과 유연성
을 늘리며, 골반바닥의 근육들을 이완시킨다.
그러면 방광과 장의 건강, 성 건강, 생식 건강이
개선된다.

호흡
골반바닥 근육들은 들숨(흡기) 때
내려가고 날숨(호기) 때 올라간다.

가로막(횡격막)

들숨
가로막과
골반바닥이
내려간다.

날숨
가로막과 골반바닥이
올라간다.

골반바닥 근육

골반바닥과 가로막

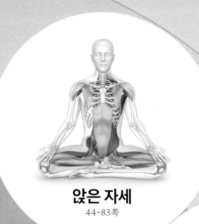

앉은 자세
44~83쪽

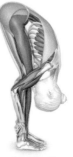

선 자세
84~121쪽

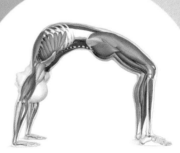

거꾸로 자세
122~143쪽

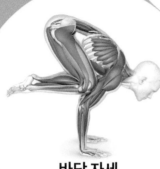

바닥 자세
144~173쪽

요가
자세

내적 세계에 대한 명상적 탐구를 안내하는 순서이다. 자신의 몸이 어떻게
느끼는지 눈앞에 그려보고, 손으로 직접 만져보고, 호기심을 가져 보라. 다음의
30가지 요가 자세를 공부하면 인체의 근육들을 흥미롭게 기억할 수 있고,
해부학, 생리학, 운동학의 기초를 더 잘 이해할 수 있다. 그러한 동작들과 모든
변형 동작을 통해 여러분이 자기 자신과 더 잘 연결되기를 바란다.

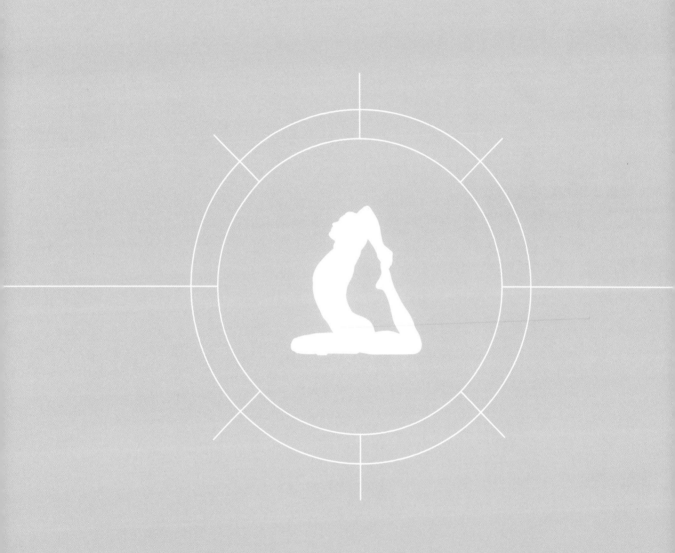

앉은 자세

앉은 자세와 무릎 꿇은 자세는 기초적이고 명상적이어서 대개 요가 수업의 시작과 끝을 장식한다. 여기에 소개되는 앉은 자세들은 요가가 몸에 육체적 유익함을 주는 다양한 방식을 보여 준다. 응용 자세들을 익혀서 자신의 몸과 마음에 안정되고 편안하게 바꾸어 보는 한편, 숨 쉴 수 있다면 누구나 요가를 할 수 있음을 명심하라.

달인 자세

Siddhasana

이 앉은 자세가 달인 자세라고 불린 이유는 다른 모든 자세의 전통적인 목적이 이 명상적인 자세를 취하기 위한 준비 과정이기 때문이다. 중립척주와 배 근육 당김으로 이 자세를 안정되고 편안하게 취할 수 있어야 한다. 그렇지 않다면 다른 방식을 취해 보라.

개요 보기

엉덩관절(고관절) 가쪽(바깥쪽)의 근육들이 늘어나면 등 근육과 배 근육이 당겨진다. 이것이 거의 느껴지지 않는 사람도 있겠지만, 몸에 익숙지 않은 방식으로 근육을 사용하는 것이므로 많은 사람들에게는 중립척주와 중립골반을 유지하는 것이 어려운 일이다.

구분

- •-- 관절
- ○- 근육
- ● 당겨짐
- ● 늘어나면서 당겨짐
- ● 늘어남

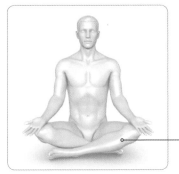

다리를 편안하게 교차시킨다.

응용 자세
일반적인 응용 자세인 수카사나(안락 자세, 편한 자세)는 정강이에서 다리를 교차시킨다. 많은 사람들에게 이것은 그리 편하지 않을 수 있다. 받침대를 깔고 앉아 엉덩이를 높이면 수월할 수 있다.

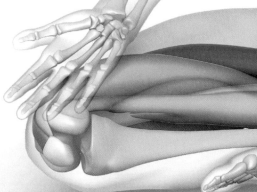

어깨관절(견관절)
어깨세모근(삼각근)

팔
손바닥이 위로 향하게(벌림, 외전)한 채 팔을 이완시킨다. 앞 어깨세모근을 살짝 늘이면, 뒤 어깨세모근이 어깨관절 가쪽돌림(외회전)을 일으킨다.

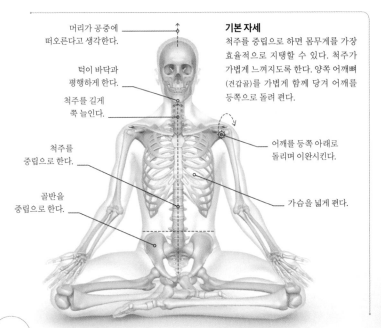

머리가 공중에 떠오른다고 생각한다.

턱이 바닥과 평행하게 한다.

척주를 길게 쭉 늘인다.

척주를 중립으로 한다.

골반을 중립으로 한다.

기본 자세
척주를 중립으로 하면 몸무게를 가장 효율적으로 지탱할 수 있다. 척주가 가볍게 느껴지도록 한다. 양쪽 어깨뼈(견갑골)를 가볍게 함께 당겨 어깨를 등쪽으로 돌려 편다.

어깨를 등쪽 아래로 돌리며 이완시킨다.

가슴을 넓게 편다.

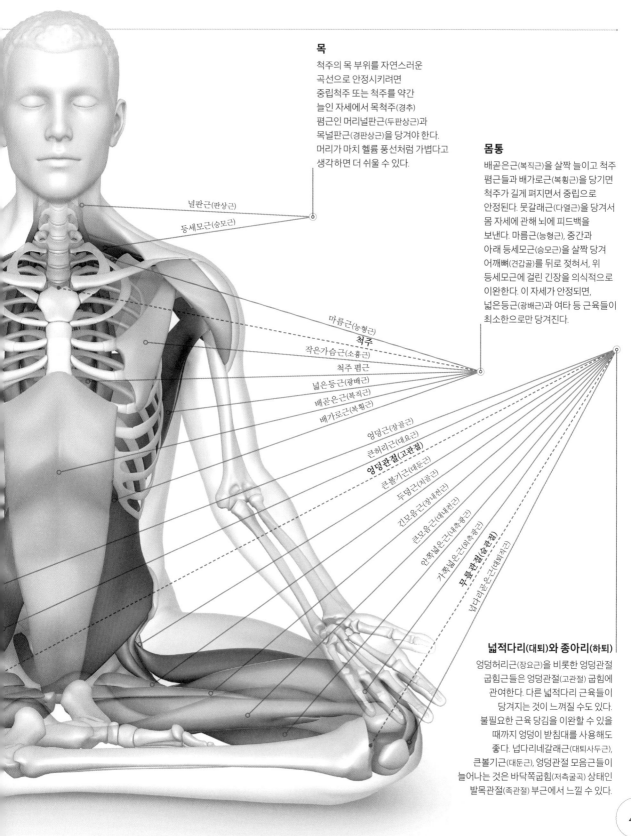

목

척주의 목 부위를 자연스러운
곡선으로 안정시키려면
중립척주 또는 척주를 약간
늘인 자세에서 목척주(경추)
폄근인 머리널판근(두판상근)과
목널판근(경판상근)을 당겨야 한다.
머리가 마치 헬륨 풍선처럼 가볍다고
생각하면 더 쉬울 수 있다.

몸통

배곧은근(복직근)을 살짝 늘이고 척주
폄근들과 배가로근(복횡근)을 당기면
척주가 길게 펴지면서 중립으로
안정된다. 뭇갈래근(다열근)을 당겨서
몸 자세에 관해 뇌에 피드백을
보낸다. 마름근(능형근), 중간과
아래 등세모근(승모근)을 살짝 당겨
어깨뼈(견갑골)를 뒤로 젖혀서, 위
등세모근에 걸린 긴장을 의식적으로
이완한다. 이 자세가 안정되면,
넓은등근(광배근)과 여타 등 근육들이
최소한으로만 당겨진다.

널판근(판상근)

등세모근(승모근)

마름근(능형근)

척주

작은가슴근(소흉근)

척주 폄근

넓은등근(광배근)

배곧은근(복직근)

배가로근(복횡근)

엉덩근(장골근)

큰허리근(대요근)

엉덩관절(고관절)

큰볼기근(대둔근)

두덩근(치골근)

긴모음근(장내전근)

큰모음근(대내전근)

안쪽넓은근(내측광근)

가쪽넓은근(외측광근)

무릎관절(슬관절)

넙다리곧은근(대퇴직근)

넓적다리(대퇴)와 종아리(하퇴)

엉덩허리근(장요근)을 비롯한 엉덩관절
굽힘근들은 엉덩관절(고관절) 굽힘에
관여한다. 다른 넓적다리 근육들이
당겨지는 것이 느껴질 수도 있다.
불필요한 근육 당김을 이완할 수 있을
때까지 엉덩이 받침대를 사용해도
좋다. 넙다리네갈래근(대퇴사두근),
큰볼기근(대둔근), 엉덩관절 모음근들이
늘어나는 것은 바닥쪽굽힘(저측굴곡) 상태인
발목관절(족관절) 부근에서 느낄 수 있다.

» **자세히** 보기

달인 자세에서 척추사이원반(추간판)은 중립척주의 자연스러운 곡선을 그리면서 층층이 위로 쌓인 모습이다. 이 상태에서 호흡을 하면, 가슴우리(흉곽)가 효과적으로 확장되고 이완되어 바른 자세로 꼿꼿하게 앉기가 쉬워진다.

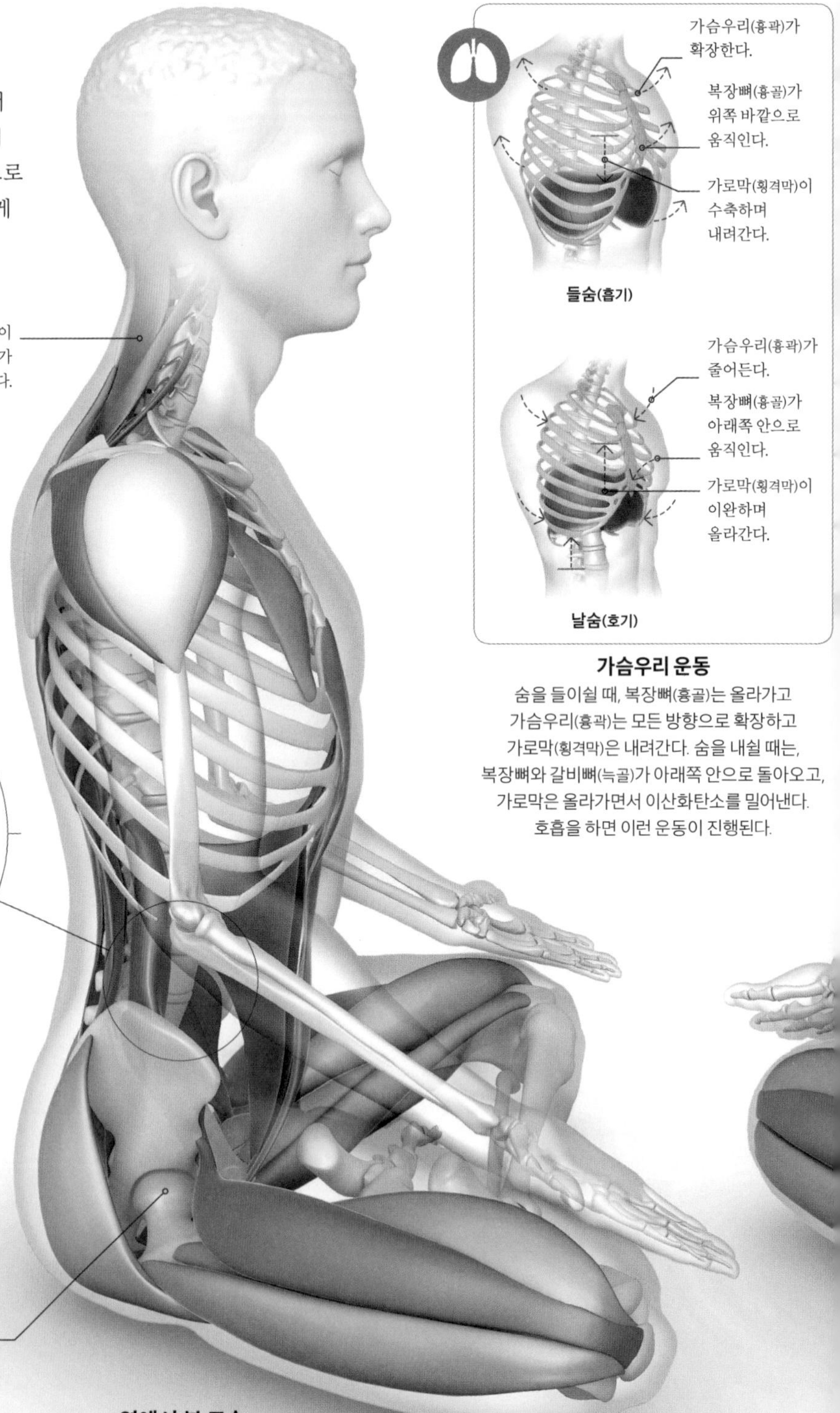

목척주(경추) 폄근들이 당겨지면 척추가 길게 펴진다.

가슴우리(흉곽)가 확장한다.

복장뼈(흉골)가 위쪽 바깥으로 움직인다.

가로막(횡격막)이 수축하며 내려간다.

들숨(흡기)

가슴우리(흉곽)가 줄어든다.

복장뼈(흉골)가 아래쪽 안으로 움직인다.

가로막(횡격막)이 이완하며 올라간다.

날숨(호기)

가슴우리 운동

숨을 들이쉴 때, 복장뼈(흉골)는 올라가고 가슴우리(흉곽)는 모든 방향으로 확장하고 가로막(횡격막)은 내려간다. 숨을 내쉴 때는, 복장뼈와 갈비뼈(늑골)가 아래쪽 안으로 돌아오고, 가로막은 올라가면서 이산화탄소를 밀어낸다. 호흡을 하면 이런 운동이 진행된다.

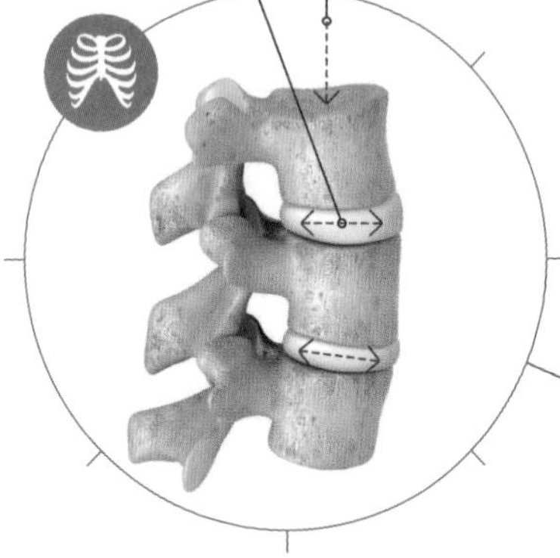

척추사이원반(추간판)

척추뼈가 수직으로 층층이 쌓인다.

척추사이원반 적층

척주가 자연스러운 곡선을 그려서 '중립' 자세(14쪽 참고)로 있으면, 척추뼈가 층층이 쌓여서 척추사이원반(추간판)에 가해지는 중력 부하가 고르게 분산된다. 척추사이원반은 물렁물렁한 섬유연골로 되어 있어서, 척주가 역동적으로 움직일 수 있다.

엉덩관절(고관절)이 가쪽돌림(외회전)한다.

옆에서 본 모습

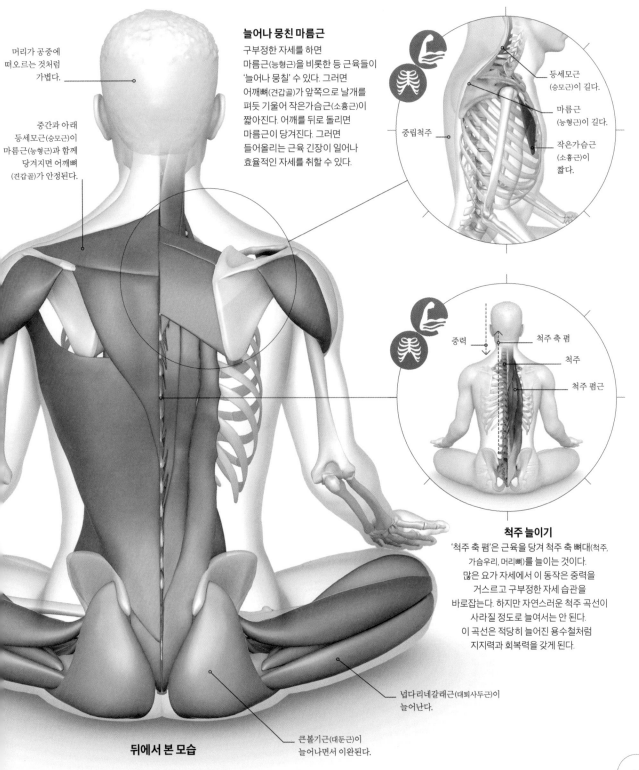

머리가 공중에
떠오르는 것처럼
가볍다.

중간과 아래
등세모근(승모근)이
마름근(능형근)과 함께
당겨지면 어깨뼈
(견갑골)가 안정된다.

늘어나 뭉친 마름근

구부정한 자세를 하면
마름근(능형근)을 비롯한 등 근육들이
'늘어나 뭉칠' 수 있다. 그러면
어깨뼈(견갑골)가 앞쪽으로 날개를
펴듯 기울어 작은가슴근(소흉근)이
짧아진다. 어깨를 뒤로 돌리면
마름근이 당겨진다. 그러면
들어올리는 근육 긴장이 일어나
효율적인 자세를 취할 수 있다.

중립척주

등세모근
(승모근)이 길다.

마름근
(능형근)이 길다.

작은가슴근
(소흉근)이
짧다.

중력

척주 축 펌

척주

척주 폄근

척주 늘이기

'척주 축 펌'은 근육을 당겨 척주 축 뼈대(척주,
가슴우리, 머리뼈)를 늘이는 것이다.
많은 요가 자세에서 이 동작은 중력을
거스르고 구부정한 자세 습관을
바로잡는다. 하지만 자연스러운 척주 곡선이
사라질 정도로 늘여서는 안 된다.
이 곡선은 적당히 늘어진 용수철처럼
지지력과 회복력을 갖게 된다.

뒤에서 본 모습

큰볼기근(대둔근)이
늘어나면서 이완된다.

넙다리네갈래근(대퇴사두근)이
늘어난다.

나비 자세

Baddha Konasana

나비 자세는 앉아서 취하는 엉덩관절 가쪽돌림이면서, 샅굴부위 늘임이다. 이 자세는 골반 경련을 완화하고 발목관절의 유연성과 신체 인지를 향상시킬 수 있어서 요가 자세의 균형을 유지하는 데 유용하다.

개요 보기

안쪽 넓적다리, 특히 샅굴부위가 늘어난다. 이 자세를 제대로 취할 수 있다면, 발을 가쪽돌림해 발목 근육들을 늘일 수도 있다.

구분

●-- 관절

○- 근육

● 당겨짐

● 늘어나면서 당겨짐

● 늘어남

팔

팔꿉관절(주관절)을 살짝 굽힌 상태에서 손이 발에 닿을 때, 위팔근(상완근)은 위팔두갈래근(상완이두근)과 위팔노근(상완요근)의 도움을 받아 팔꿉관절을 굽힌다.

어깨관절(견관절)

위팔두갈래근(상완이두근)

위팔근(상완근)

위팔노근(상완요근)

팔꿉관절(주관절)

종아리

앞정강근(전경골근)은 발목관절에서 등쪽굽힘(배측굴곡)을 일으키고 발가락폄근(지신근)은 발가락을 편다. 발가락을 안쪽번짐(내번)시키려고 손을 사용하면 종아리근(비골근)들이 늘어난다.

발목관절(족관절)

종아리근(비골근)

긴발가락폄근(장지신근)

앞정강근(전경골근)

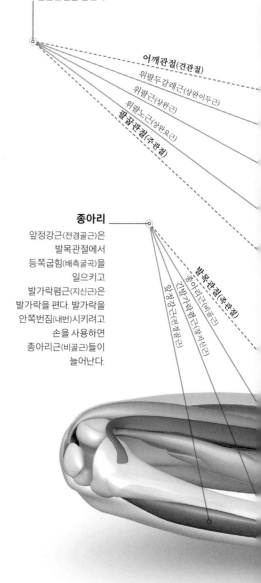

기본 자세

척주가 중립으로 안정되고, 골반도 중립이 된다. 넓적다리는 가쪽돌림 자세로 안정된다.

척주가 길게 늘어난다.

어깨가 뒤쪽 아래로 이완된다.

골반이 중립에 있다.

엉덩관절이 가쪽돌림 상태이다.

척주가 중립에 있다.

발이 책을 펼친 모습이다.

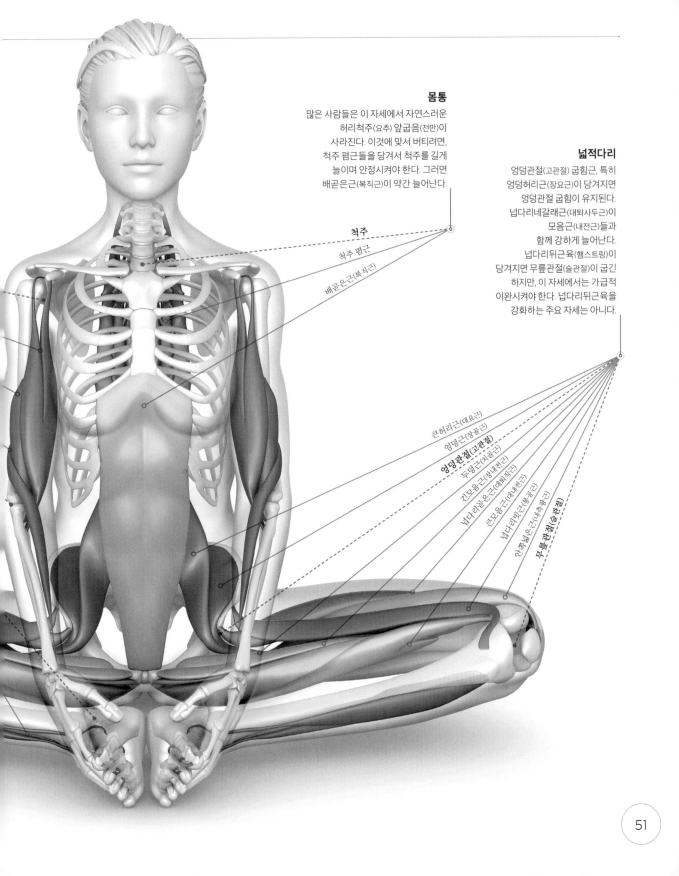

몸통

많은 사람들은 이 자세에서 자연스러운
허리척주(요추) 앞굽음(전만)이
사라진다. 이것에 맞서 버티려면,
척주 폄근들을 당겨서 척주를 길게
늘이며 안정시켜야 한다. 그러면
배곧은근(복직근)이 약간 늘어난다.

넓적다리

엉덩관절(고관절) 굽힘근, 특히
엉덩허리근(장요근)이 당겨지면
엉덩관절 굽힘이 유지된다.
넓다리네갈래근(대퇴사두근)이
모음근(내전근)들과
함께 강하게 늘어난다.
넓다리뒤근육(햄스트링)이
당겨지면 무릎관절(슬관절)이 굽긴
하지만, 이 자세에서는 가급적
이완시켜야 한다. 넓다리뒤근육을
강화하는 주요 자세는 아니다.

척주

척주 폄근

배곧은근(복직근)

큰허리근(대요근)

엉덩근(장골근)

엉덩관절(고관절)

두덩근(치골근)

긴모음근(장내전근)

넓다리관은근(대퇴직근)

큰모음근(대내전근)

넓다리빗근(봉공근)

안쪽넓은근(내측광근)

무릎관절(슬관절)

≫ **자세히** 보기

각자의 고유한 뼈 모양과 관절 구조에 따라
다른 나비 자세가 보인다. 어떤 사람들은 무릎을
절대 바닥에 닿게 하지 못하지만, 상관없다.
엉덩관절을 이완하는 데 집중하라.

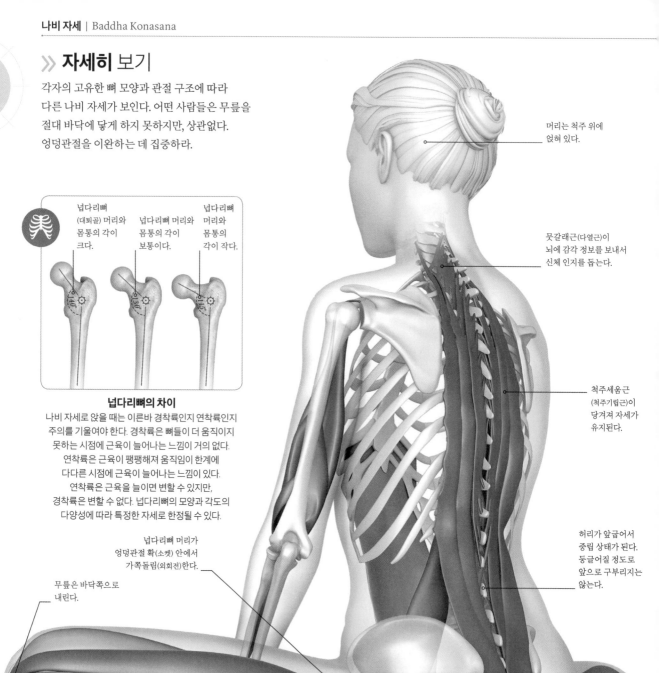

넙다리뼈
(대퇴골) 머리와
몸통의 각이
크다.

넙다리뼈 머리와
몸통의 각이
보통이다.

넙다리뼈
머리와
몸통의
각이
작다.

넙다리뼈의 차이

나비 자세로 앉을 때는 이른바 경착륙인지 연착륙인지
주의를 기울여야 한다. 경착륙은 뼈들이 더 움직이지
못하는 시점에 근육이 늘어나는 느낌이 거의 없다.
연착륙은 근육이 팽팽해져 움직임이 한계에
다다른 시점에 근육이 늘어나는 느낌이 있다.
연착륙은 근육을 늘이면 변할 수 있지만,
경착륙은 변할 수 없다. 넙다리뼈의 모양과 각도의
다양성에 따라 특정한 자세로 한정될 수 있다.

머리는 척주 위에
얹혀 있다.

뭇갈래근(다열근)이
뇌에 감각 정보를 보내서
신체 인지를 돕는다.

척주세움근
(척주기립근)이
당겨져 자세가
유지된다.

허리가 앞굽어서
중립 상태가 된다.
둥글어질 정도로
앞으로 구부리지는
않는다.

넙다리뼈 머리가
엉덩관절 확(소켓) 안에서
가쪽돌림(외회전)한다.

무릎은 바닥쪽으로
내린다.

뒤-옆에서 본 모습

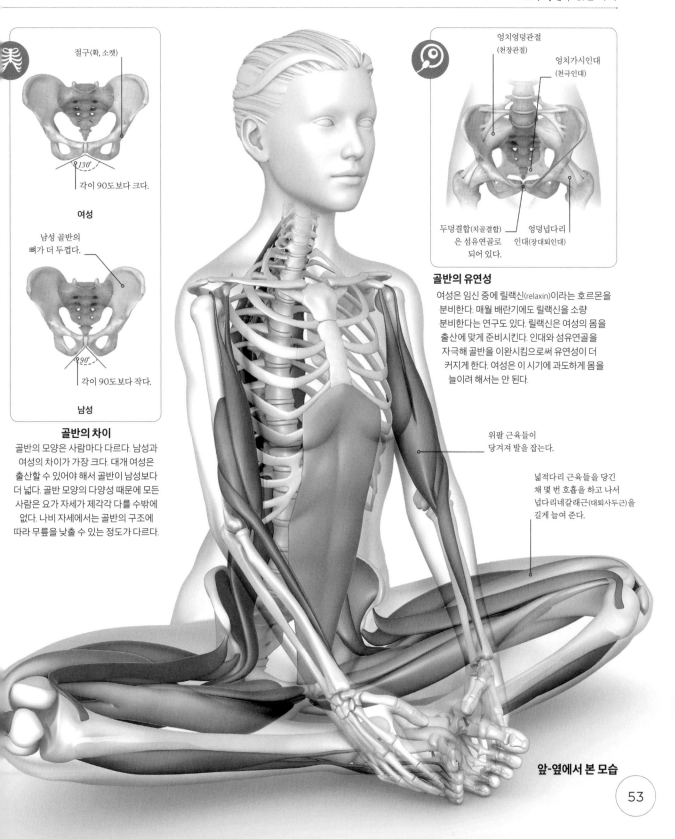

절구(확, 소켓)

130°

각이 90도보다 크다.

여성

남성 골반의
뼈가 더 두껍다.

90°

각이 90도보다 작다.

남성

골반의 차이

골반의 모양은 사람마다 다르다. 남성과
여성의 차이가 가장 크다. 대개 여성은
출산할 수 있어야 해서 골반이 남성보다
더 넓다. 골반 모양의 다양성 때문에 모든
사람은 요가 자세가 제각각 다를 수밖에
없다. 나비 자세에서는 골반의 구조에
따라 무릎을 낮출 수 있는 정도가 다르다.

엉치엉덩관절
(천장관절)

엉치가시인대
(천극인대)

두덩결합(치골결합)
은 섬유연골로
되어 있다.

엉덩넙다리
인대(장대퇴인대)

골반의 유연성

여성은 임신 중에 릴랙신(relaxin)이라는 호르몬을
분비한다. 매월 배란기에도 릴랙신을 소량
분비한다는 연구도 있다. 릴랙신은 여성의 몸을
출산에 맞게 준비시킨다. 인대와 섬유연골을
자극해 골반을 이완시킴으로써 유연성이 더
커지게 한다. 여성은 이 시기에 과도하게 몸을
늘이려 해서는 안 된다.

위팔 근육들이
당겨져 발을 잡는다.

넓적다리 근육들을 당긴
채 몇 번 호흡을 하고 나서
넙다리네갈래근(대퇴사두근)을
길게 늘여 준다.

앞-옆에서 본 모습

고양이 자세

Marjaryasana

이것은 가볍게 무릎 꿇은 자세로 겁먹은 고양이 자세를 취한 채 척주, 엉덩이, 어깨의 관절을 풀어 준다. 이 자세로 바꿀 때는 날숨을 쉰다. 대개 이 자세는 다음 자세인 소 자세와 함께 취한다. 고양이 자세에서 소 자세로 넘어가면 날숨이 들숨으로 바뀐다.

개요 보기

가슴 근육과 배 근육을 비롯한 몸 앞쪽 근육들이 당겨지면 등 근육들이 늘어난다. 팔 근육들을 이용해 몸을 안정시킨다. 이 자세를 취하면 가슴우리(흉곽)가 압박돼 깊은 날숨을 촉진한다.

몸통 아랫부분

허리척주(요추)는 굽힘 상태이고, 허리네모근(요방형근)이 늘어나 있다. 배 근육들이 당겨져 배를 압박하므로 배꼽 부위가 척주 쪽으로 들어가 있다. 골반은 골반뒤기울임(골반후방경사) 상태에 있다.

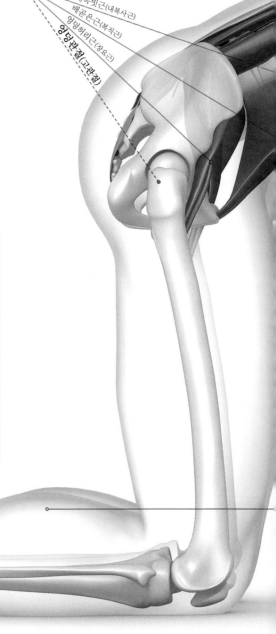

배속빗근(내복사근)
배곧은근(복직근)
엉덩허리근(장요근)
엉덩관절(고관절)

기본 자세

팔과 넓적다리를 고정하고 무릎은 엉덩관절 바로 아래에, 손은 어깨관절 바로 아래에(또는 약간 앞에) 오게 한다. 척주의 허리 곡선은 펴서 가급적 평평하게 한다.

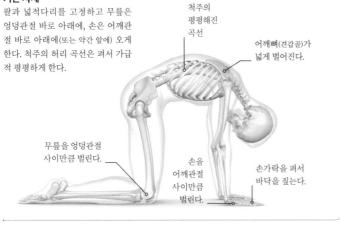

척주의 평평해진 곡선

어깨뼈(견갑골)가 넓게 벌어진다.

무릎을 엉덩관절 사이만큼 벌린다.

손을 어깨관절 사이만큼 벌린다.

손가락을 펴서 바닥을 짚는다.

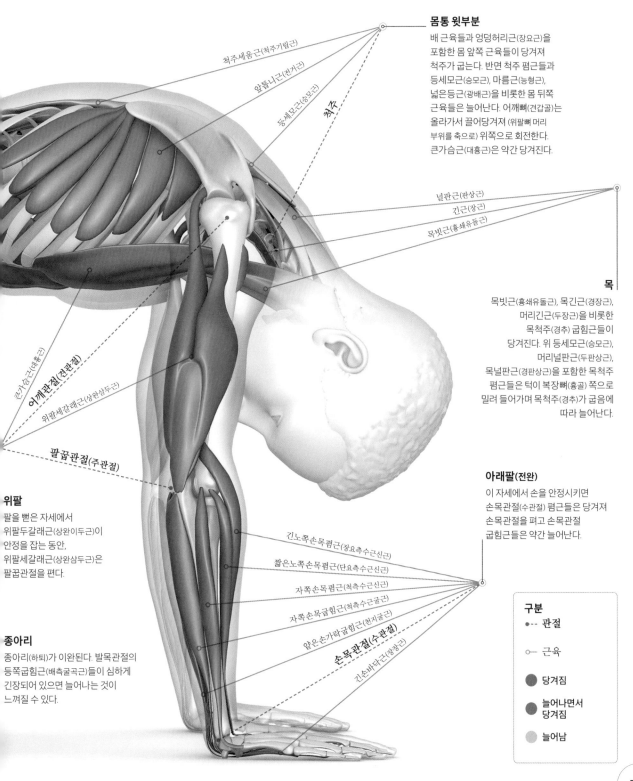

몸통 윗부분

배 근육들과 엉덩허리근(장요근)을
포함한 몸 앞쪽 근육들이 당겨져
척추가 굽는다. 반면 척추 폄근들과
등세모근(승모근), 마름근(능형근),
넓은등근(광배근)을 비롯한 몸 뒤쪽
근육들은 늘어난다. 어깨뼈(견갑골)는
올라가서 끌어당겨져 (위팔뼈 머리
부위를 축으로) 위쪽으로 회전한다.
큰가슴근(대흉근)은 약간 당겨진다.

척주세움근(척주기립근)

앞톱니근(전거근)

등세모근(승모근)

척주

널판근(판상근)

긴근(장근)

목빗근(흉쇄유돌근)

목

목빗근(흉쇄유돌근), 목긴근(경장근),
머리긴근(두장근)을 비롯한
목척주(경추) 굽힘근들이
당겨진다. 위 등세모근(승모근),
머리널판근(두판상근),
목널판근(경판상근)을 포함한 목척주
폄근들은 턱이 복장뼈(흉골) 쪽으로
밀려 들어가며 목척주(경추)가 굽음에
따라 늘어난다.

큰가슴근(대흉근)

어깨관절(견관절)

위팔세갈래근(상완삼두근)

팔꿈관절(주관절)

위팔

팔을 뻗은 자세에서
위팔두갈래근(상완이두근)이
안정을 잡는 동안,
위팔세갈래근(상완삼두근)은
팔꿈관절을 편다.

아래팔(전완)

이 자세에서 손을 안정시키면
손목관절(수관절) 폄근들은 당겨져
손목관절을 펴고 손목관절
굽힘근들은 약간 늘어난다.

긴노쪽손목폄근(장요측수근신근)

짧은노쪽손목폄근(단요측수근신근)

자쪽손목폄근(척측수근신근)

자쪽손목굽힘근(척측수근굴근)

얕은손가락굽힘근(천지굴근)

손목관절(수관절)

긴손바닥근(장장근)

종아리

종아리(하퇴)가 이완된다. 발목관절의
등쪽굽힘근(배측굴곡근)들이 심하게
긴장되어 있으면 늘어나는 것이
느껴질 수 있다.

구분

● --- 관절

○— 근육

● 당겨짐

● 늘어나면서
당겨짐

● 늘어남

소 자세

Bitilasana

등이 약간 굽은 소를 흉내 내며 가볍게 무릎 꿇은 이 자세에는
뒤로젖히기(후굴) 자세가 들어 있으며, 이 자세를 취하면 척주,
엉덩이, 어깨가 풀린다. 이 자세에 들어갈 때는 숨을 들이쉰다.
호흡에 맞춰 이 자세와 고양이 자세를 교대로 취할 수도 있다.

개요 보기

척주 폄근들을 비롯한 등 근육들이 당겨지면 배와 가슴의 근육들이
늘어난다. 가슴우리(흉곽)가 확장해 들숨을 최대로 쉴 수 있다.
뒤로젖히기(후굴) 자세에다 머리를 들어서 척주 곡선이 약간 완만해진다.

기본 자세

팔과 넓적다리는 고정하고 무릎은 엉덩관절 바로 아
래, 손은 어깨관절 바로 아래에(또는 약간 앞에) 오게 한
다. 뒤로젖히기(후굴)는 가급적 무리하지 않게 한다.
목을 늘여서 약간 완만한 곡선을 그리는 데 집중한다.

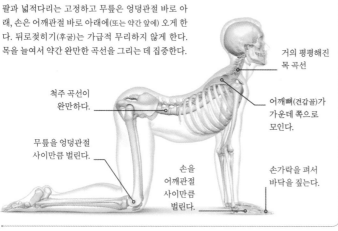

거의 평평해진
목 곡선

척주 곡선이
완만하다.

어깨뼈(견갑골)가
가운데 쪽으로
모인다.

무릎을 엉덩관절
사이만큼 벌린다.

손을
어깨관절
사이만큼
벌린다.

손가락을 펴서
바닥을 짚는다.

마름근(능형근)
앞톱니근(전거근)
척주 폄근
척주
허리네모근(요방형근)
배바깥빗근(외복사근)
배곧은근(복직근)

큰볼기근(대둔근)

넙다리관절(관절)

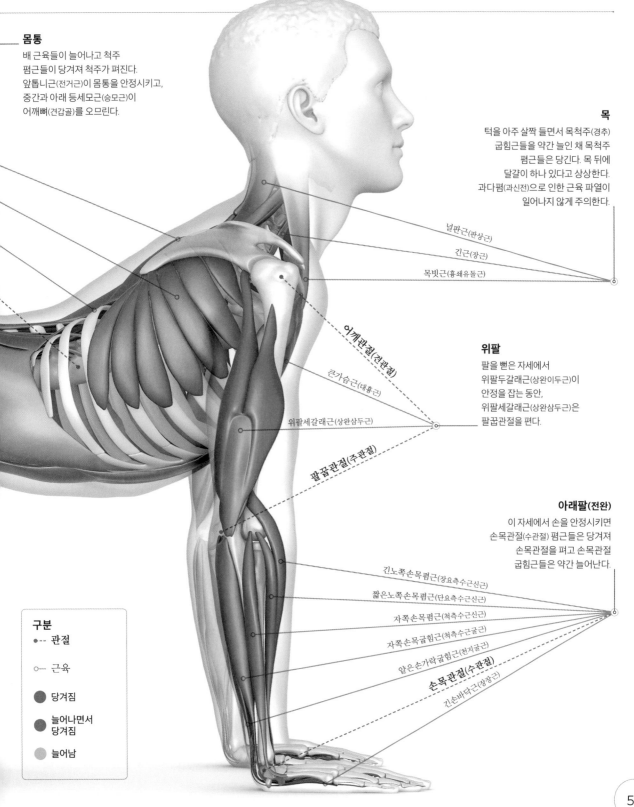

몸통
배 근육들이 늘어나고 척주
폄근들이 당겨져 척주가 펴진다.
앞톱니근(전거근)이 몸통을 안정시키고,
중간과 아래 등세모근(승모근)이
어깨뼈(견갑골)를 오므린다.

목
턱을 아주 살짝 들면서 목척주(경추)
굽힘근들을 약간 늘인 채 목척주
폄근들은 당긴다. 목 뒤에
달걀이 하나 있다고 상상한다.
과다폄(과신전)으로 인한 근육 파열이
일어나지 않게 주의한다.

널판근(판상근)
긴근(장근)
목빗근(흉쇄유돌근)

어깨관절(견관절)

큰가슴근(대흉근)

위팔세갈래근(상완삼두근)

위팔
팔을 뻗은 자세에서
위팔두갈래근(상완이두근)이
안정을 잡는 동안,
위팔세갈래근(상완삼두근)은
팔꿉관절을 편다.

팔꿉관절(주관절)

아래팔(전완)
이 자세에서 손을 안정시키면
손목관절(수관절) 폄근들은 당겨져
손목관절을 펴고 손목관절
굽힘근들은 약간 늘어난다.

긴노쪽손목폄근(장요측수근신근)
짧은노쪽손목폄근(단요측수근신근)
자쪽손목폄근(척측수근신근)
자쪽손목굽힘근(척측수근굴근)
얕은손가락굽힘근(천지굴근)

손목관절(수관절)
긴손바닥근(장장근)

구분
●--- 관절
○--- 근육
● 당겨짐
● 늘어나면서
  당겨짐
○ 늘어남

57

≫ **자세히** 보기

숨을 깊이 들이쉬다가 내쉬면서 고양이 자세의
굽힘에서 소 자세의 폄으로 넘어가면 신체 인지
감각뿐만 아니라 마음과 몸의 연결도 향상된다.

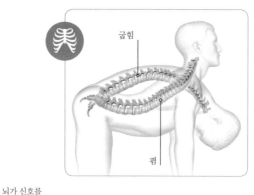

굽힘

폄

척주의 굽힘과 폄

척주를 굽히면 몸 앞쪽 근육들은
당겨지는 반면 몸 뒤쪽 근육들은
늘어난다. 척주를 펴서
뒤로젖히기(후굴)를 하면 몸 뒤쪽
근육들은 당겨지는 반면 몸 앞쪽
근육들은 늘어난다. 척주 폄근들은
이 폄 자세에서 중요한 역할을 한다.

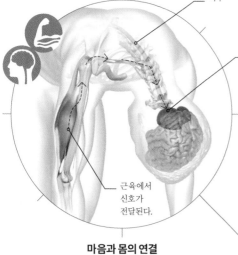

척주

뇌가 신호를
받는다.

근육에서
신호가
전달된다.

등세모근(승모근)이
늘어난다.

마음과 몸의 연결

우리는 흔히 뇌가 근육을 제어한다고 생각한다.
그것은 사실이다. 운동 신호가 전달돼 근육에
해야 할 일을 알려 준다. 그런데 신경계통은
양방향으로 소통한다. 몸은 수많은 감각 신호를
뇌에 보낸다. 요가는 마음-몸 연결을 향상시켜
몸의 신호를 더 잘 감지하게 한다.

발목관절과 발은
(바닥쪽굽힘 자세로)
이완된다.

가운데손가락(중지)이
앞쪽을 향한다.

앞-옆에서 본 고양이 자세

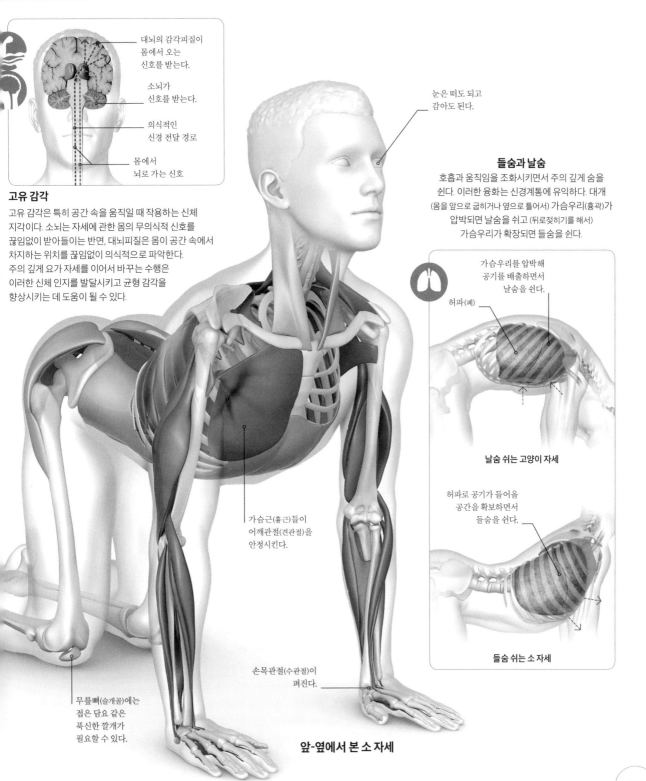

고유 감각

고유 감각은 특히 공간 속을 움직일 때 작용하는 신체 지각이다. 소뇌는 자세에 관한 몸의 무의식적 신호를 끊임없이 받아들이는 반면, 대뇌피질은 몸이 공간 속에서 차지하는 위치를 끊임없이 의식적으로 파악한다. 주의 깊게 요가 자세를 이어서 바꾸는 수행은 이러한 신체 인지를 발달시키고 균형 감각을 향상시키는 데 도움이 될 수 있다.

대뇌의 감각피질이 몸에서 오는 신호를 받는다.

소뇌가 신호를 받는다.

의식적인 신경 전달 경로

몸에서 뇌로 가는 신호

눈은 떠도 되고 감아도 된다.

들숨과 날숨

호흡과 움직임을 조화시키면서 주의 깊게 숨을 쉰다. 이러한 융화는 신경계통에 유익하다. 대개 (몸을 앞으로 굽히거나 옆으로 틀어서) 가슴우리(흉곽)가 압박되면 날숨을 쉬고 (뒤로젖히기를 해서) 가슴우리가 확장되면 들숨을 쉰다.

가슴우리를 압박해 공기를 배출하면서 날숨을 쉰다.

허파(폐)

날숨 쉬는 고양이 자세

허파로 공기가 들어올 공간을 확보하면서 들숨을 쉰다.

들숨 쉬는 소 자세

가슴근(흉근)들이 어깨관절(견관절)을 안정시킨다.

손목관절(수관절)이 펴진다.

무릎뼈(슬개골)에는 접은 담요 같은 푹신한 깔개가 필요할 수 있다.

앞-옆에서 본 소 자세

소머리 자세
Gomukhasana

이 앉은 자세는 어깨관절(견관절)의 고유한 움직임과 관련 있다. 특히 책상 앞에 앉아서 일하거나 오랜 시간 타이핑을 하는 경우 굳은 어깨 근육를 늘여 펴는 데 도움이 될 수 있다. 돌림근띠(회전근개) 손상이 있을 경우에는 이 자세를 피해야 한다. 왼팔, 오른팔 위치를 바꿔 가면서 각각의 차이가 느껴지는지 주의를 기울이라.

개요 보기

특히 어깨 주위와 엉덩관절 가쪽의 근육들이 늘어난다. 또한 주요 자세근육(postural muscle)들이 당겨져서 구부정한 자세나 거북목 자세가 바로잡힌다.

구분
- ●-- 관절
- ○— 근육
- ● 당겨짐
- ● 늘어나면서 당겨짐
- ● 늘어남

위로 오는 팔
앞 어깨세모근(삼각근)과 큰가슴근(대흉근)을 비롯한 어깨관절(견관절) 굽힘근들이 어깨를 굽힌다. 중간 어깨세모근과 가시위근(극상근)은 어깨를 안정시키며 벌린다(외전). 가시아래근(극하근), 작은원근(소원근), 뒤 어깨세모근은 당겨져서 어깨를 가쪽으로 돌린다. 팔꿈관절 굽힘근들은 당겨지고 위팔세갈래근(상완삼두근)은 늘어난다.

몸통
척주 폄근들과 배가로근(복횡근)이 당겨져서 척주를 살짝 펴며 안정시킨다. 반면에 배곧은근(복직근)은 늘어난다. 마름근(능형근)은 당겨져서 어깨뼈(견갑골)를 가운데로 모은다.

기본 자세
양 무릎이 몸 앞 가운데에서 아래위로 포개진다. 양손은 등 뒤에서 서로 손끝을 맞닿게 향하도록 한다. 팔꿈은 최대한 가운데 쪽으로 모이게 한다. 척주는 옆으로 돌아가거나 기울지 않게 해서 중립 또는 약간 뒤로젖히기 자세로 유지한다.

- 위로 오는 팔꿈을 위 안쪽으로 향하게 한다.
- 머리와 목을 뒤로 당긴다.
- 척주가 중립이 되게 한다.
- 아래로 오는 팔꿈을 아래 안쪽으로 향하게 한다.
- 무릎이 정중선에서 포개지게 한다.
- 엉덩관절(고관절)을 가쪽으로 돌린다.

- 팔꿈이 가급적 안쪽으로 오게 한다.
- 자세를 유지하면서 끈을 잡고 있다.

응용 자세
양손을 서로 닿게 할 수 없을 경우 끈이나 수건을 사용해서 양손을 연결한다. 호흡을 10번 정도 할 동안 끈을 붙잡고 있다 보면 양손 손가락을 움직여 서로 더 가까워지게 할 수 있다.

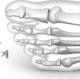

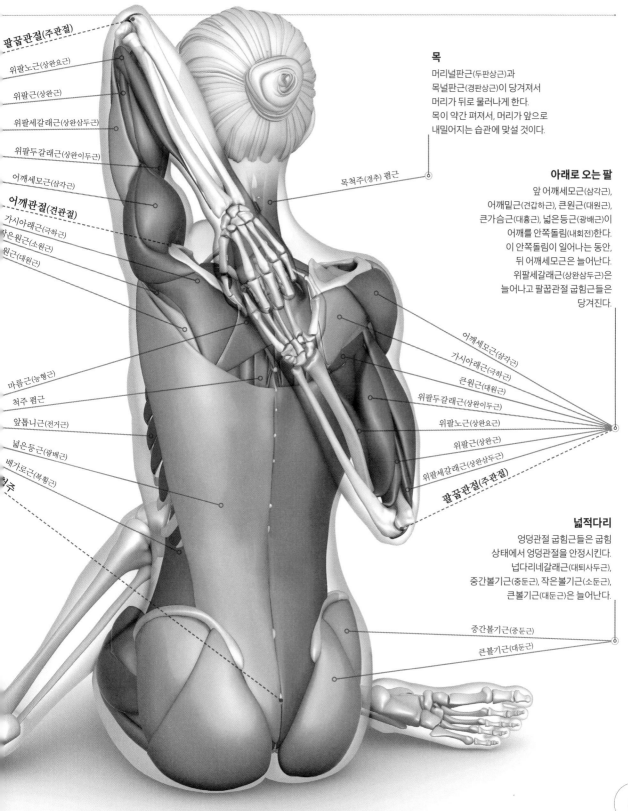

팔꿈관절(주관절)

위팔노근(상완요근)

위팔근(상완근)

위팔세갈래근(상완삼두근)

위팔두갈래근(상완이두근)

어깨세모근(삼각근)

어깨관절(견관절)

가시아래근(극하근)

작은원근(소원근)

큰원근(대원근)

마름근(능형근)

척주 폄근

앞톱니근(전거근)

넓은등근(광배근)

배가로근(복횡근)

척주

목

머리널판근(두판상근)과
목널판근(경판상근)이 당겨져서
머리가 뒤로 물러나게 한다.
목이 약간 펴져서, 머리가 앞으로
내밀어지는 습관에 맞설 것이다.

목척주(경추) 폄근

아래로 오는 팔

앞 어깨세모근(삼각근),
어깨밑근(견갑하근), 큰원근(대원근),
큰가슴근(대흉근), 넓은등근(광배근)이
어깨를 안쪽돌림(내회전)한다.
이 안쪽돌림이 일어나는 동안,
뒤 어깨세모근은 늘어난다.
위팔세갈래근(상완삼두근)은
늘어나고 팔꿈관절 굽힘근들은
당겨진다.

어깨세모근(삼각근)

가시아래근(극하근)

큰원근(대원근)

위팔두갈래근(상완이두근)

위팔노근(상완요근)

위팔근(상완근)

위팔세갈래근(상완삼두근)

팔꿈관절(주관절)

넓적다리

엉덩관절 굽힘근들은 굽힘
상태에서 엉덩관절을 안정시킨다.
넙다리네갈래근(대퇴사두근),
중간볼기근(중둔근), 작은볼기근(소둔근),
큰볼기근(대둔근)은 늘어난다.

중간볼기근(중둔근)

큰볼기근(대둔근)

» **자세히** 보기

소머리 자세는 어깨세모근(삼각근)을 비롯한 어깨 근육들을 역동적으로 움직인다. 어깨관절(견관절) 압박은 국소 혈관과 전신 혈관에서 심장혈관계통 변화를 일으킬 수 있다.

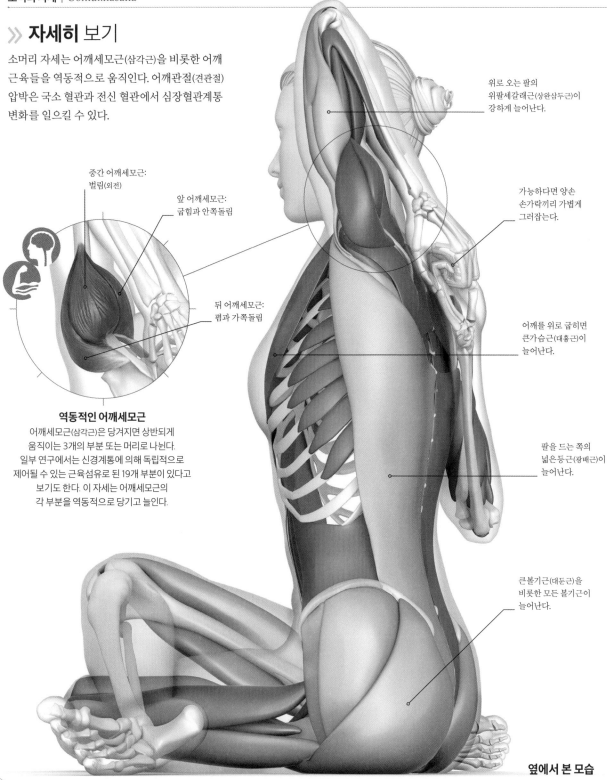

중간 어깨세모근:
벌림(외전)

앞 어깨세모근:
굽힘과 안쪽돌림

뒤 어깨세모근:
폄과 가쪽돌림

위로 오는 팔의
위팔세갈래근(상완삼두근)이
강하게 늘어난다.

가능하다면 양손
손가락끼리 가볍게
그러잡는다.

어깨를 위로 굽히면
큰가슴근(대흉근)이
늘어난다.

팔을 드는 쪽의
넓은등근(광배근)이
늘어난다.

큰볼기근(대둔근)을
비롯한 모든 볼기근이
늘어난다.

역동적인 어깨세모근
어깨세모근(삼각근)은 당겨지면 상반되게
움직이는 3개의 부분 또는 머리로 나뉜다.
일부 연구에서는 신경계통에 의해 독립적으로
제어될 수 있는 근육섬유로 된 19개 부분이 있다고
보기도 한다. 이 자세는 어깨세모근의
각 부분을 역동적으로 당기고 늘인다.

옆에서 본 모습

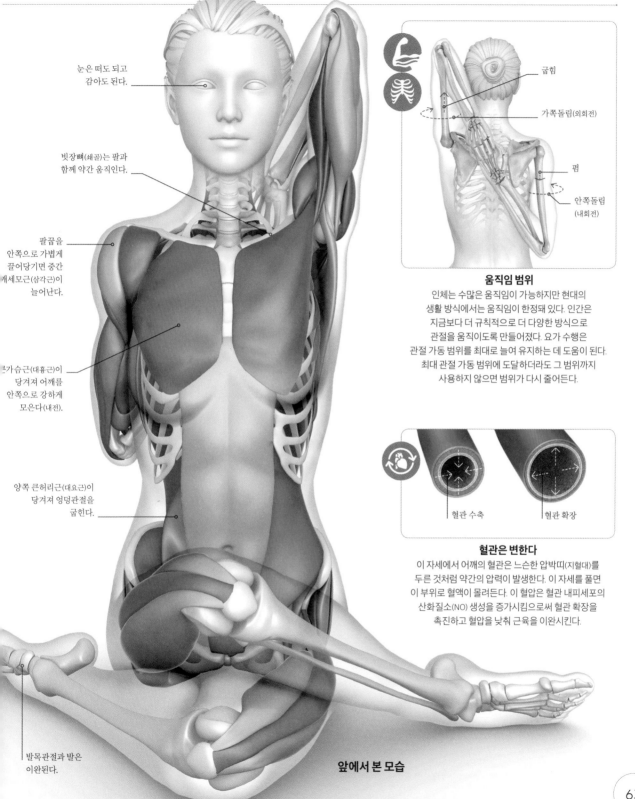

눈은 떠도 되고
감아도 된다.

빗장뼈(쇄골)는 팔과
함께 약간 움직인다.

팔꿉을
안쪽으로 가볍게
끌어당기면 중간
어깨세모근(삼각근)이
늘어난다.

큰가슴근(대흉근)이
당겨져 어깨를
안쪽으로 강하게
모은다(내전).

양쪽 큰허리근(대요근)이
당겨져 엉덩관절을
굽힌다.

발목관절과 발은
이완된다.

앞에서 본 모습

굽힘

가쪽돌림(외회전)

폄

안쪽돌림
(내회전)

움직임 범위

인체는 수많은 움직임이 가능하지만 현대의
생활 방식에서는 움직임이 한정돼 있다. 인간은
지금보다 더 규칙적으로 더 다양한 방식으로
관절을 움직이도록 만들어졌다. 요가 수행은
관절 가동 범위를 최대로 늘여 유지하는 데 도움이 된다.
최대 관절 가동 범위에 도달하더라도 그 범위까지
사용하지 않으면 범위가 다시 줄어든다.

혈관 수축

혈관 확장

혈관은 변한다

이 자세에서 어깨의 혈관은 느슨한 압박띠(지혈대)를
두른 것처럼 약간의 압력이 발생한다. 이 자세를 풀면
이 부위로 혈액이 몰려든다. 이 혈압은 혈관 내피세포의
산화질소(NO) 생성을 증가시킴으로써 혈관 확장을
촉진하고 혈압을 낮춰 근육을 이완시킨다.

앉아서 옆으로 굽히기

Parivrtta Janu Sirsasana

앉아서 가쪽을 늘이는 이 자세를 취하면 평소 자주
움직이지 않던 방식으로 척주를 움직일 수 있다.
이 자세에서 취하는 익숙하지않은 동작들은
척추사이원반(추간판), 신경계통, 근막에 유익하다.

개요 보기

가쪽으로 몸을 깊게 숙이면 척주 주변 근육들이 늘어나고 튼튼해진다.
어깨 근육들이 당겨져 팔이 머리 위쪽으로 올라가고 양쪽 넓적다리
근육들은 다양한 방향으로 늘어난다.

목

목을 돌리면 돌림근(회전근),
뭇갈래근(다열근),
목빗근(흉쇄유돌근),
목반가시근(경반극근)의
바닥쪽(그림에서 인물의 오른쪽)
부분은 당겨지고, 위쪽 부분은
늘어난다. 머리널판근(두판상근)과
목널판근(경판상근)은 위쪽 부분은
당겨지고(그림에서 인물의 왼쪽)
아래쪽 부분은 늘어난다.

목빗근(흉쇄유돌근)

위팔노근(상완요근)
앞톱니근(전거근)
어깨관절(견관절)
어깨세모근(삼각근)
위팔세갈래근(상완삼두근)
위팔두갈래근(상완이두근)
위팔근(상완근)
팔꿉관절(주관절)

팔
앞 어깨세모근(삼각근)을 포함한
어깨관절(견관절) 굽힘근들이 당겨진다. 중간
어깨세모근과 가시위근(극상근)이 당겨져 어깨를
벌린다(외전). 뒤 어깨세모근, 가시아래근(극하근),
작은원근(소원근)이 어깨를 가쪽으로 돌린다.
위팔근(상완근), 위팔두갈래근(상완이두근),
위팔노근(상완요근)은 팔꿉관절을 굽힌다.

구분
- •-- 관절
- o— 근육
- ● 당겨짐
- ● 늘어나면서 당겨짐
- ● 늘어남

늘어난 종아리(하퇴)
발목관절의
등쪽굽힘근(배측굴곡근)들이 당겨져
발목관절을 등쪽으로 굽히고
발가락을 편다. 발을 잡아서 당기고
있으면 발바닥의 근육과 근막뿐
아니라 장딴지 근육들까지 늘어나는
것이 느껴질 수 있다.

발목관절(족관절)
발바닥근막(족저근막)
얕은가쪽곧은근(천경골근)
장엄지굽힘근(장무지굴근)
장발가락근(비골근)

넓적다리
넙다리뒤근육(햄스트링)과 큰볼기근(대둔근)은
늘어나고 넙다리네갈래근(대퇴사두근)은 당겨져서
무릎관절(슬관절)을 편다. 중간볼기근(중둔근),
작은볼기근(소둔근), 넙다리근막긴장근(대퇴근막장근)을
비롯한 안쪽돌림근(내회전근)들은 길게 늘어나면서
당겨진다. 엉덩정강띠(장경인대)에서
늘어나는 느낌이 들 수 있다.

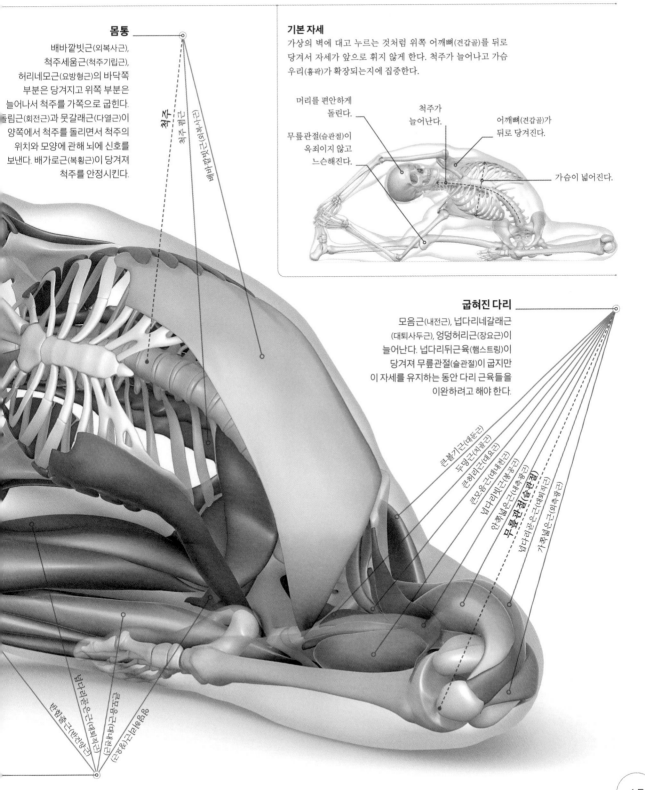

몸통

배바깥빗근(외복사근),
척주세움근(척주기립근),
허리네모근(요방형근)의 바닥쪽
부분은 당겨지고 위쪽 부분은
늘어서 척주를 가쪽으로 굽힌다.
돌림근(회전근)과 뭇갈래근(다열근)이
양쪽에서 척주를 돌리면서 척주의
위치와 모양에 관해 뇌에 신호를
보낸다. 배가로근(복횡근)이 당겨져
척주를 안정시킨다.

척주

척주 펴짐

배바깥빗근(외복사근)

기본 자세

가상의 벽에 대고 누르는 것처럼 위쪽 어깨뼈(견갑골)를 뒤로
당겨서 자세가 앞으로 휘지 않게 한다. 척주가 늘어나고 가슴
우리(흉곽)가 확장되는지에 집중한다.

머리를 편안하게
돌린다.

척주가
늘어난다.

어깨뼈(견갑골)가
뒤로 당겨진다.

무릎관절(슬관절)이
옥죄이지 않고
느슨해진다.

가슴이 넓어진다.

굽혀진 다리

모음근(내전근), 넙다리네갈래근
(대퇴사두근), 엉덩허리근(장요근)이
늘어난다. 넙다리뒤근육(햄스트링)이
당겨져 무릎관절(슬관절)이 굽지만
이 자세를 유지하는 동안 다리 근육들을
이완하려고 해야 한다.

큰볼기근(대둔근)

두덩근(치골근)

큰허리근(대요근)

모음근(내전근)

넙다리빗근(봉공근)

안쪽넓은근(내측광근)

무릎관절(슬관절)

넙다리곧은근(대퇴직근)

가쪽넓은근(외측광근)

넙다리곧은근(대퇴직근)

반막모양근(반막근)

반힘줄모양근(반건근)

넙다리두갈래근(대퇴이두근)

≫ 자세히 보기

앉아서 옆으로 굽히는 자세는 배 근육, 등 근육,
척추사이원반(추간판)에 큰 영향을 미치는
한쪽 방향 운동이다. 이 자세를 취하느라
반드시 손이 발에 닿게 해야 할 필요는 없다.
양팔을 한쪽으로 죽 뻗기만 해도 된다.

척추사이원반의 탄력성

몸을 한쪽 방향으로 굽히면(척주의
가쪽 굽힘), 척추사이원반(추간판)이
가쪽으로 밀린다. 몸을 오른쪽으로
굽히면 척추사이원반은 왼쪽으로
쏠린다(반대로 굽히면 반대로 쏠린다).
척주 속의 연골 덕분에 이런
자연스러운 움직임이 가능하다.

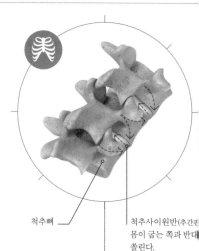

척추뼈

척추사이원반(추간판)은
몸이 굽는 쪽과 반대로
쏠린다.

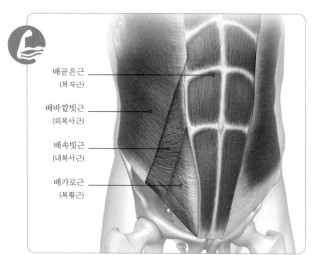

배곧은근
(복직근)

배바깥빗근
(외복사근)

배속빗근
(내복사근)

배가로근
(복횡근)

배 근육의 구조

십자 모양의 배 근육들은 배 안
장기들을 여러 층으로 감싸고 몸통을
움직인다. 1888년 수의사 존 보이드
던롭은 아들이 타던 세발자전거가
바퀴 구조가 부실해 심하게 덜컹거리는
바람에 두통을 일으킨다는 것을 알게
됐다. 배 근육의 구조에서 영감을 얻은
그는 더 부드럽게 달리면서 펑크도
덜 나는 타이어를 설계했다.

허리네모근(요방형근)의
위쪽 부분은 늘어난다.

허리네모근(요방형근)의
아래쪽 부분은
당겨진다.

넓은등근(광배근)의
위쪽 부분이 늘어난다.

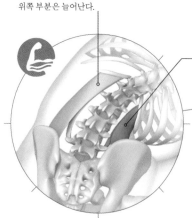

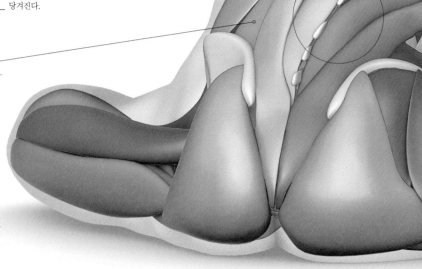

한쪽 방향 운동

허리네모근(요방형근)은 이 자세를 유지하는 데
중요하다. 척주세움근(척주기립근)이 약할 때
허리네모근이 보조한다. 척주를 곧게 유지하는 것은
이 약한 근육에 벅찬 일이어서, 근육 피로와
통증까지 일으킬 수 있다. 이 자세는 허리네모근을
늘이면서 당겨 도움이 된다.

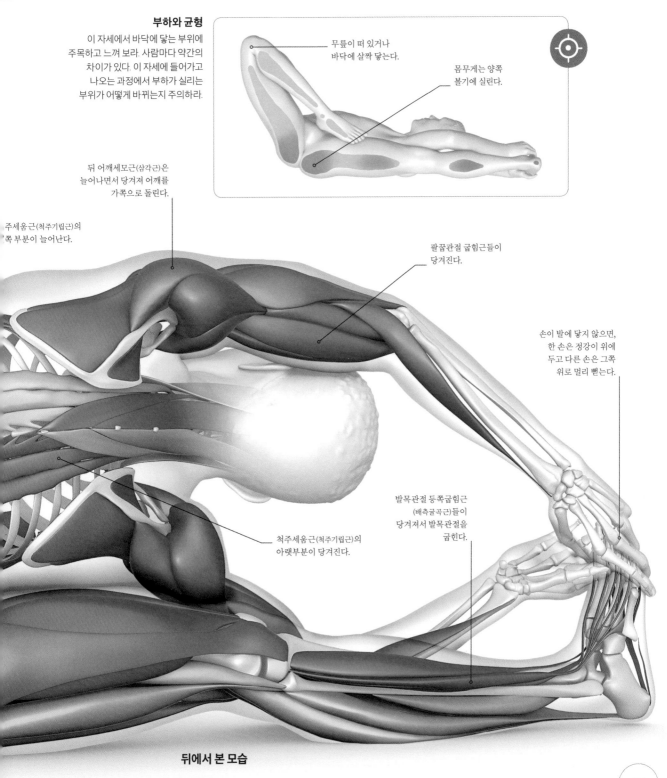

부하와 균형
이 자세에서 바닥에 닿는 부위에 주목하고 느껴 보라. 사람마다 약간의 차이가 있다. 이 자세에 들어가고 나오는 과정에서 부하가 실리는 부위가 어떻게 바뀌는지 주의하라.

무릎이 떠 있거나 바닥에 살짝 닿는다.

몸무게는 양쪽 볼기에 실린다.

뒤 어깨세모근(삼각근)은 늘어나면서 당겨져 어깨를 가쪽으로 돌린다.

주세움근(척주기립근)의 쪽 부분이 늘어난다.

팔꿈관절 굽힘근들이 당겨진다.

손이 발에 닿지 않으면, 한 손은 정강이 위에 두고 다른 손은 그쪽 위로 멀리 뻗는다.

척주세움근(척주기립근)의 아랫부분이 당겨진다.

발목관절 등쪽굽힘근 (배측굴곡근)들이 당겨져서 발목관절을 굽힌다.

뒤에서 본 모습

허리 돌리기

Ardha Matsyendrasana

앉아서 몸을 비트는 이 자세는 척주를 따라 작은 근육들을
깨우고 소화를 촉진한다. 요가의 명상적인 비틀기 수행은
일상생활에서 몸을 비틀다가 입을 수 있는 부상을 예방한다.
척추사이원반(추간판)에 문제가 있거나 뼈엉성증(골다공증)이
있으면 너무 과하게 비틀지 않도록 주의한다.

개요 보기

척주를 돌리면 등 근육들과 배 근육들이
역동적으로 당겨지거나 늘어난다. 넓적다리와
엉덩관절, 특히 볼기 주변의 근육들은 가쪽으로
돌면서 늘어난다. 아래로 내린 팔로 바닥을
힘주어 짚으면 척주가 조금이라도 더 길게
늘어나는 데 도움이 된다.

구분
- •-- 관절
- ○— 근육
- ● 당겨짐
- ● 늘어나면서 당겨짐
- ● 늘어남

목

목을 돌리면 축회전 방향 반대쪽(몸을
돌려서 멀어지는 쪽, 즉 그림에서 인물의
왼쪽)의 돌림근(회전근), 못갈래근(다열근),
목빗근(흉쇄유돌근), 목반가시근(경반극근)은
당겨지고, 축회전 방향과 같은 쪽(몸이
도는 쪽)의 근육들은 늘어난다. 축회전
방향과 같은 쪽의 머리널판근(두판상근)과
목널판근(경판상근)은 당겨지고 반대쪽은
늘어난다.

목빗근(흉쇄유돌근)

어깨관절(견관절)
작은원근(소원근)
큰원근(대원근)
위팔세갈래근(상완삼두근)
위팔두갈래근(상완이두근)
위팔근(상완근)
팔꿉관절(주관절)
위팔노근(상완요근)

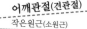

기본 자세

몸을 더 돌리거나 기울여서 척주를 길게
늘이는 데 역점을 둔다. 몸을 훨씬 더 많이
돌리려면, 팔의 완력으로 몸을 끌어당기
지 말고 중심근육(core muscle, 코어근육)을
이용해야 한다.

척주가 길게 늘어난다.

가급적 돌린 상태를
유지하라.

골반이 살짝 돌아간다.

팔로 바닥을
힘주어 짚는다.

팔

펴진 팔의 작은원근(소원근)이 당겨져
어깨를 안정시키면서 가쪽으로
돌린다. 반면 큰원근(대원근)은
어깨를 편다. 팔꿉관절 굽힘근들과
위팔세갈래근(상완삼두근)은
힘차게 당겨져 팔을 고정시키고
바닥을 내리누르면서 짚어
척주를 길게 늘인다. 굽은 팔의
팔꿉관절 굽힘근들은 당겨지고
위팔세갈래근은 살짝 늘어난다.

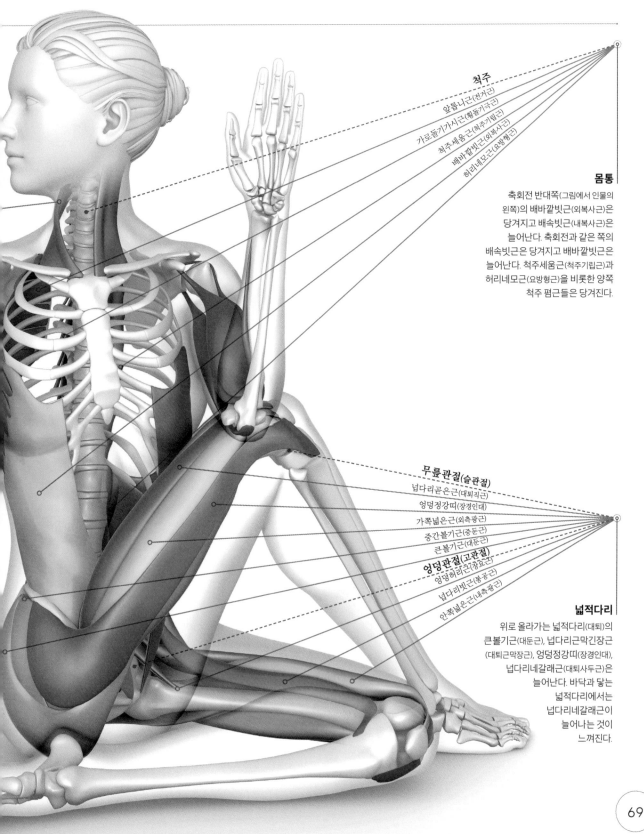

척주

앞톱니근(전거근)
가로돌기가시근(횡돌기극근)
척주세움근(척주기립근)
배바깥빗근(외복사근)
허리네모근(요방형근)

몸통

축회전 반대쪽(그림에서 인물의 왼쪽)의 배바깥빗근(외복사근)은 당겨지고 배속빗근(내복사근)은 늘어난다. 축회전과 같은 쪽의 배속빗근은 당겨지고 배바깥빗근은 늘어난다. 척주세움근(척주기립근)과 허리네모근(요방형근)을 비롯한 양쪽 척주 폄근들은 당겨진다.

무릎관절(슬관절)

넙다리곧은근(대퇴직근)
엉덩정강띠(장경인대)
가쪽넓은근(외측광근)
중간볼기근(중둔근)
큰볼기근(대둔근)

엉덩관절(고관절)

엉덩허리근(장요근)
넙다리빗근(봉공근)
안쪽넓은근(내측광근)

넓적다리

위로 올라가는 넓적다리(대퇴)의 큰볼기근(대둔), 넙다리근막긴장근(대퇴근막장근), 엉덩정강띠(장경인대), 넙다리네갈래근(대퇴사두근)은 늘어난다. 바닥과 닿는 넓적다리에서는 넙다리네갈래근이 늘어나는 것이 느껴진다.

≫ **자세히** 보기

척주 비틀기는 척추뼈와 엉치엉덩관절(천장관절) 사이의
척추사이원반(추간판)에 영향을 미친다. 이 동작은
흔히들 주장하는 것처럼 '독소를 짜내는' 것은 아니지만,
꿈틀운동(연동운동)으로 알려진 장의 건강한
소화 운동을 촉진한다.

돌림근(회전근)이라 불리는
작고 깊은 근육들이 척주를
돌리는 데 일조한다.

척추뼈가 돈다.

척추사이원반(추간판)이
압박된다.

척주 돌리기

척주를 돌리면(척주 비틀기) 척추사이원반(추간판)이 저절로
압박된다. 안전과 효과에 만전을 기하려면 우선 의식적으로
척주를 축을 따라 펴서 가급적 길게 늘여야 한다. 그러고 나서
근육이 허용하는 범위까지만 비틀어야 한다. 팔을 사용하면
척주의 길이를 유지하는 데 도움이 된다. 아울러 호흡을 하라.

척주를 비틀면
배바깥빗근(외복사근)이
당겨진다.

볼기근(둔근)들이
늘어난다.

발은 이완된다.

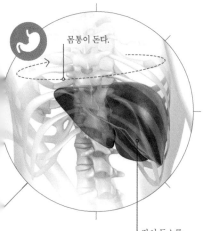

몸통이 돈다.

간이 독소를
자연스럽게 해독한다.

독소 짜내기

척주를 비틀면 '독소를 짜낸다'는
말이 있다. 하지만 간이 독소를
효율적으로 자연스럽게 처리하고
있다. 장기를 일부러 압박하면
이득이 있을지도 모르지만,
이로 인해 '해독'이 된다는 증거는
없다. 몸을 비틀면서 부정적인
에너지를 짜낸다고 시각화하면
심리적으로 도움이 될 수 있다.

척주세움근(척주기립근)이 있는
깊이의 뭇갈래근(다열근)이
힘차게 당겨진다.

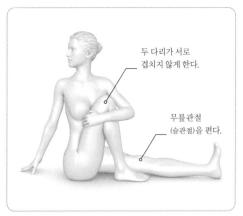

두 다리가 서로
겹치지 않게 한다.

무릎관절
(슬관절)을 편다.

응용 자세

좀 더 부드럽게 척주를 비틀려면, 한쪽 다리를 편 채 반대쪽
다리를 정중선 너머로 서로 겹치지 않게 한다. 척주를 비틀
때 앉은키가 커지도록 팔로 다리를 감싸 안는다.

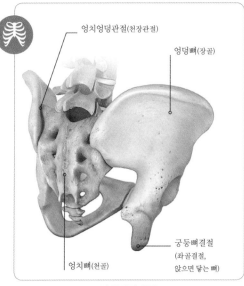

엉치엉덩관절(천장관절)

엉덩뼈(장골)

궁둥뼈결절
(좌골결절,
앉으면 닿는 뼈)

엉치뼈(천골)

엉치엉덩관절

척주를 비틀면 궁둥뼈결절(좌골결절)이 바닥에서
약간 움직일 수 있다. 이것을 단단히 고정한 채 척주를
비틀면 엉치엉덩관절(천장관절)의 구조에 많은 압박이 가해져
통증을 일으킬 수 있다. 마찬가지로 엉치엉덩관절을
너무 심하게 움직여도 통증이 생길 수 있다.
자신의 몸에 맞는 적당한 정도를 찾아야 한다.

뒤-옆에서 본 모습

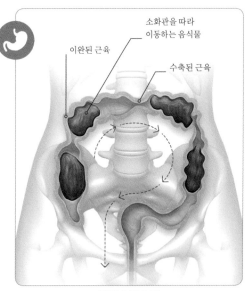

소화관을 따라
이동하는 음식물

이완된 근육

수축된 근육

꿈틀운동 촉진

소화관에서 일어나는 꿈틀운동(연동운동)은 소화 중인 음식물을
이동시키기 위해 민무늬근육(평활근)이 비자발적(불수의적)으로
수축하는 것이다(39쪽 참고). 다행스럽게도, 작은창자(소장)로
음식물을 내보내 비우라고 의식적으로 위(stomach)에다
지시하지 않아도 된다. 스트레스와 비활동적 좌식 생활은
꿈틀운동에 악영향을 미쳐서 소화 문제를 일으킬 수 있다.
척주 비틀기는 정상적인 꿈틀운동을 촉진할 수 있다.

아기 자세

Balasana

아기 자세는 뱃속 태아의 자세를 떠올리게 하며, 바닥에 몸무게를
온전히 내려놓는다. 앞으로 엎드려 기운을 회복하는 이 자세는
몸을 깊이 이완시켜 휴식을 취하게 할 수 있다. 등 근육들을 길게
부드럽게 늘이면서 몸과 마음을 안정시킨다.

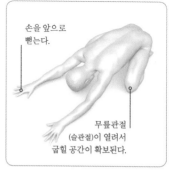

손을 앞으로
뻗는다.

무릎관절
(슬관절)이 열려서
굽힐 공간이 확보된다.

응용 자세
무릎을 벌리고 손을 앞으로 내밀 수도 있다.
그러면 몸통을 숙일 공간이 더 확보된다. 태양
경배 동작 같은 연속 동작을 하면서 취할 수
있는 일반적인 휴식 자세이다.

개요 보기

근육을 가급적 적게 수축시키면 몸이 풀어진다. 특히 등, 볼기, 발목관절의
근육이 쭉 늘어난다. 심호흡을 하면 들이쉬고 내쉴 때마다 가슴우리(흉곽)와
주위의 근육이 탄력 있게 당겨지고 늘어난다.

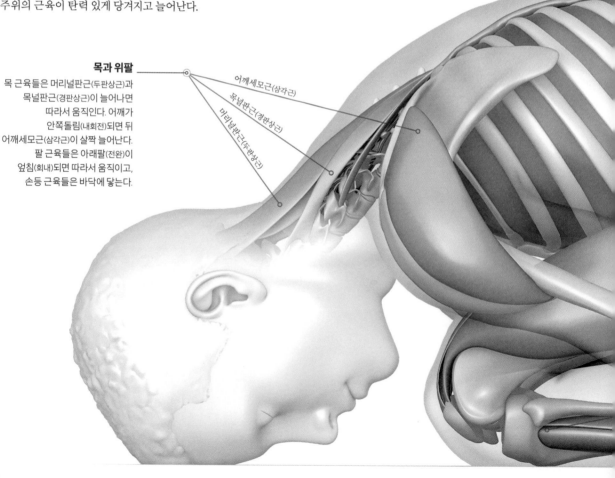

목과 위팔
목 근육들은 머리널판근(두판상근)과
목널판근(경판상근)이 늘어나면
따라서 움직인다. 어깨가
안쪽돌림(내회전)되면 뒤
어깨세모근(삼각근)이 살짝 늘어난다.
팔 근육들은 아래팔(전완)이
엎침(회내)되면 따라서 움직이고,
손등 근육들은 바닥에 닿는다.

어깨세모근(삼각근)

목널판근(경판상근)

머리널판근(두판상근)

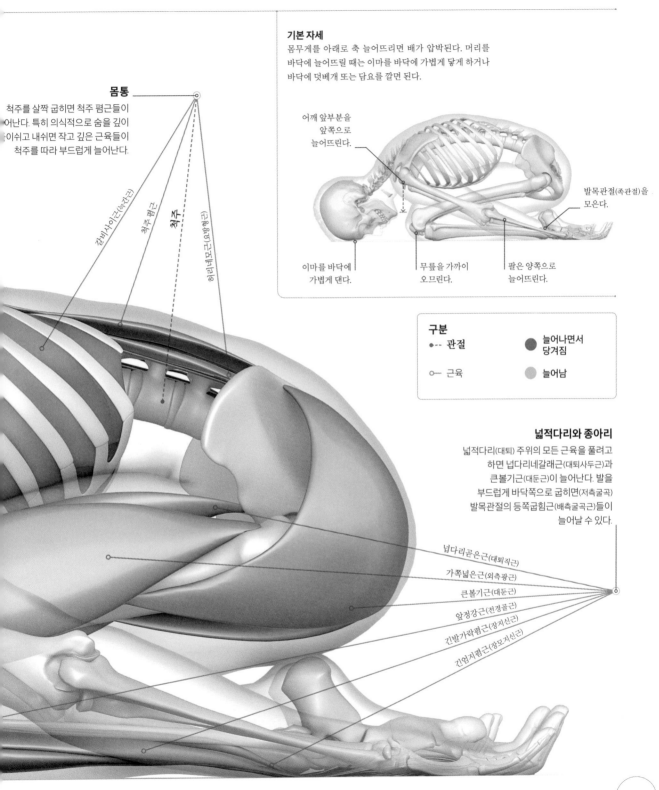

몸통

척주를 살짝 굽히면 척주 폄근들이
어난다. 특히 의식적으로 숨을 깊이
:이쉬고 내쉬면 작고 깊은 근육들이
척주를 따라 부드럽게 늘어난다.

어깨 힘이근(어깨건근)

척주 폄근

척주

뭇갈래근(근육뭇갈래근)

기본 자세

몸무게를 아래로 축 늘어뜨리면 배가 압박된다. 머리를
바닥에 늘어뜨릴 때는 이마를 바닥에 가볍게 닿게 하거나
바닥에 덧베개 또는 담요를 깔면 된다.

어깨 앞부분을
앞쪽으로
늘어뜨린다.

발목관절(족관절)을
모은다.

이마를 바닥에
가볍게 댄다.

무릎을 가까이
오므린다.

팔은 양쪽으로
늘어뜨린다.

구분

●-- 관절   ● 늘어나면서 당겨짐

○- 근육   ● 늘어남

넓적다리와 종아리

넓적다리(대퇴) 주위의 모든 근육을 풀려고
하면 넙다리네갈래근(대퇴사두근)과
큰볼기근(대둔근)이 늘어난다. 발을
부드럽게 바닥쪽으로 굽히면(저측굴곡)
발목관절의 등쪽굽힘근(배측굴곡근)들이
늘어날 수 있다.

넙다리곧은근(대퇴직근)

가쪽넓은근(외측광근)

큰볼기근(대둔근)

앞정강근(전경골근)

긴발가락폄근(장지신근)

긴엄지폄근(장모지신근)

》 **자세히** 보기

아기 자세를 취하면, 심호흡을 하며 쉬면서 피로한 근육을
이완시키고 근원적인 안전감을 느낄 수 있다. 이 자세가 편안하다면,
힘든 자세들 사이에 취하는 휴식과 회복의 자세로 이용할 수 있다.

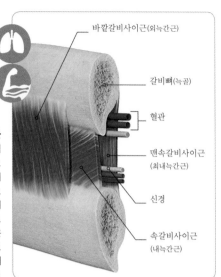

갈비사이근

갈비사이근(늑간근)은 배 근육처럼
십자 모양이면서 여러 층이다.
바깥갈비사이근(외늑간근)이
당겨지면서 들숨(흡기)을 돕는다.
속갈비사이근(내늑간근)이
당겨지면서 날숨(호기)을 돕는다.
맨속갈비사이근(최내늑간근)은
갈비뼈를 안정시키며, 들숨 때 늘어난다.
이 자세로 심호흡을 하면서 갈비뼈
움직임이 얼마나 역동적인지 느껴 보라.

바깥갈비사이근(외늑간근)

갈비뼈(늑골)

혈관

맨속갈비사이근
(최내늑간근)

신경

속갈비사이근
(내늑간근)

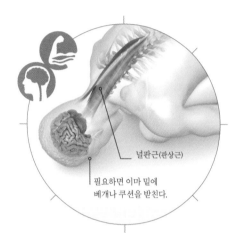

널판근(판상근)

필요하면 이마 밑에
베개나 쿠션을 받친다.

머리 내려놓기

하루 종일 목 근육들은 5킬로그램(11파운드)짜리
볼링공 같은 머리를 떠받치는 일을 한다. 이러한
근육 활동은 신경계통을 지속적으로 약간
긴장시킨다. 목과 머리의 근육들을 완전히
이완시키면, 신경계통은 이제 쉬어도 될 만큼
안전하다고 인식한다.

목 근육이
완전히 이완된다.

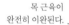

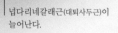

넙다리네갈래근(대퇴사두근)이
늘어난다.

위-옆에서 본 모습

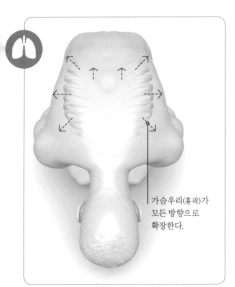

태아 자세

이 자세는 어머니의 자궁 속에 있는 듯한 편안함을 불러일으킨다. 태아 자세를 취하면 대부분의 관절이 굽은 상태가 되어 배 안 장기를 다치지 않게 보호한다. 호흡을 할 때마다 몸이 어떻게 움직이는지 느껴 보라. 들숨을 쉴 때마다 몸통이 위로 올라가며 확장되고, 날숨을 쉬면 몸이 풀려서 원래대로 돌아온다.

가슴우리(흉곽)가 모든 방향으로 확장한다.

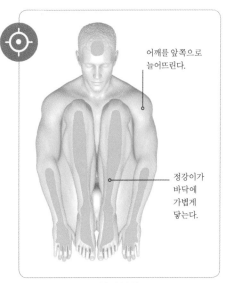

어깨를 앞쪽으로 늘어뜨린다.

정강이가 바닥에 가볍게 닿는다.

압박 부위

정강이, 발, 아래팔, 손, 이마를 모두 바닥에 부드럽게 댄 채 몸을 완전히 늘어뜨린다. 몸이 이 자세가 되지 않으면 담요나 받침대를 이용하라.

척주가 이완된 채 굽으면 척주 폄근이 늘어난다.

심호흡을 할 때마다 갈비사이근(늑간근)이 역동적으로 늘어나고 당겨진다.

볼기근(둔근)이 늘어난다.

팔을 이완시켜 양쪽에 가볍게 늘어뜨린다.

발목관절 밑에 담요를 깔면 압박감을 어느 정도 덜 수 있다.

뒤에서 본 모습

낙타 자세

Ustrasana

낙타 자세는 하루를 맞이할 자신감을 선사하는 활기찬 뒤로젖히기(후굴)

동작이다. 주로 굽힌 채 생활하는 현대의 생활 방식과 반대로 가슴을
넓힌다. 어려운 자세지만, 가까스로 발에 손이 닿는 사람들은 변형할
수도 있다.

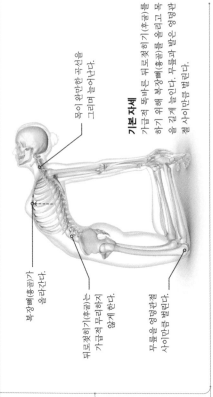

기본 자세

가급적 목바로 뒤로젖히기(후굴)를
하기 위해 복장뼈(흉골)를 올리고 목
을 길게 늘인다. 무릎과 발은 엉덩관
절 사이만큼 벌린다.

목이 완만한 곡선을
그리며 늘어난다.

복장뼈(흉골)가
올라간다.

뒤로젖히기(후굴)는
가급적 무리하지
않게 한다.

무릎을 엉덩관절
사이만큼 벌린다.

개요 보기

등 근육, 볼기 근육, 넓적다리 근육을 비롯한 몸 뒷부분의 근육이 당겨지면,
배 근육과 넓적다리 근육을 포함한 몸 앞부분의 근육은 늘어난다.
발가락으로 바닥을 디뎌서 등굽이굽음(배측굴곡)을 하면 발바닥이 늘어나는
느낌이 들 수도 있다.

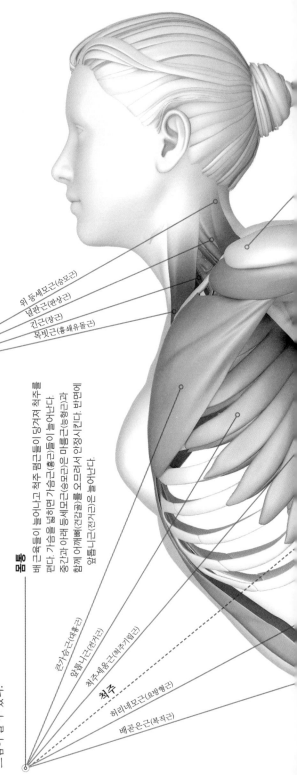

목

목척주(경추) 굽힘근들이 안정되어
머리가 뒤로 젖혀지지 않으면, 목척주
폄근들이 당겨져 목을 펴서 안만하고
안정된 곡선을 그린다.

위 등세모근(승모근)
널판근(판상근)
긴근(장근)
목빗근(흉쇄유돌근)

몸통

배 근육들이 늘어나고 척주 폄근들을 당겨져 척주를
편다. 가슴을 넓히면 가슴근육들(흉근들)이 늘어난다.
중간과 아래 등세모근(승모근)은 마름근(능형근)과
함께 아래 어깨뼈(견갑골)를 오므려서 안정시킨다. 반면에
앞톱니근(전거근)은 늘어난다.

큰가슴근(대흉근)
앞톱니근(전거근)
척주세움근(척주기립근)

척주

허리네모근(요방형근)
배곧은근(복직근)

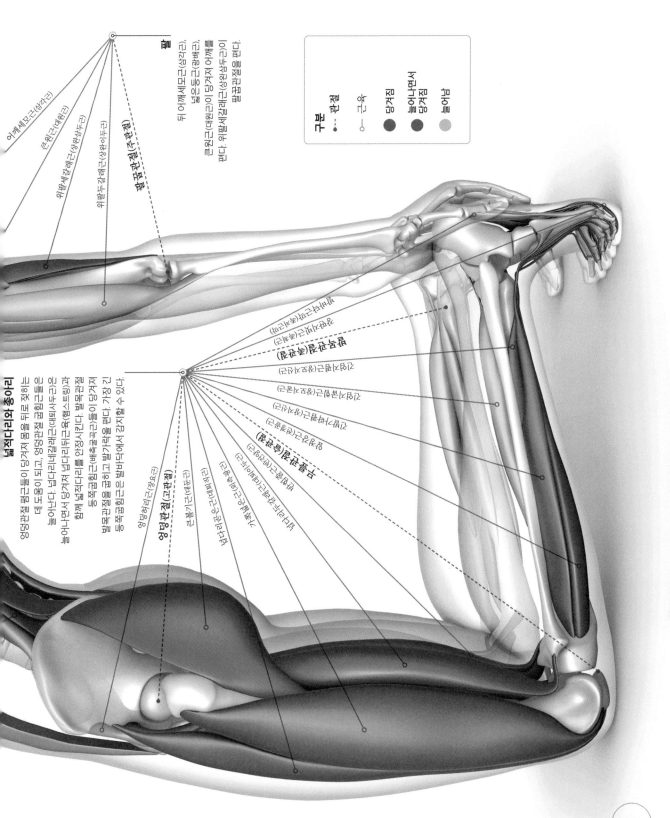

» **자세히** 보기

낙타 자세는 척추사이원반(추간판)의 건강과 자세에
아주 좋을 수 있다. 하지만 먼저 준비 운동을 잘해야 하고
목 위치에 주의해야 한다.

이렇게 세심하게
목을 안정시켜 펴면,
작고 복잡한 관절 구조물들을
보호할 수 있다.

배 근육들은
대부분 늘어나고
일부만 당겨진다.

척추뼈

척추사이원반
(추간판)

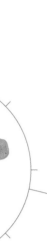

척주 펴기

뒤로젖히기(후굴), 즉 척주 펴기 동작은
척추사이원반(추간판)을 약간 앞으로 밀어내며,
등 근육들을 튼튼하게 한다. 이것은 척추사이원반의
건강에 아주 좋아서 척추사이원반 문제가 있을 때
치료 목적으로 활용할 수 있다. 그러자면
먼저 의사나 요가 전문가와 상담해야 한다.

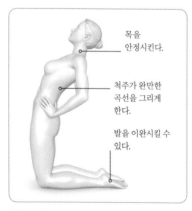

목을
안정시킨다.

척주가 완만한
곡선을 그리게
한다.

발을 이완시킬 수
있다.

응용 자세

좀 더 쉬운 뒤로젖히기(후굴) 자세를 원한다면, 손
으로 엉덩이를 짚고 등을 가볍게 뒤로 젖힌다. 또
한 정강이와 나란한 위치에 놓은 받침대를 손으로
짚을 수도 있다.

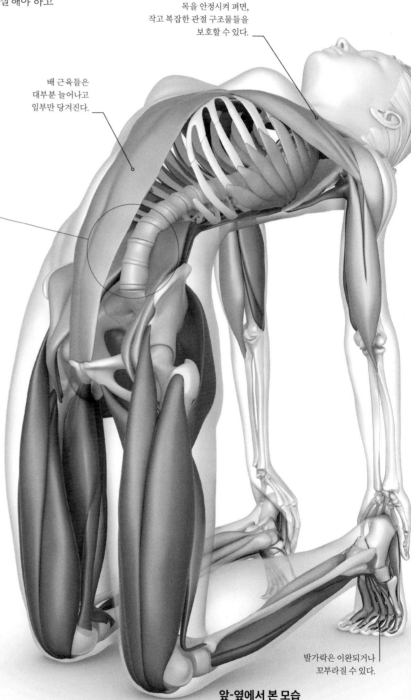

발가락은 이완되거나
꼬부라질 수 있다.

앞-옆에서 본 모습

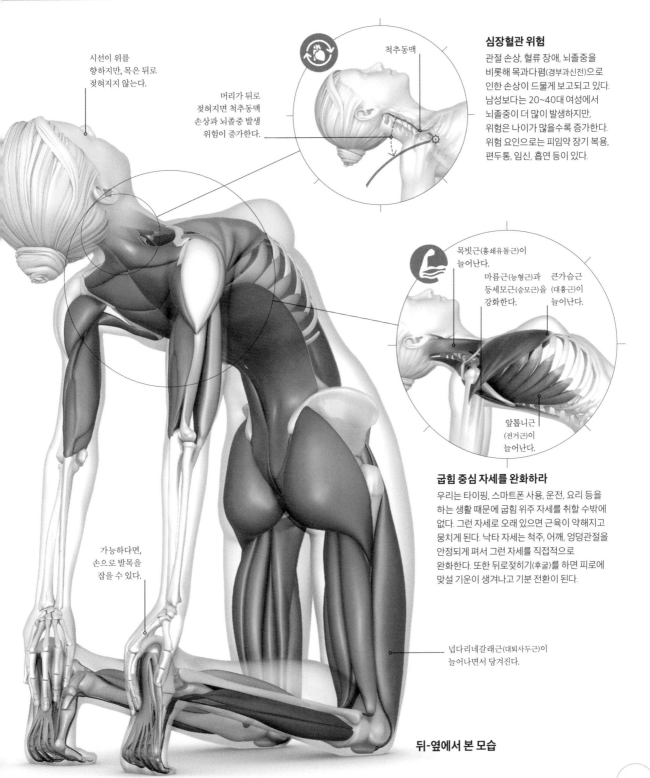

시선이 위를
향하지만, 목은 뒤로
젖혀지지 않는다.

머리가 뒤로
젖혀지면 척추동맥
손상과 뇌졸중 발생
위험이 증가한다.

척추동맥

심장혈관 위험

관절 손상, 혈류 장애, 뇌졸중을
비롯해 목과다폄(경부과신전)으로
인한 손상이 드물게 보고되고 있다.
남성보다는 20~40대 여성에서
뇌졸중이 더 많이 발생하지만,
위험은 나이가 많을수록 증가한다.
위험 요인으로는 피임약 장기 복용,
편두통, 임신, 흡연 등이 있다.

목빗근(흉쇄유돌근)이
늘어난다.

마름근(능형근)과   큰가슴근
등세모근(승모근)을   (대흉근)이
강화한다.   늘어난다.

앞톱니근
(전거근)이
늘어난다.

굽힘 중심 자세를 완화하라

우리는 타이핑, 스마트폰 사용, 운전, 요리 등을
하는 생활 때문에 굽힘 위주 자세를 취할 수밖에
없다. 그런 자세로 오래 있으면 근육이 약해지고
뭉치게 된다. 낙타 자세는 척추, 어깨, 엉덩관절을
안정되게 펴서 그런 자세를 직접적으로
완화한다. 또한 뒤로젖히기(후굴)를 하면 피로에
맞설 기운이 생겨나고 기분 전환이 된다.

가능하다면,
손으로 발목을
잡을 수 있다.

넙다리네갈래근(대퇴사두근)이
늘어나면서 당겨진다.

뒤-옆에서 본 모습

비둘기 자세
Eka Pada Rajakapotasana

오늘날 수행되는 비둘기 자세는 전통적인 요가 자세가 아니다.
현대의 이 무릎 꿇고 뒤로젖히기(후굴) 자세는 궁둥신경통(좌골신경통)
과 허리 통증(요통)에 치료 효과가 있도록 모든 사람에게 적합하게
여러 가지로 변형할 수 있다. 준비 운동을 반드시 하고 이 자세로
천천히 들어가야 한다.

개요 보기

이 자세는 엉덩관절, 볼기, 넓적다리, 배, 가슴,
어깨의 근육들을 길게 늘인다. 팔, 등,
엉덩관절의 근육들을 당겨 자세를 유지하면
옆으로 쓰러지지 않는다.

구분

- ●-- 관절
- ○— 근육
- ● 당겨짐
- ● 늘어나면서
  당겨짐
- ● 늘어남

팔

어깨관절(견관절) 굽힘근들이 당겨진다.
어깨세모근(삼각근)이 힘차게 당겨져서 이 자세를
잡아주고 다리를 당길 수 있게 돕는다. 위팔근(상완근),
위팔두갈래근(상완이두근), 위팔노근(상완요근)이
당겨져 팔꿈관절을 굽히고, 위팔세갈래근
(상완삼두근)은 늘어난다.

- 위팔노근(상완요근)
- 위팔근(상완근)
- 위팔세갈래근(상완삼두근)
- 위팔두갈래근(상완이두근)
- 어깨세모근(삼각근)
- **어깨관절(견관절)**

넓적다리 뒷부분

엉덩관절 폄근들이
당겨져서 엉덩관절을 펴고,
넙다리네갈래근(대퇴사두근)은
무릎관절의 각도를 유지한다.
엉덩관절 굽힘근들은 길게 늘어난다.

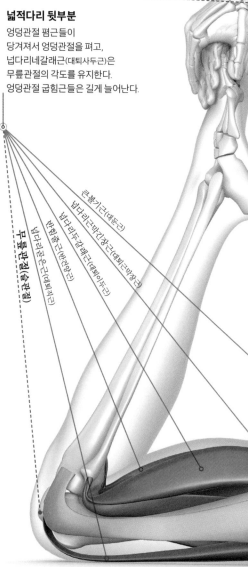

- 큰볼기근(대둔근)
- 넙다리두갈래근(대퇴이두근)
- 반힘줄근(반건양근)
- 넙다리근막긴장근(대퇴근막장근)
- **무릎관절(슬관절)**

기본 자세

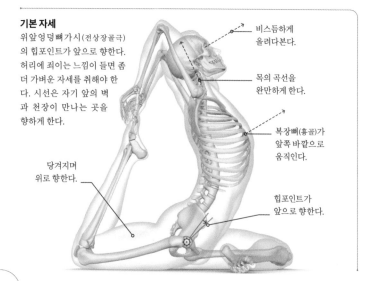

위앞엉덩뼈가시(전상장골극)
의 힙포인트가 앞으로 향한다.
허리에 죄이는 느낌이 들면 좀
더 가벼운 자세를 취해야 한
다. 시선은 자기 앞의 벽
과 천장이 만나는 곳을
향하게 한다.

- 비스듬하게
  올려다본다.
- 목의 곡선을
  완만하게 한다.
- 복장뼈(흉골)가
  앞쪽 바깥으로
  움직인다.
- 당겨지며
  위로 향한다.
- 힙포인트가
  앞으로 향한다.

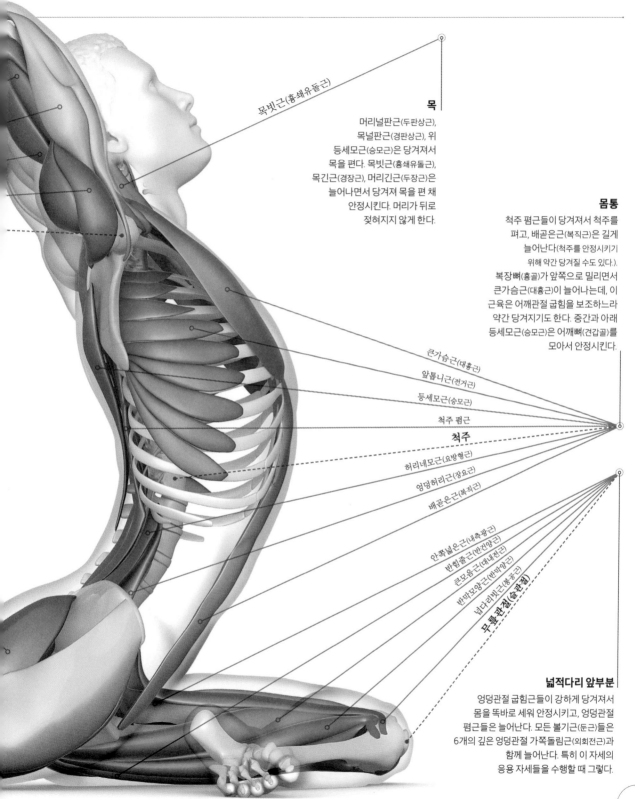

목빗근(흉쇄유돌근)

목

머리널판근(두판상근),
목널판근(경판상근), 위
등세모근(승모근)은 당겨져서
목을 편다. 목빗근(흉쇄유돌근),
목긴근(경장근), 머리긴근(두장근)은
늘어나면서 당겨져 목을 편 채
안정시킨다. 머리가 뒤로
젖혀지지 않게 한다.

몸통

척주 폄근들이 당겨져서 척주를
펴고, 배곧은근(복직근)은 길게
늘어난다(척주를 안정시키기
위해 약간 당겨질 수도 있다.).
복장뼈(흉골)가 앞쪽으로 밀리면서
큰가슴근(대흉근)이 늘어나는데, 이
근육은 어깨관절 굽힘을 보조하느라
약간 당겨지기도 한다. 중간과 아래
등세모근(승모근)은 어깨뼈(견갑골)를
모아서 안정시킨다.

큰가슴근(대흉근)

앞톱니근(전거근)

등세모근(승모근)

척주 폄근

척주

허리네모근(요방형근)

엉덩허리근(장요근)

배곧은근(복직근)

안쪽넓은근(내측광근)

반힘줄근(반건양근)

큰모음근(대내전근)

반막모양근(반막양근)

넙다리빗근(슬관절)

무릎관절(슬관절)

넓적다리 앞부분

엉덩관절 굽힘근들이 강하게 당겨져서
몸을 똑바로 세워 안정시키고, 엉덩관절
폄근들은 늘어난다. 모든 볼기근(둔근)들은
6개의 깊은 엉덩관절 가쪽돌림근(외회전근)과
함께 늘어난다. 특히 이 자세의
응용 자세들을 수행할 때 그렇다.

≫ **자세히** 보기

비둘기 자세는 일부 사람들에게 어려울 수 있지만,
눕거나 소품을 이용하는 편한 응용 자세를 취할 수도 있다.
이러한 선택지를 이용하면 관절에 걸리는 부하를
덜 수 있다.

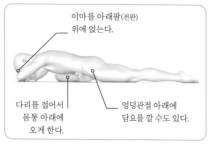

이마를 아래팔(전완)
위에 얹는다.

다리를 접어서
몸통 아래에
오게 한다.

엉덩관절 아래에
담요를 깔 수도 있다.

응용 자세

비둘기 자세보다 소극적인 자세로는, 앞으로 엎드리는 자
세가 있다. 손이나 아래팔에서 근육이 늘어나는 느낌이
확연히 들 수 있다. 엉덩관절 아래에 담요나 베개를 둘 수도
있다. 아니면 등을 바닥에 대고 누워서 다리 자세를 위와
같이 해도 비슷한 효과를 얻을 수 있다.

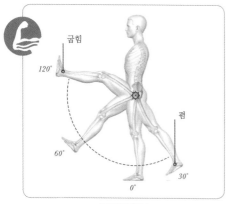

굽힘

120°

60°

0°

펌

30°

궁둥구멍근

궁둥구멍근(이상근)은 보통 엉덩관절을 가쪽으로
돌린다. 하지만 엉덩관절이 60도 이상 굽히면
궁둥구멍근이 이 동작을 안쪽돌림으로 바꾼다. 이것은
비둘기 자세의 여러 응용 자세에서처럼 엉덩관절의
가쪽돌림이나 굽힘 동작 때 궁둥구멍근이
길게 늘어난다는 의미이다.

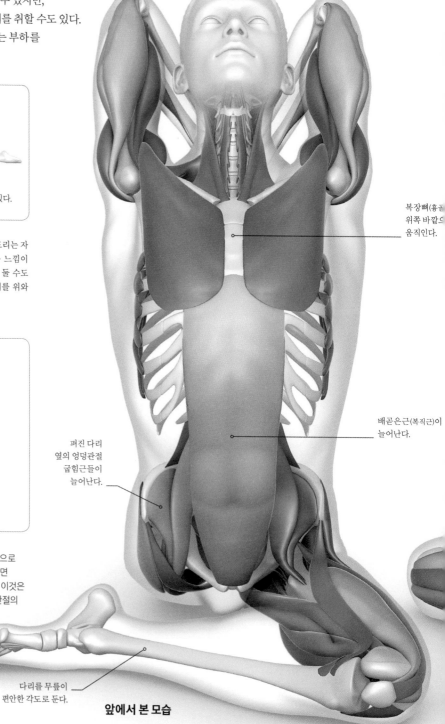

복장뼈(흉골)
위쪽 바깥으로
움직인다.

배곧은근(복직근)이
늘어난다.

퍼진 다리
옆의 엉덩관절
굽힘근들이
늘어난다.

다리를 무릎이
편안한 각도로 둔다.

앞에서 본 모습

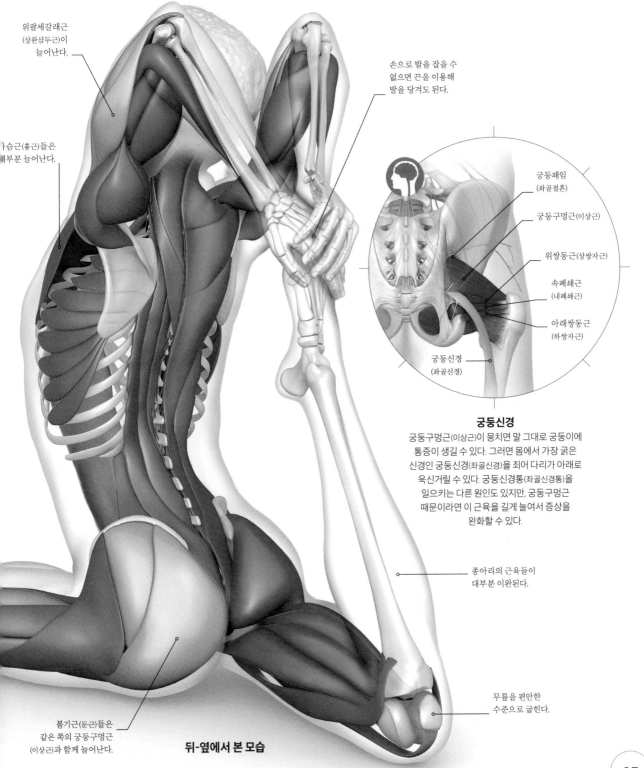

위팔세갈래근
(상완삼두근)이
늘어난다.

손으로 발을 잡을 수
없으면 끈을 이용해
발을 당겨도 된다.

가슴근(흉근)들은
대부분 늘어난다.

궁둥패임
(좌골절흔)

궁둥구멍근(이상근)

위쌍동근(상쌍자근)

속폐쇄근
(내폐쇄근)

아래쌍동근
(하쌍자근)

궁둥신경
(좌골신경)

궁둥신경

궁둥구멍근(이상근)이 뭉치면 말 그대로 궁둥이에
통증이 생길 수 있다. 그러면 몸에서 가장 굵은
신경인 궁둥신경(좌골신경)을 죄어 다리가 아래로
욱신거릴 수 있다. 궁둥신경통(좌골신경통)을
일으키는 다른 원인도 있지만, 궁둥구멍근
때문이라면 이 근육을 길게 늘여서 증상을
완화할 수 있다.

종아리의 근육들이
대부분 이완된다.

무릎을 편안한
수준으로 굽힌다.

볼기근(둔근)들은
같은 쪽의 궁둥구멍근
(이상근)과 함께 늘어난다.

뒤-옆에서 본 모습

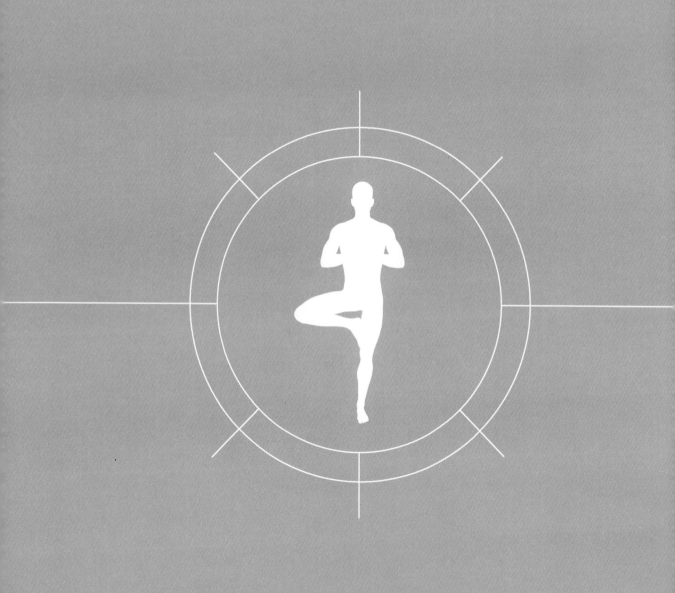

선 자세

다음 선 자세들은 신체의 자세와 균형을 개선하는 데 도움을 주고자 엄선했다.
자신의 몸을 얼마나 잘 통제하는지 여부는 자신의 에너지 수준, 신체 인지,
자신감뿐 아니라 모든 해부학적 계통에도 영향을 미친다. 다음 자세들을
수행하는 이유는 통증을 완화하고, 부상을 줄이고, 자세를 개선하고,
모든 활동에서 최적의 움직임이 가능하도록 하기 위함이다.

산 자세
Tadasana

이 선 자세는 본래 '해부학 자세'이다. 이것은 이 세상 속에서 자기 몸을
제어하는 방식, 즉 자세 조정에 관한 것이다. 이 자세는 지구와의
안정된 연결을 이루어낸다. 많은 근육들이 약간 당겨져서 몸이 중력에
맞서 똑바로 서게 지지한다.

개요 보기

이 자세의 목표는 가급적 적은 근육을 사용하는 것이지만,
몸이 많은 근육들이 중립 또는 반듯하게 편 자세에서
미세하게 당겨져 몸이 어느 쪽으로도 기울거나 넘어지지
않게 한다. 종아리, 넓적다리, 엉덩관절, 등, 배의 근육들도
모두 그렇게 약간 당겨지면서 처럼 느낌이 들 수 있다.

목

몸을 중립 또는 반듯하게
편 자세에서 목을 앞쪽은
중립주(경추) 굽은근들이 당겨진다.
목척추선으로 유지하자면

널판근(판상근)

팔

뒤 어깨세모근(삼각근)은 살며시
당겨져서 어깨를 가쪽으로 돌린다.
앞 어깨세모근은 늘어난다.
뒤침근(회외근)들은 당겨져서
손바닥이 앞쪽을
향하게 한다.

어깨관절(견관절)
어깨세모근(삼각근)

노쪽손목
굽힘근(요측수근굴근)

위팔노근(완요골근)

몸통

척주 폄근들과 배가로근(복횡근)이 당겨져
척주를 들이면서 안정시킨다. 마름근(능형근),
중간과 아래 등세모근(승모근)은
당겨져서 어깨뼈(견갑골)를 제 위치에
안정시킨다. 작은가슴근(소흉근)은
갈비뼈(늑골)를 들어올리느라
당겨질 수 있다.

척주 폄근

척주 폄근(척주기립근)

허리네모근(요방형근)

배가로근(복횡근)

배곧은근(복직근)

반가시근(반극근)

뭇갈래근(다열근)

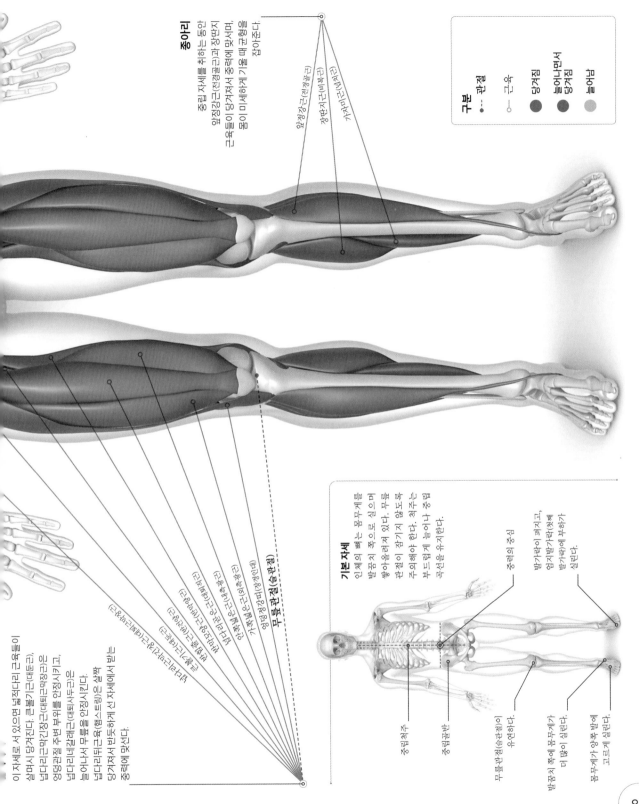

종아리

종립 자세를 취하는 동안
앞정강근(전경골근)과 장딴지
근육들이 당겨져서 종아리에 맞서며,
몸이 미세하게 기울 때 균형을
잡아준다.

앞정강근(전경골근)
장딴지근(비복근)
가자미근(넙치근)

구분
--- 관절
○ 근육
● 당겨짐
● 늘어나면서 당겨짐
● 늘어남

이 자세로 서 있으면 넓적다리 근육들이
살며시 당겨진다. 큰볼기근(대둔근),
넙다리곧은근(대퇴직근)은
엉덩관절 주변 부위를 안정시키고,
넙다리네갈래근(대퇴사두근)은
늘어나서 무릎을 안정시킨다.
넙다리뒤근육(햄스트링)은 살짝
당겨져서 반듯하게 선 자세에서 만드는
중력에 맞선다.

무릎관절(슬관절)
엉덩정강띠(장경인대)
가쪽넓은근(외측광근)
안쪽넓은근(내측광근)
넙다리곧은근(대퇴직근)
중간넓은근(중간광근)
넙다리두갈래근(대퇴이두근)
넙다리빗근(봉공근)

기본 자세

인체의 뼈는 몸무게를
발꿈치 쪽으로 싣으며 무릎
쌓아올려져 있다. 무릎
관절이 잠기지 않도록
주위해야 한다. 척주는
부드럽게 늘어나 종립
곡선을 유지해야 한다.

중력의 중심
중립척주
중립골반
무릎관절(슬관절)이
유연하다.
발가락이 펴지고,
엄지발가락(체제하)에 부하가
실린다.
발꿈치 쪽에 몸무게가
더 많이 실린다.
몸무게가 양쪽 발에
고르게 실린다.

≫ 자세히 보기

산 자세를 수행하면 안정되고 구조적으로 견고한 기립 기반을 잡을 수 있다.
발의 구조와 위치에 따라 기립 기반을 세우기가 더 용이할 수 있다.

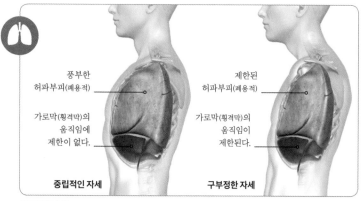

풍부한
허파부피(폐용적)

가로막(횡격막)의
움직임에
제한이 없다.

제한된
허파부피(폐용적)

가로막(횡격막)의
움직임이
제한된다.

중립적인 자세　　　　**구부정한 자세**

호흡과 자세

구부정한 자세를 취하면 가로막(횡격막)의
움직임이 제한되어 허파부피(폐용적)도
제한된다. 요가 관점에서 볼 때 호흡을
제대로 하지 않으면 프라나(prana), 즉 생명
에너지가 제대로 흐르지 못한다. 생리학적

관점에서 볼 때는 호흡계통이 효율적이지
않으면 심장혈관계통, 소화계통, 내분비계통,
신경계통도 그러하다. 따라서 똑바로 서서
몸의 기능을 최적화해야 한다.

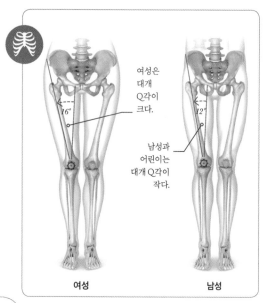

여성은
대개
Q각이
크다.

16°

남성과
어린이는
대개 Q각이
작다.

12°

여성　　　　　**남성**

발과 엉덩관절 간격

일부 요가 동작들에서는 발을
산 자세와 같이 한다. 그런데 많은
근대 요가 자세들은 인도에서
엉덩관절 간격이 매우 좁은 사춘기
이전 소년들을 위해 고안되었다.
하지만 오늘날 요가 수행을 하는
사람들은 대부분 엉덩관절 간격이
넓은 성인 여성들이다. 일반적으로
발을 엉덩관절 간격으로 벌리고 서는
것은 Q각(왼쪽 그림)을 줄여 무릎에
걸리는 부하를 덜어 주므로
더 안정적이다.

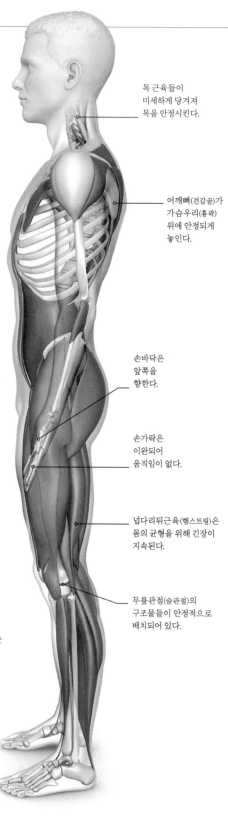

목 근육들이
미세하게 당겨져
목을 안정시킨다.

어깨뼈(견갑골)가
가슴우리(흉곽)
위에 안정되게
놓인다.

손바닥은
앞쪽을
향한다.

손가락은
이완되어
움직임이 없다.

넙다리뒤근육(햄스트링)은
몸의 균형을 위해 긴장이
지속된다.

무릎관절(슬관절)의
구조물들이 안정적으로
배치되어 있다.

옆에서 본 모습

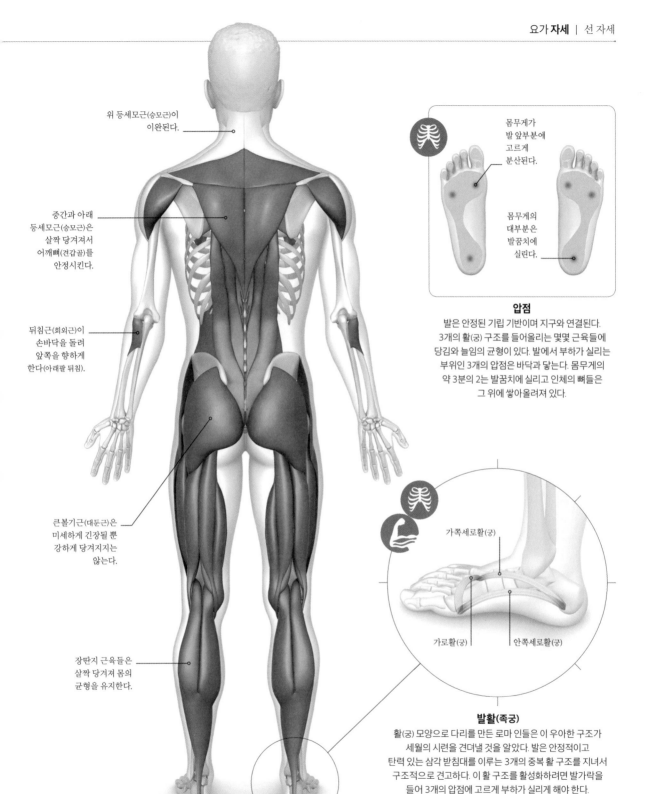

위 등세모근(승모근)이
이완된다.

중간과 아래
등세모근(승모근)은
살짝 당겨져서
어깨뼈(견갑골)를
안정시킨다.

뒤침근(회외근)이
손바닥을 돌려
앞쪽을 향하게
한다(아래팔 뒤침).

큰볼기근(대둔근)은
미세하게 긴장될 뿐
강하게 당겨지지는
않는다.

장딴지 근육들은
살짝 당겨져 몸의
균형을 유지한다.

뒤에서 본 모습

몸무게가
발 앞부분에
고르게
분산된다.

몸무게의
대부분은
발꿈치에
실린다.

압점
발은 안정된 기립 기반이며 지구와 연결된다.
3개의 활(궁) 구조를 들어올리는 몇몇 근육들에
당김와 늘임의 균형이 있다. 발에서 부하가 실리는
부위인 3개의 압점은 바닥과 닿는다. 몸무게의
약 3분의 2는 발꿈치에 실리고 인체의 뼈들은
그 위에 쌓아올려져 있다.

가쪽세로활(궁)

가로활(궁)

안쪽세로활(궁)

발활(족궁)
활(궁) 모양으로 다리를 만든 로마 인들은 이 우아한 구조가
세월의 시련을 견뎌낼 것을 알았다. 발은 안정적이고
탄력 있는 삼각 받침대를 이루는 3개의 중복 활 구조를 지녀서
구조적으로 견고하다. 이 활 구조를 활성화하려면 발가락을
들어 3개의 압점에 고르게 부하가 실리게 해야 한다.
상승하는 에너지를 유지하면서 발가락을 이완시킨다.

서서 앞으로 굽히기

Uttanasana

서서 앞으로 굽히기는 유연성을 향상시킨다. 이 자세에 들어갔다가 나오면 태양 경배 동작처럼, 하루 동안의 일상적인 기능적 움직임에 대한 준비 운동이 될 수 있다. 이 자세는 구부리는 정도를 조절하면 누구나 자신에게 맞게 수행할 수 있다.

개요 보기

장딴지 근육, 넓적다리 근육, 볼기 근육, 등 근육을 포함한 몸 뒷부분 전체가 늘어난다. 몸 앞부분, 특히 다리의 근육은 깊이 구부린 상태에서 몸을 안정시키는 역할을 한다.

몸과 몸통

윗몸(상체)을 중력 방향으로
늘어뜨리면 모든 척주 폄근과
넓은등근(광배근)이 늘어난다.

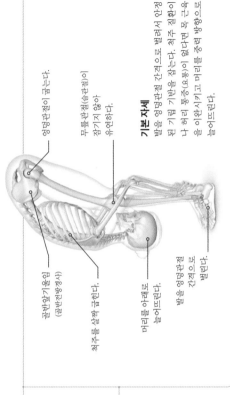

기본 자세

발을 엉덩관절 간격으로 벌려서 안정
된 기립 기반을 잡는다. 척주 곁활이
나 허리 통증(요통)이 없다면 목 근육
을 이완시키고 머리를 중력 방향으로
늘어뜨린다.

- 엉덩관절이 굽는다.
- 무릎 관절(슬관절)이 잠기지 않아 유연하다.
- 골반앞기울임 (골반전방경사)
- 척주를 살짝 굽힌다.
- 머리를 아래로 늘어뜨린다.
- 발을 엉덩관절 간격으로 벌린다.

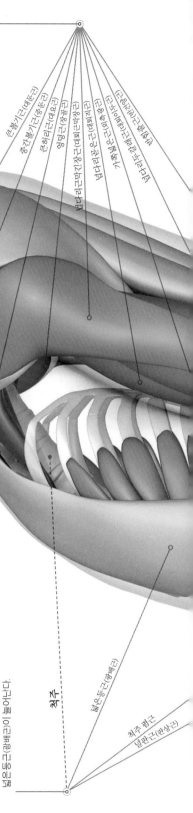

넓적다리

이 자세에서 엉덩관절 굽힘근들이
당겨지면 큰볼기근(대둔근),
중간볼기근(중둔근), 작은볼기근(소둔근),
넙다리두갈래근(햄스트링),
큰모음근(대내전근)이 길게 늘어난다.
넙다리빗근(봉공근)과
넙다리근막긴장근(대퇴근막장근)은
무릎관절을 펴서 기립 기반을
안정시킨다.

- 큰볼기근(대둔근)
- 중간볼기근(중둔근)
- 큰허리근(대요근)
- 엉덩근(장골근)
- 넙다리곧은근(대퇴직근)
- 넙다리빗근(봉공근)
- 가쪽넓은근(외측광근)
- 넙다리근막긴장근(대퇴근막장근)

- 척주
- 넓은등근(광배근)
- 척주 폄근
- 널판근(판상근)

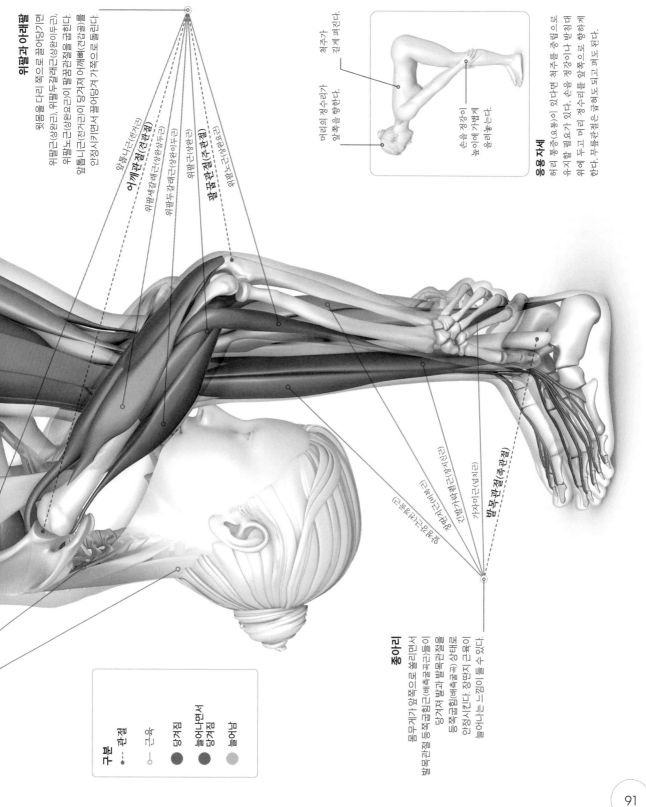

위팔과 아래팔

윗몸을 다리 쪽으로 끌어당기면
위팔근(상완근), 위팔두갈래근(상완이두근),
위팔노근(상완요근)이 팔꿉관절을 굽힌다.
앞톱니근(전거근)이 당겨져 아래뼈(견갑골)를
안정시키면서 끌어당겨 가쪽으로 돌린다.

앞톱니근(전거근)
어깨관절(견관절)
위팔세갈래근(상완삼두근)
위팔두갈래근(상완이두근)
위팔근(상완근)
팔꿉관절(주관절)
위팔노근(상완요근)

응용 자세

머리의 정수리가
앞쪽을 향한다.

척주가
길게 펴진다.

손을 정강이
높이에 가볍게
올려놓는다.

허리 통증(요통)이 있다면 척주를 중립으로
유지할 필요가 있다. 손을 정강이나 받침대
위에 두고 머리 정수리를 앞쪽으로 향하게
한다. 무릎관절은 굽혀도 되고 과도하게 펴도 된다.

종아리

발목관절 등쪽굽힘근(배측굴곡근)들이
당겨져 발과 발목관절을
등쪽굽힘(배측굴곡) 상태로
안정시킨다. 장딴지 근육이
늘어나는 느낌이 들 수 있다.

근육널힘줄(근막)
긴발가락폄근(장지신근)
가자미근(넙치근)
발목관절(족관절)
앞정강근(전경골근)

구분

- --•-- 관절
- —○— 근육
- ● 당겨짐
- ● 늘어나면서 당겨짐
- ● 늘어남

≫ 자세히 보기

서서 앞으로 굽히기 자세를 취하면 척주가 길게
늘어나서 등 건강을 개선하고 허리 통증(요통)을
줄이는 데 도움이 될 수 있다. 하지만
척추사이원반(추간판) 문제가 있는 사람은
허리 부하를 줄여야 한다.

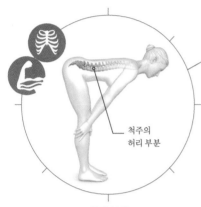

척주의
허리 부분

허리 부하

서서 앞으로 굽히기 자세에서는 허리 부위 척주에
실리는 부하가 중요하다. 이 자세에 들어가고
나올 때 특히 허리를 다치기 쉽다. 허리 통증(요통),
관절염, 척추사이원반(추간판) 문제, 뼈감소증(골감소증)
따위가 있다면 척주를 중립 상태로 유지하고
이 자세에 들어가고 나올 때 무릎관절을 굽힌 채
중심근육(코어근육)을 당겨야 한다.

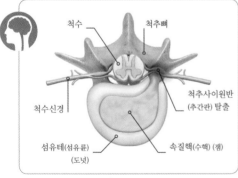

척수   척추뼈

척추사이원반
(추간판) 탈출

척수신경

섬유테(섬유륜)   속질핵(수핵) (잼)
(도넛)

탈출된 척추사이원반

척추사이원반(추간판)은 잼이 들어 있는 도넛과 같다.
척추사이원반에서 속질핵(수핵)이 '비어져나오거나' 탈출된 것은
'잼'이 단단한 섬유연골 '도넛'에서 일부 새 나오는 것과 같다.
대부분의 척추사이원반 탈출은 척주 굽힘 때문에 뒤-가쪽으로
일어나므로, 이 자세 수행을 느리게 하거나, 현재 척추사이원반
문제가 있다면 이 자세를 취하려고 허리를 굽혀서는 안 된다.

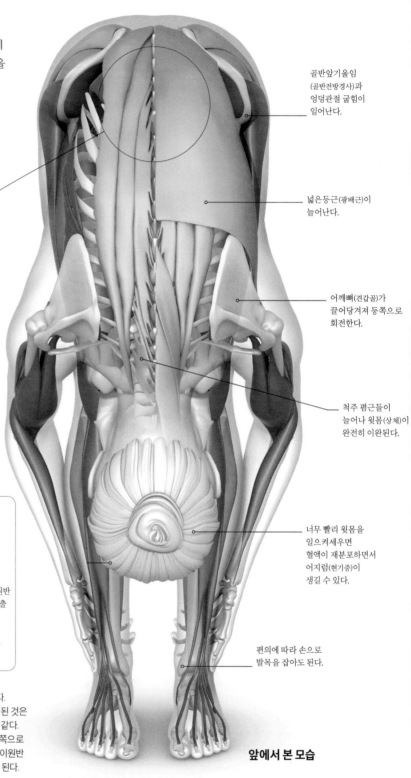

골반앞기울임
(골반전방경사)과
엉덩관절 굽힘이
일어난다.

넓은등근(광배근)이
늘어난다.

어깨뼈(견갑골)가
끌어당겨져 등쪽으로
회전한다.

척주 폄근들이
늘어나 윗몸(상체)이
완전히 이완된다.

너무 빨리 윗몸을
일으켜세우면
혈액이 재분포하면서
어지럼(현기증)이
생길 수 있다.

편의에 따라 손으로
발목을 잡아도 된다.

앞에서 본 모습

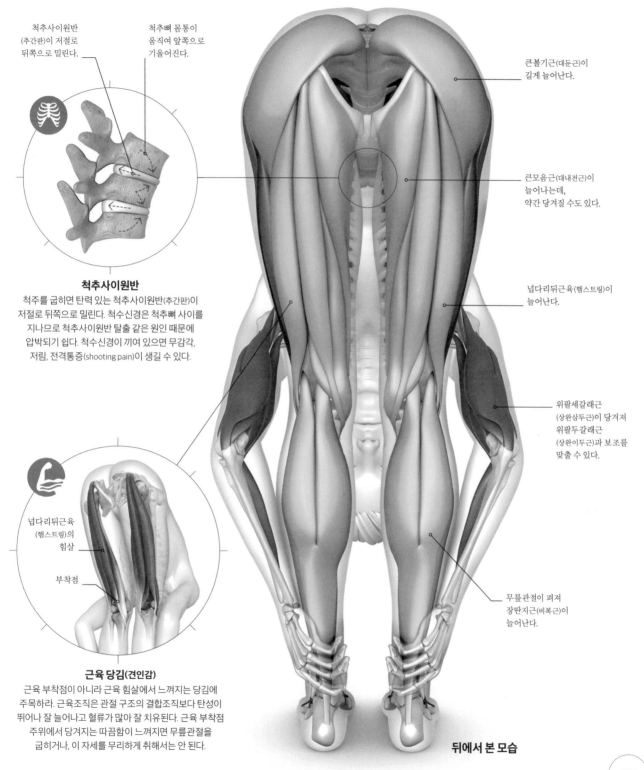

척추사이원반
(추간판)이 저절로
뒤쪽으로 밀린다.

척추뼈 몸통이
움직여 앞쪽으로
기울어진다.

큰볼기근(대둔근)이
길게 늘어난다.

척추사이원반

척주를 굽히면 탄력 있는 척추사이원반(추간판)이
저절로 뒤쪽으로 밀린다. 척수신경은 척추뼈 사이를
지나므로 척추사이원반 탈출 같은 원인 때문에
압박되기 쉽다. 척수신경이 끼여 있으면 무감각,
저림, 전격통증(shooting pain)이 생길 수 있다.

큰모음근(대내전근)이
늘어나는데,
약간 당겨질 수도 있다.

넙다리뒤근육(햄스트링)이
늘어난다.

위팔세갈래근
(상완삼두근)이 당겨져
위팔두갈래근
(상완이두근)과 보조를
맞출 수 있다.

넙다리뒤근육
(햄스트링)의
힘살

부착점

무릎관절이 펴져
장딴지근(비복근)이
늘어난다.

근육 당김(견인감)

근육 부착점이 아니라 근육 힘살에서 느껴지는 당김에
주목하라. 근육조직은 관절 구조의 결합조직보다 탄성이
뛰어나 잘 늘어나고 혈류가 많아 잘 치유된다. 근육 부착점
주위에서 당겨지는 따끔함이 느껴지면 무릎관절을
굽히거나, 이 자세를 무리하게 취해서는 안 된다.

뒤에서 본 모습

93

의자 자세
Utkatasana

의자 자세는 몸에서 가장 큰 근육들을 사용하며, 심장 박동을 늘리고, 중심근육(코어근육)을 강하게 당긴다. 이 활기친 선 자세는 넓적다리 근력을 강화하는데, 이것을 수영 연장의 핵심 요소로 보는 연구 결과도 있다.

개요 보기

이 꾸그린 자세를 유지하면 넓적다리와 엉덩관절 주위의 근육, 중심근육(코어근육)이 강하게 당겨진다. 팔을 머리 위로 들어 뻗으면 중심근육에 힘이 들어가고 어깨 근육들이 근육을 당겨진다. 만약 근육 부하를 놀이려 한다면 손을 엉덩관절 부위에 올려놓을 수도 있다.

팔

아래관절 굽힘근들이 당겨서 팔을 머리 위로 올린다. 아래세모근(삼각근)은 강하게 당겨서 팔을 벌린다(외전). 또한 팔을 아래관절 굽힘 자세로 유지한다. 위팔세갈래근(상완삼두근)은 팔꿉관절을 편다.

위팔노근(상완요근)
팔꿉관절(주관절)
위팔근(상완근)
위팔세갈래근(상완삼두근)
어깨세모근(삼각근)
어깨관절(견관절)
큰가슴근(대흉근)
앞톱니근(전거근)

목

위 등세모근(승모근)이 상쪽 당겨져서 어깨뼈(견갑골)를 올리지만, 이차적으로 이 부위를 이완시켜 불필요한 긴장을 없애야 한다. 목척주(경추) 폄근들은 당겨지서 머리가 앞으로 숙여지지 않게 한다.

목척주(경추) 폄근

몸통

척주 폄근들과 배가로근(복횡근)이 당겨져서 척추를 중립 늑선으로 안정시킨다. 배곧은근(복직근)은 대체로 늘어난다. 마름근(능형근)은 중간근 아래 등세모근(승모근)과 함께 당겨져서 어깨뼈(견갑골)를 모아 안정시킨다. 넓은등근(광배근)은 어깨관절 굽힘에 따라 늘어난다.

중간과 아래 등세모근(승모근)
넓은등근(광배근)

척주

허리네모근(요방형근)
배곧은근(복직근)
배가로근(복횡근)

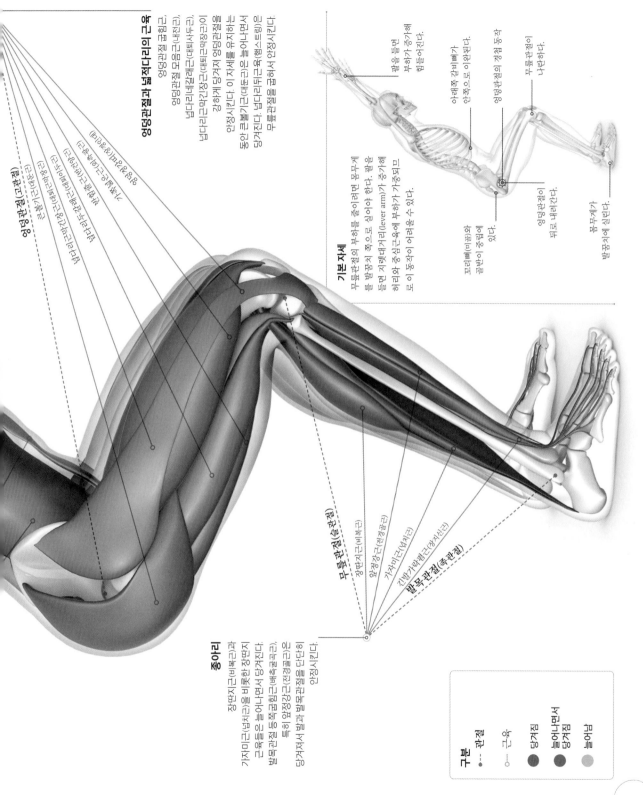

엉덩관절과 넓적다리의 근육

엉덩관절 굽힘근,
엉덩관절 모음근(넙다근),
넙다리네갈래근(대퇴사두근,
넙다리곧은근)이 강하게 당겨져 엉덩관절을
안정시킨다. 이 자세를 유지하는
동안 큰볼기근(대둔근)을 늘어나면서
당겨진다. 넙다리뒤근육(헴스트링)은
무릎관절을 굽혀서 안정시킨다.

엉덩관절(고관절)

엉덩관절 굽힘근,
엉덩관절 모음근(넙다근)
넙다리네갈래근(대퇴사두근)
넙다리곧은근(대퇴직근)
큰볼기근(대둔근)
넙다리뒤근육(햄스트링)

기본 자세

무릎관절의 부하를 줄이려면 몸무게
를 발꿈치 쪽으로 실어야 한다. 팔을
들면 지렛대거리(lever arm)가 증가해
하리와 중심근육에 부하가 가중되므
로 이 동작이 어려울 수 있다.

꼬리뼈(미골)와
골반이 중립에
있다.

아래쪽 갈비뼈가
안쪽으로 이완된다.

팔을 들면
부하가 증가해
힘들어진다.

엉덩관절의 정렬 동작

엉덩관절이
뒤로 내려간다.

무릎관절이
나란하다.

무게가
발꿈치에 실린다.

종아리

장딴지근(비복근)과
가자미근(넙치근)을 비롯한 장딴지
근육은 늘어나면서 당겨진다.
발목관절 등쪽굽힘근(배측굴근),
특히 앞정강근(전경골근)은
당겨져서 발목관절을 단단히
안정시킨다.

무릎관절(슬관절)
장딴지근(비복근)
앞정강근(전경골근)
가자미근(넙치근)
긴발가락폄근(장지신근)

발목관절(족관절)

구분

- 관절
- 근육
- 당겨짐
- 늘어나면서 당겨짐
- 늘어남

≫ **자세히** 보기

의자 자세는 몸 전체에 영향을 미친다.
예를 들어, 팔을 들면 혈압이 올라가고
허리 부하가 증가해 심장혈관계통과
중심근육(코어근육)의 상태를 알 수 있다.

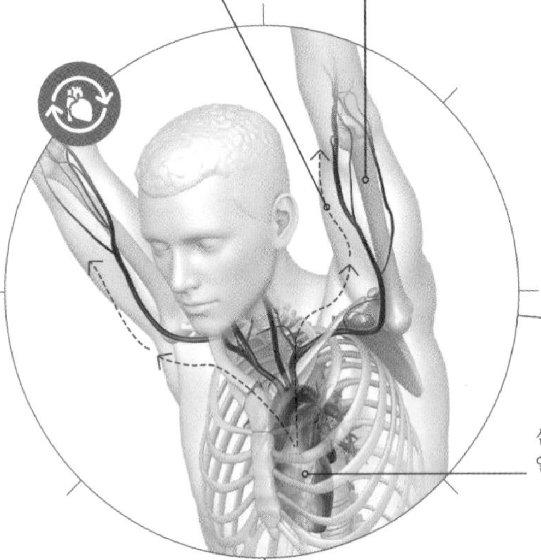

손가락을 천천히
위로 올린다.

머리와 목이
중립척주를 따라
일렬로 가지런하다.

심장이 손가락을 향해
혈액을 밀어올린다.

팔을 올린다.

어깨뼈(견갑골)가
살짝 올라간다.

앞톱니근(전거근)
당겨진다.

심장이 더
열심히 일한다.

엉덩관절
굽힘근들이
당겨져
엉덩관절의
자세를 유지한다

팔을 위로 뻗으면
배 근육들이 늘어난다.

엉덩관절이
굽는다.

혈압

어느 자세에서든 팔을 머리 위로 올리면 높은 위치의
손가락까지 혈액을 밀어올리기 위해 혈압이 높아지기 때문에
심장 박동이 증가한다. 몸에서 일어나는 이러한 변화를
알아차려야 한다. 만약 고혈압이라면, 팔을 내린 채 손을
엉덩관절 부위에 얹을 수도 있다.

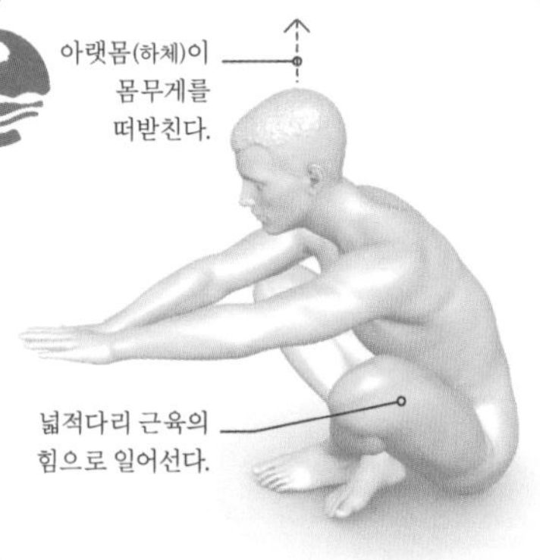

몸무게를
뒤쪽으로 보내
무릎관절에
실리는 부하를
덜어 준다.

아랫몸(하체)이
몸무게를
떠받친다.

발이 굽는다
(등쪽굽힘(배측굴곡)).

넙다리네갈래근 근력

넙다리네갈래근(대퇴사두근)의
근력은 장수의 지표이다.
넙다리네갈래근을 균형 있게
강화하는 것은 (특히 관절염으로 인한)
무릎관절과 엉덩관절의 통증을
완화하고 몸의 균형을 향상시키는 데
도움이 될 수 있다. 넙다리네갈래근은
의자나 바닥에서 몸을 일으켜세울 때
매우 중요하기 때문에 '자립근육'으로
생각할 수 있다. 연구자들은 신체 기능과
수명을 판단할 때 대개 (왼쪽 그림과 같은)
'앉았다가 일어서기 검사'를 이용한다.

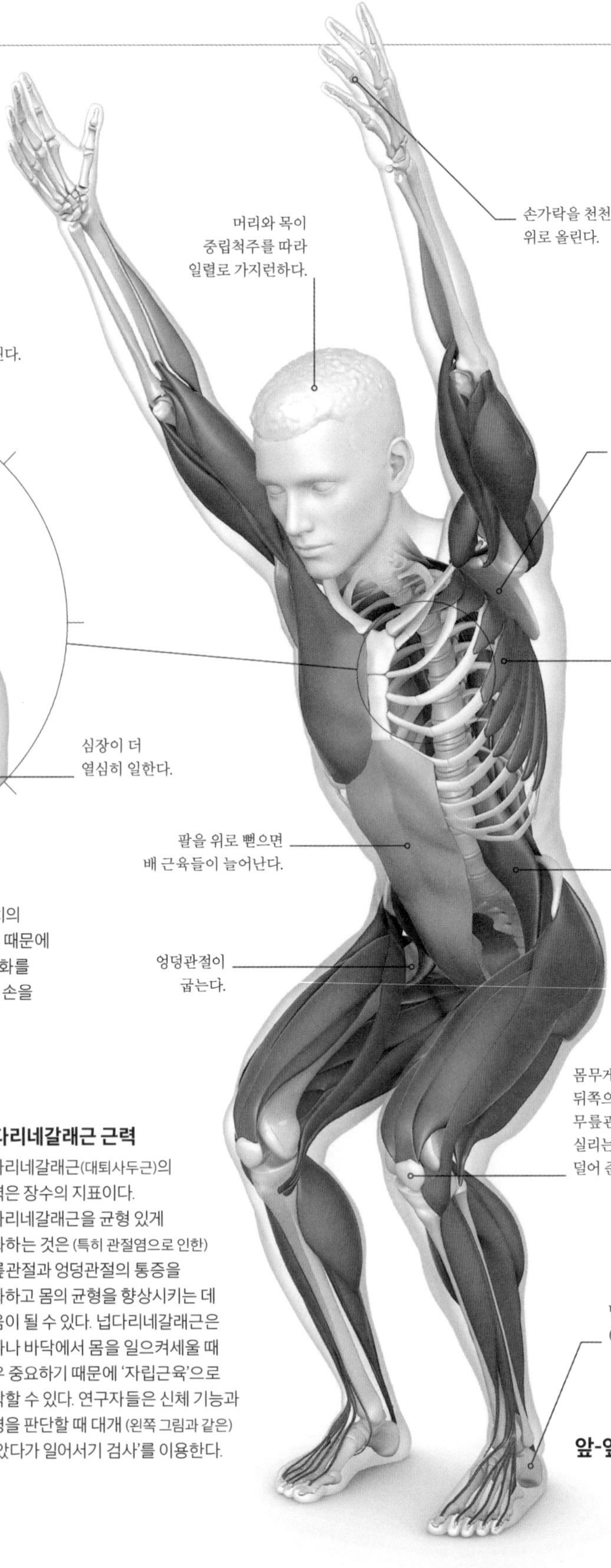

넓적다리 근육의
힘으로 일어선다.

앞-옆에서 본 모습

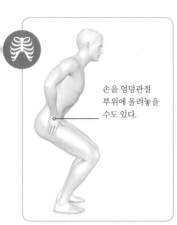

손을 엉덩관절
부위에 올려놓을
수도 있다.

허리 부하 증가
팔을 들면 허리척주(요추)에 실리는 부하가
증가한다. 이것은 중심근육(코어근육)을
효율적으로 강화하는 데 매우 적합할 수
있다. 하지만 어떤 사람들에게는 부하가
너무 커서 중심근육과 척주의 안정성이
무너져 허리뼘(허리엉좌)을 일으킬 수
있다. 이럴 경우 손을 엉덩관절 부위에
올려놓아도 된다.

위팔두갈래근(상완이두근)은
팔을 뻗으면 늘어났다가
그 상태로 당겨져서 팔을
안정시킨다.

위팔노근(상완요근)이
늘어나 있다.

척주 폄근들은 척주를
중립으로 안정시킨다.

엉덩관절은
이완되어 뒤쪽 아래
바닥을 향한다.

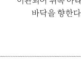

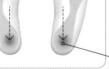

몸무게를
뒤로 보내서
무릎관절을
보호할 필요가
있다.

부하와 균형
몸무게를 발꿈치 쪽으로 보내면
무릎관절에 실리는 부하를 덜 수 있다.
발가락을 펴서 위로 들면 몸무게가
뒤로 간 것이 느껴진다. 몸무게가
뒤로 가 있는 동안 발가락으로
바닥을 가볍게 짚으면 된다.

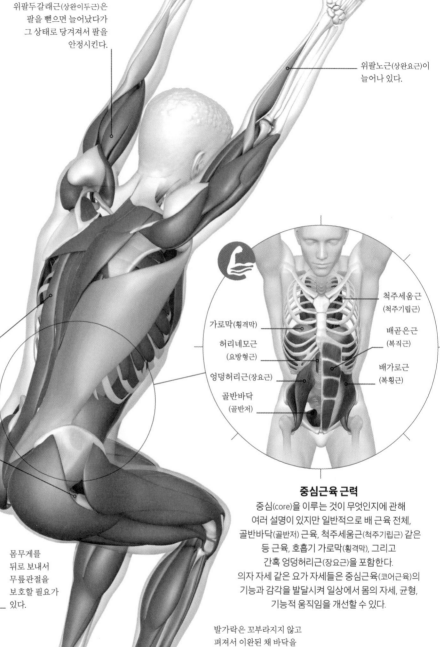

가로막(횡격막)

허리네모근
(요방형근)

엉덩허리근(장요근)

골반바닥
(골반저)

척주세움근
(척주기립근)

배곧은근
(복직근)

배가로근
(복횡근)

중심근육 근력
중심(core)을 이루는 것이 무엇인지에 관해
여러 설명이 있지만 일반적으로 배 근육 전체,
골반바닥(골반저) 근육, 척주세움근(척주기립근) 같은
등 근육, 호흡기 가로막(횡격막), 그리고
간혹 엉덩허리근(장요근)을 포함한다.
의자 자세 같은 요가 자세들은 중심근육(코어근육)의
기능과 감각을 발달시켜 일상에서 몸의 자세, 균형,
기능적 움직임을 개선할 수 있다.

발가락은 꼬부라지지 않고
펴져서 이완된 채 바닥을
짚는다.

뒤-옆에서 본 모습

초승달
자세

Anjaneyasana

이 초승달 자세는 앉아서 오래 생활하는 사람에게

좋은 해독제와 같다. 또한 달리기와 관련 있는

스포츠를 하는 사람들 모두에게도 유익하다.

넓은 보폭을 지탱하면서 엉덩관절 굽힘근을

늘이는 근육들을 강화하기 때문이다.

개요 보기

이 자세에서 엉덩관절의 근육들과 붙기근(폄근들)이
늘어나면서 몸의 균형을 잡는 데 중요한 역할을 한다.
넙다리 근육들은 강하게 당겨져서 엉덩관절과
무릎관절을 안정시킨다. 중심근육(코어근육)은
약간 뒤로 젖히기(후굴) 자세인 척추를 안정시킨다.

목

목척추(경추) 폄근들이 당겨져
목척추를 편다. 목척추 굽힘근들은
늘어나면서 당겨져 목을 안정시키며
머리가 뒤로 젖혀지지 않게 한다.

목

긴근(장근)
널판근(판상근)
목빗근(흉쇄유돌근)

팔

두 팔을 엉덩관절 간격으로 벌려서 균형을 유지한다. 앞으로
내민 무릎을 안전을 위해 발목관절 바로 위나 뒤에 오게 한다.

기본 자세

두 넓적다리를
가위 모양으로
벌린다.

척주가 약간
펴진다.

턱이 약간
올라간다.

무릎관절이
발목관절 바로
위에 있다.

발에 부하를
실으면 종심근육
(코어근육)이
당겨진다.

두 발을 엉덩관절
간격으로 벌린다.

발꿈으로
바닥을 디딘다.

발목관절이
발목관절 바로
앞에 있다.

팔

팔꿈관절(주관절)
위팔노근(상완요근)
위팔근(상완근)
위팔두갈래근(상완이두근)
부리위팔근(오훼완근)
어깨세모근(삼각근)
어깨관절(견관절)
앞톱니근(전거근)

어깨관절 굽힘근들이 당겨진다.
앞 어깨세모근(섬각근)은 당겨져 어깨관절
굽힘을 돕는다. 뒤 어깨세모근은
늘어지지만 일부 근육섬유가 당겨져
어깨관절을 안정시키며 가쪽으로 돌린다.
위팔세갈래근(상완삼두근)은 팔꿉관절을
편다. 손가락을 쭉 펴 올리면 팔꿉관절에서
뻗침이 아니라 늘어짐이 느껴진다.

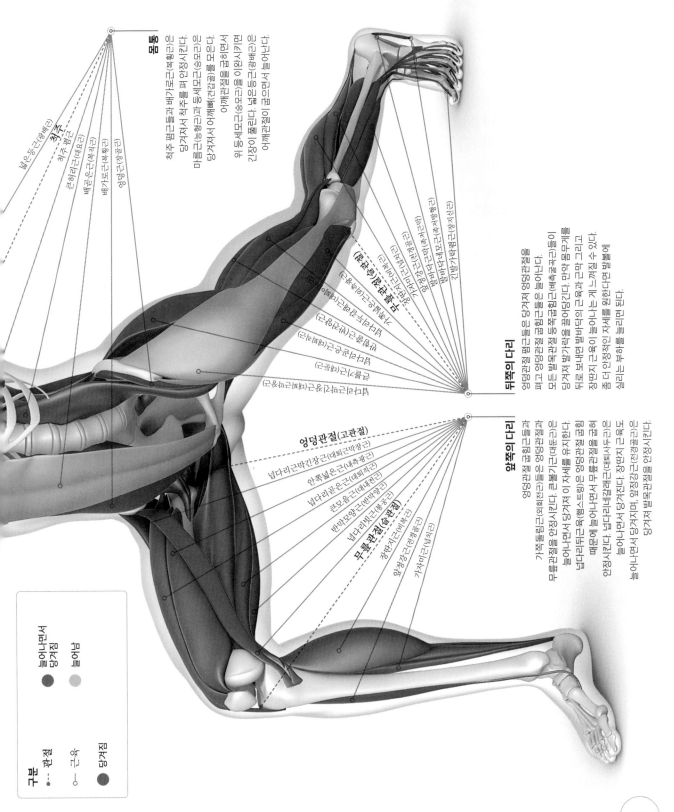

넓은등근(광배근)
척주
척주폄근
뒷넓적다리근(대요근)
배곧은근(복직근)
배가로근(복횡근)
엉덩근(장골근)

척추 폄근들과 배가로근(복횡근)은 당겨져서 척추를 펴 안정시킨다. 마름근(능형근)과 등세모근(승모근)은 당겨져서 아래어깨(견갑골)를 모은다. 위등세모근(승모근)을 이완시키면 긴장이 풀린다. 넓은등근(광배근)은 아래어깨관절이 굽으면서 늘어난다.

무릎관절(슬관절)

긴발가락폄근(장지신근)
발바닥네모근(족저방형근)
장딴지근(비복근)
가자미근(가자미근)
긴발가락굽힘근(장지굴근)
반힘줄근(반건양근)
반막모양근(반막양근)
넙다리두갈래근(대퇴이두근)

뒤쪽의 다리

엉덩관절 폄근들은 당겨져 엉덩관절을 펴고 엉덩관절 굽힘근들은 늘어난다. 모든 발목관절 등쪽굽힘근(배측굴근)이 당겨져 발가락을 끌어당긴다. 만약 몸무게를 뒤로 보내면 발바닥의 근육과 근막이 그리고 장딴지 근육이 늘어나는 게 느껴질 수 있다. 좀 더 안정적인 자세를 원한다면 발볼에 실리는 부하를 늘리면 된다.

엉덩관절(고관절)

넙다리근막긴장근(대퇴근막장근)
안쪽넓은근(내측광근)
넙다리곧은근(대퇴직근)
큰모음근(대내전근)
반막모양근(반막양근)

무릎관절(슬관절)

장딴지근(비복근)
앞정강근(전경골근)
가자미근(넙근)

앞쪽의 다리

엉덩관절 굽힘근들과 무릎관절 폄근들이 당겨져 엉덩관절을 굽히고 무릎관절을 편다. 가쪽돌림근(외회전근)들은 당겨져 엉덩관절과 무릎관절을 안정시킨다. 큰볼기근(대둔근)은 늘어나면서 당겨져 이 자세를 유지한다. 넙다리뒤근육(햄스트링)은 엉덩관절을 굽혀 때문에 늘어나면서 무릎관절을 굽혀 안정시킨다. 넙다리네갈래(대퇴사두근)은 늘어나면서 당겨진다. 장딴지 근육도 늘어나면서 당겨지며, 앞정강근(전경골근)은 당겨져 발목관절을 안정시킨다.

구분

- --- 관절
- ○ 근육
- ● 당겨짐
- ● 늘어나면서 당겨짐
- ○ 늘어남

초승달 자세 | Anjaneyasana

≫ 자세히 보기

편안하고 효율적인 자세를 찾고자 한다면 자세 변형을 시도해 볼 수 있다. 이 자세는 위 등세모근(승모근), 큰허리근(대요근)처럼 '스트레스'나 '불안'과 깊은 관련이 있는 근육들을 의식적으로 이완시킬 수 있다.

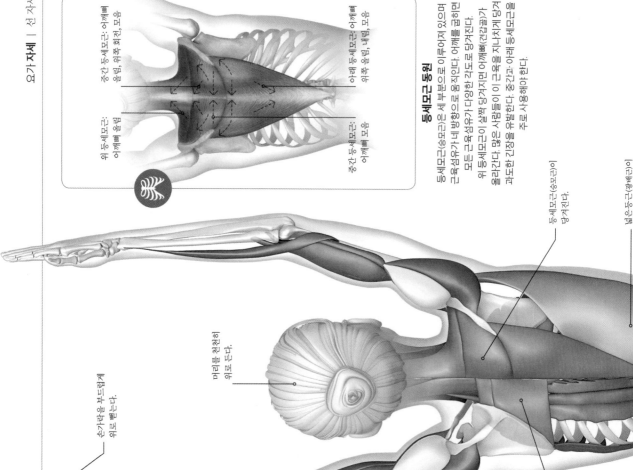

손가락을 부드럽게 위로 뻗는다.

머리를 천천히 위로 든다.

등세모근(승모근)이 당겨진다.

넓은 등 근(광배근)이 늘어난다.

등세모근(승모근) 길이에 있는 마름근(능형근)이 어깨뼈(견갑골)를 안쪽으로 당겨진다.

양쪽의 척추 폄근들이 당겨진다.

등세모근 동원

등세모근(승모근)은 세 부분으로 나누어져 있으며 근육섬유가 네 방향으로 움직인다. 어깨를 굽히면 모든 근육섬유가 다양한 각도로 당겨진다. 위 등세모근이 수축 당겨지면 어깨뼈(견갑골)가 올라간다. 많은 사람들이 이 근육을 지나치게 당겨 과도한 긴장을 유발한다. 중간과 아래 등세모근을 주로 사용해야 한다.

위 등세모근: 어깨뼈 올림

중간 등세모근: 어깨뼈 올림, 안쪽 회전, 모음

중간 등세모근: 어깨뼈 모음

아래 등세모근: 어깨뼈 위쪽 올림, 내림, 모음

척주 유연성

매우 유연한 사람들은 대체로 척주에 심한 곡선을 그리면서(14~15쪽 참고) 골반을 앞쪽으로 기울일 수 있다. 이것이 가능하다면 아래쪽 갈비뼈를 안쪽으로 들이고배 근육을, 특히 배가로근(복횡근)을 당겨 보라. 하지만 꼬리뼈(미골)를 지나치게 뒤로 당겨 허리척추 곡선(허리굽이)이 무너져서는 안 된다.

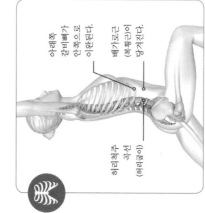

허리척추 곡선 (허리굽이)

아래쪽 갈비뼈가 안쪽으로 이완된다.

배가로근 (복횡근)이 당겨진다.

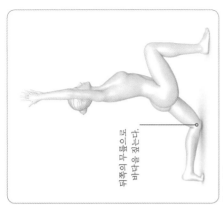

응용 자세

무릎으로 그냥 바닥을 짚거나, 접은 담요를 길이 무릎을 배김을 줄이어도 된다. 또한 손으로 바닥을 짚어 균형을 잡음으로써 스트레칭에만 초점을 맞출 수도 있다.

뒤쪽의 무릎으로 바닥을 짚는다.

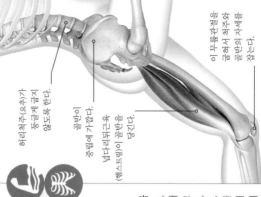

허리척추(요추)가 등글게 앞으로 휜다.

골반이 중립에 가깝다.

넙다리뒤근육(햄스트링)이 골반을 당긴다.

이 무릎관절을 굽혀서 척추와 골반의 자세를 잡는다.

수축된 넙다리뒤근육

넙다리뒤근육(햄스트링)이 수축되면, 골반을 당겨 뒤로 기울인 채 허리척추(요추)를 둥글게 하고 있을지 모른다. 만약 그렇다면, 혹은 허리에 조이는 느낌이 든면, 뒤쪽의 무릎관절을 굽혀서 넙다리뒤근육이 골반서 넙다리뒤근육이 중립 자세에 덜 당겨지게 해서 중립 자세에 더 가깝게 할 필요가 있다.

넙다리뒤근육
(햄스트링)이 강하게 당겨진다.

무릎관절이 굽는다.

뒤-옆에서 본 모습

발바닥의 발바닥근막(족저근막)이 늘어난다.

정강이 근육이 늘어나면서 상체를 당겨져 몸의 균형을 유지한다.

뒤쪽의 발이 굽는다.
(등쪽굽힘(배측굴곡)

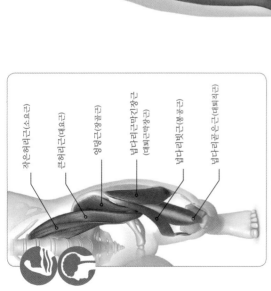

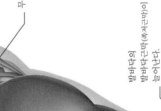

엉덩관절 굽힘근

오래 앉아서 생활한다면 엉덩관절 굽힘근들이 뻣뻣할 수 있다. 이 요가 자세를 수행해서 이런되는 근엉이 강하게 드러면 허리근(요근)을 풀인 반응 근육으로 볼 수 있다. 고대인들은 이 근육을 당겨서 뛰어 닿아넘으로써 포식동물로부터 벗어났었다. 현대인은 스트레스를 받거나 컴퓨터 앞에 앉아 있으면 무의식적으로 이 근육이 당겨진다.

작은허리근(소요근)

큰허리근(대요근)

엉덩근(장골근)

넙다리근막긴장근
(대퇴근막장근)

넙다리빗근(봉공근)

넙다리곧은근(대퇴직근)

넙다리뒤근육
(햄스트링)이 강하게 당겨진다.

전사 자세 2

Virabhadrasana II

이 힘찬 선 자세는 흔들림 없고 활력 넘치며 안정적이다.
일정 시간 이 자세를 취하면 몸의 균형과 근력에
영향을 미쳐, 자신의 마음이 열정적인 요가 자세에
어떻게 반응하는지 잘 알 수 있다.

개요 보기

이 자세를 취하면 넓적다리 주위 큰 근육들과
중심근육(코어근육)이 당겨진다. 팔은 양쪽
방향으로 향하고, 관절이 여유로워져
무릎관절이나 손가락관절이 경직되거나
잠기지 않는다.

구분
- ●--- 관절
- ○--- 근육
- ● 당겨짐
- ● 늘어나면서 당겨짐
- ○ 늘어남

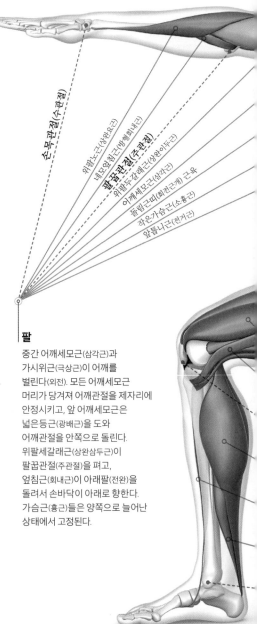

손목관절(수관절)
위팔노근(상완요근)
내모앞치근(방형회내근)
팔꿉관절(주관절)
위팔두갈래근(상완이두근)
어깨세모근(삼각근)
돌림근띠(회전근개) 근육
작은가슴근(소흉근)
앞톱니근(전거근)

팔

중간 어깨세모근(삼각근)과
가시위근(극상근)이 어깨를
벌린다(외전). 모든 어깨세모근
머리가 당겨져 어깨관절을 제자리에
안정시키고, 앞 어깨세모근은
넓은등근(광배근)을 도와
어깨관절을 안쪽으로 돌린다.
위팔세갈래근(상완삼두근)이
팔꿉관절(주관절)을 펴고,
엎침근(회내근)이 아래팔(전완)을
돌려서 손바닥이 아래로 향한다.
가슴근(흉근)들은 양쪽으로 늘어난
상태에서 고정된다.

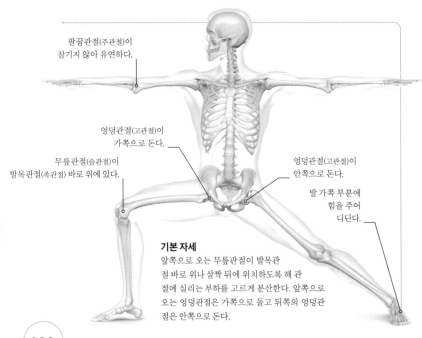

팔꿉관절(주관절)이
잠기지 않아 유연하다.

엉덩관절(고관절)이
가쪽으로 돈다.

무릎관절(슬관절)이
발목관절(족관절) 바로 위에 있다.

엉덩관절(고관절)이
안쪽으로 돈다.

발 가쪽 부분에
힘을 주어
디딘다.

기본 자세

앞쪽으로 오는 무릎관절이 발목관
절 바로 위나 살짝 뒤에 위치하도록 해 관
절에 실리는 부하를 고르게 분산한다. 앞쪽으로
오는 엉덩관절은 가쪽으로 돌고 뒤쪽의 엉덩관
절은 안쪽으로 돈다.

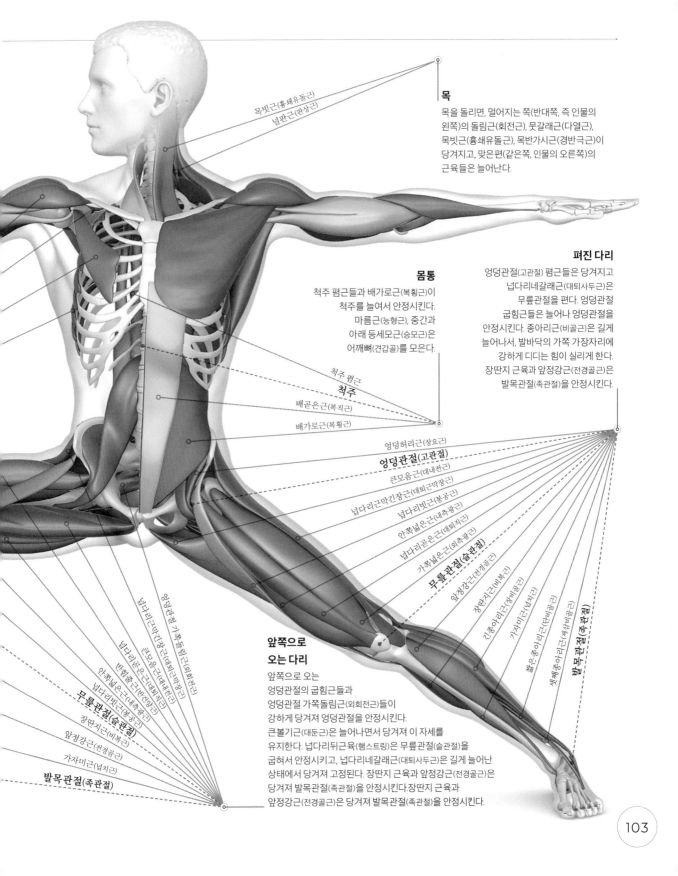

목빗근(흉쇄유돌근)
널판근(판상근)

목

목을 돌리면, 멀어지는 쪽(반대쪽, 즉 인물의 왼쪽)의 돌림근(회전근), 뭇갈래근(다열근), 목빗근(흉쇄유돌근), 목반가시근(경반극근)이 당겨지고, 맞은편(같은쪽, 인물의 오른쪽)의 근육들은 늘어난다.

펴진 다리

엉덩관절(고관절) 폄근들은 당겨지고 넙다리네갈래근(대퇴사두근)은 무릎관절을 편다. 엉덩관절 굽힘근들은 늘어나 엉덩관절을 안정시킨다. 종아리근(비골근)은 길게 늘어나서, 발바닥의 가쪽 가장자리에 강하게 디디는 힘이 실리게 한다. 장딴지 근육과 앞정강근(전경골근)은 발목관절(족관절)을 안정시킨다.

몸통

척주 폄근들과 배가로근(복횡근)이 척주를 늘여서 안정시킨다. 마름근(능형근), 중간과 아래 등세모근(승모근)은 어깨뼈(견갑골)를 모은다.

척주 폄근
척주
배곧은근(복직근)
배가로근(복횡근)

엉덩허리근(장요근)
엉덩관절(고관절)
큰모음근(대내전근)
넙다리근막긴장근(대퇴근막장근)
넙다리빗근(봉공근)
안쪽넓은근(내측광근)
넙다리곧은근(대퇴직근)
가쪽넓은근(외측광근)
무릎관절(슬관절)
앞정강근(전경골근)
장딴지근(비복근)
긴종아리근(장비골근)
가자미근(넙치근)
짧은종아리근(단비골근)
셋째종아리근(제삼비골근)
발목관절(족관절)

앞쪽으로
오는 다리

앞쪽으로 오는 엉덩관절의 굽힘근들과 엉덩관절 가쪽돌림근(외회전근)들이 강하게 당겨져 엉덩관절을 안정시킨다. 큰볼기근(대둔근)은 늘어나면서 당겨져 이 자세를 유지한다. 넙다리뒤근육(햄스트링)은 무릎관절(슬관절)을 굽혀서 안정시키고, 넙다리네갈래근(대퇴사두근)은 길게 늘어난 상태에서 당겨져 고정된다. 장딴지 근육과 앞정강근(전경골근)은 당겨져 발목관절(족관절)을 안정시킨다.장딴지 근육과 앞정강근(전경골근)은 당겨져 발목관절(족관절)을 안정시킨다.

넙다리근막긴장근(대퇴근막장근)
엉덩관절 가쪽돌림근(외회전근)
큰볼기근(대퇴직근)
넙다리곧은근(대퇴직근)
반힘줄근(반건양근)
안쪽넓은근(내측광근)
넙다리빗근(봉공근)
무릎관절(슬관절)
장딴지근(비복근)
앞정강근(전경골근)
가자미근(넙치근)
발목관절(족관절)

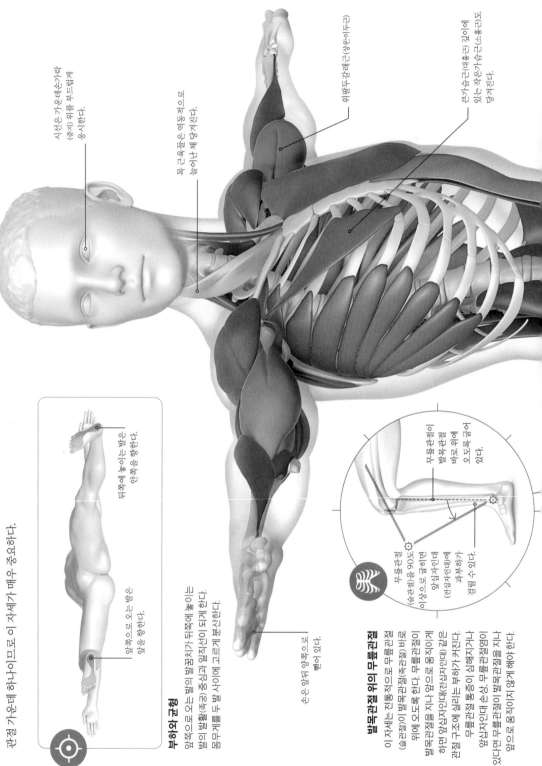

전사 자세 2 | Virabhadrasana II

》 자세히 보기

전사 자세 2의 고유한 기본 자세를 수행하면 넙다리 관절, 특히 무릎관절(슬관절)의 구조 순성을 예방할 수 있다. 무릎관절은 몸에서 역학적으로 가장 복잡한 관절 가운데 하나이므로 이 자세가 매우 중요하다.

시선은 가운뎃손가락 (중지) 위를 부드럽게 응시한다.

목 근육들은 역동적으로 늘어난 채 당겨진다.

위팔두갈래근(상완이두근)

큰가슴근(대흉근) 깊이에 있는 작은가슴근(소흉근)도 당겨진다.

부하와 균형

앞쪽으로 오는 발이 발끝치가 뒤쪽에 놓이는 발의 발활(족궁) 중심과 일직선이 되게 한다. 몸무게를 두 발 사이에 고르게 분산한다.

뒤쪽에 놓이는 발은 안쪽을 향한다.

앞쪽으로 오는 발은 앞을 향한다.

손은 앞뒤 양쪽으로 뻗어 있다.

발목관절 위의 무릎관절

이 자세는 전통적으로 무릎관절 (슬관절)이 발목관절(족관절) 바로 위에 오도록 한다. 무릎관절이 발목관절을 지나 앞으로 움직이게 하면 앞섬유인대(전십자인대) 같은 관절 구조에 실리는 부하가 커진다. 무릎관절 통증이 심해지거나 앞섬유인대 손상 무릎관절염이 있다면 무릎관절이 발목관절을 지나 앞으로 움직이지 않게 해야 한다.

무릎관절이 발목관절 바로 위에 오도록 굽어 있다.

무릎관절 (슬관절)을 90도 이상으로 굽히면 앞십자인대 (전십자인대)에 과부하가 걸릴 수 있다.

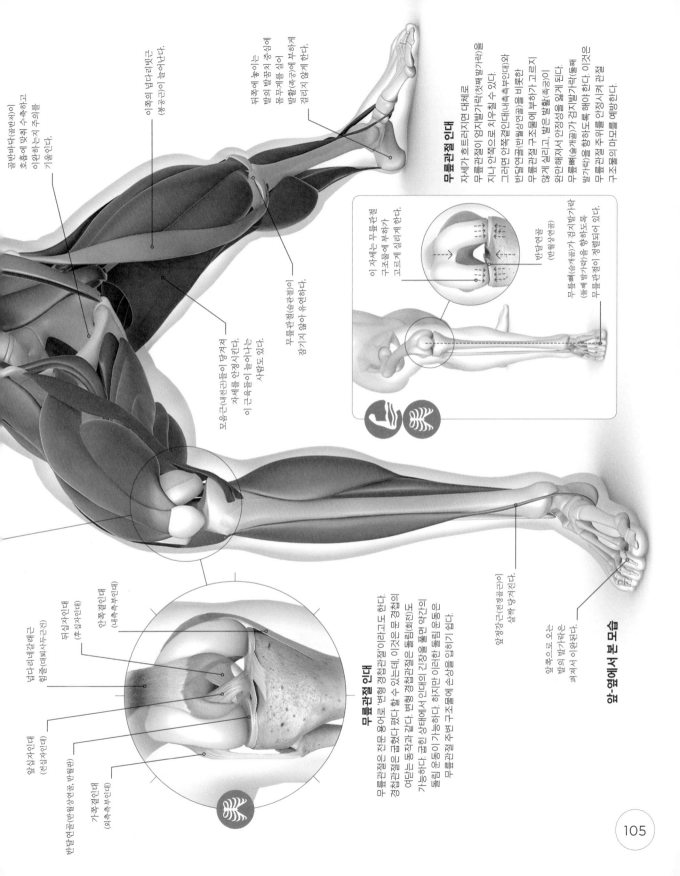

큰볼기바닥(골반뒤쪽)이
호흡에 맞춰 수축하고
이완하는 주의를
기울인다.

이쪽의 넙다리빗근
(봉공근이 늘어난다.

뒤쪽에 놓이는
발의 발끝과 정강이 중심에
무게를 실어
발활(족궁)에 부하게
걸리지 않게 한다.

모음근(내전근)들이 당겨서
자세를 안정시킨다.
이 근육들이 늘어나는
사람도 있다.

무릎관절(슬관절)이
잠기지 않아 유연하다.

무릎관절 인대

자세가 흐트러지면 대체로
무릎관절이 엄지발가락(첫째발가락)을
지나 안쪽으로 치우칠 수 있다.
그러면 안쪽곁인대(내측측부인대)와
반달연골(반월상연골)을 비롯한
무릎관절 구조물에 부하가 고르지
않게 실리고, 발은 발활(족궁)이
안만해져서 안정성을 잃게 된다.
무릎뼈(슬개골)가 엄지발가락(둘째
발가락)을 향하도록 해야 한다. 이것은
무릎관절 주위를 안정시켜 관절
구조물의 마모를 예방한다.

이 자세는 무릎관절
구조물에 부하를
고르게 실리게 한다.

반달연골
(반월상연골)

무릎뼈(슬개골)가 엄지발가락
(둘째 발가락)을 향하도록
무릎관절이 정렬되어 있다.

앞-옆에서 본 모습

앞정강근(전경골근)이
살짝 당겨진다.

앞으로 오는
발이 발가락이
과서서 이완된다.

무릎관절 인대

무릎관절은 전문 용어로 경첩관절이라고도 한다.
경첩관절은 굽혔다 폈다 할 수 있는데, 이것은 문 경첩이
여닫는 동작과 같다. 변형 경첩관절은 돌림(회전)도
가능하다. 굽힘 운동이 인대에서 긴장을 풀면 약간의
돌림 운동이 가능하다. 하지만 이러한 돌림 운동은
무릎관절 주변 구조물에 손상을 입히기 쉽다.

넙다리네갈래근
힘줄(대퇴사두근건)

뒤십자인대
(후십자인대)

안쪽곁인대
(내측측부인대)

앞십자인대
(전십자인대)

반달연골(반월상연골, 반월판)

가쪽곁인대
(외측측부인대)

105

전사 자세 3

Virabhadrasana III

전사 자세 3은 힘차고 균형 잡힌 선 자세로, 집중력과 조정력을 향상시킨다. 특히 머리를 지면과 평행하게 맞추는 데 균형감이 요구되는데, 이것은 몸 자세를 조정하고 똑바로 서 있게 돕는 속귀(내이) 안쪽 구조물에 영향을 미친다.

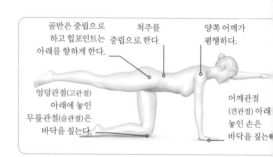

골반은 중립으로 하고 힙포인트는 아래를 향하게 한다.

척주를 중립으로 한다.

양쪽 어깨가 평행하다.

엉덩관절(고관절) 아래에 놓인 무릎관절(슬관절)은 바닥을 짚는다.

어깨관절(견관절) 아래 놓인 손은 바닥을 짚는다.

응용 자세
이 태양새 자세는 균형감을 필요로 하지만 전사 자세 3보다 안정된 기반을 바탕으로 한다. 네 팔다리로 시작해서 한 팔을 어깨관절 높이로 올리고 맞은편 다리를 엉덩관절 높이로 올린다.

개요 보기

한쪽 다리로 균형을 유지하다 보면 넓적다리(대퇴)와 종아리(하퇴)와 발목관절(족관절)의 근육들이 강화된다. 엉덩관절과 어깨관절 주변 근육, 중심근육(코어근육)이 강하게 당겨져 몸의 나머지 부분들의 수평을 잡아준다.

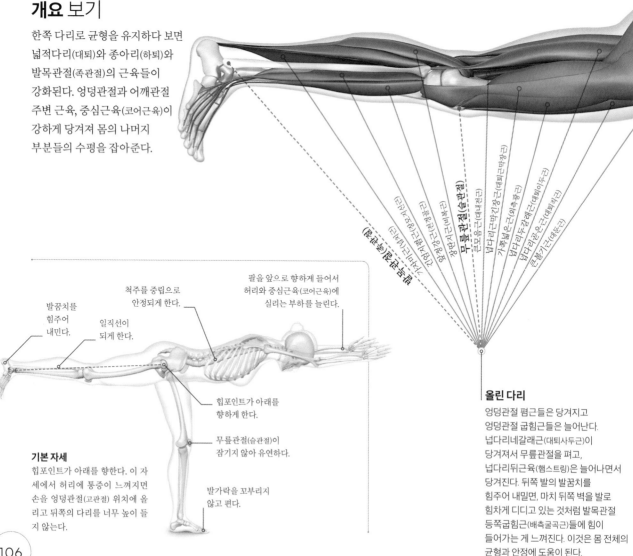

발꿈치를 힘주어 내민다.

일직선이 되게 한다.

척주를 중립으로 안정되게 한다.

팔을 앞으로 향하게 들어서 허리와 중심근육(코어근육)에 실리는 부하를 늘린다.

힙포인트가 아래를 향하게 한다.

무릎관절(슬관절)이 잠기지 않아 유연하다.

발가락을 꼬부리지 않고 편다.

기본 자세
힙포인트가 아래를 향한다. 이 자세에서 허리에 통증이 느껴지면 손을 엉덩관절(고관절) 위치에 올리고 뒤쪽의 다리를 너무 높이 들지 않는다.

올린 다리
엉덩관절 폄근들은 당겨지고 엉덩관절 굽힘근들은 늘어난다. 넙다리네갈래근(대퇴사두근)이 당겨져서 무릎관절을 펴고, 넙다리뒤근육(햄스트링)은 늘어나면서 당겨진다. 뒤쪽 발의 발꿈치를 힘주어 내밀면, 마치 뒤쪽 벽을 발로 힘차게 디디고 있는 것처럼 발목관절 등쪽굽힘근(배측굴곡근)들에 힘이 들어가는 게 느껴진다. 이것은 몸 전체의 균형과 안정에 도움이 된다.

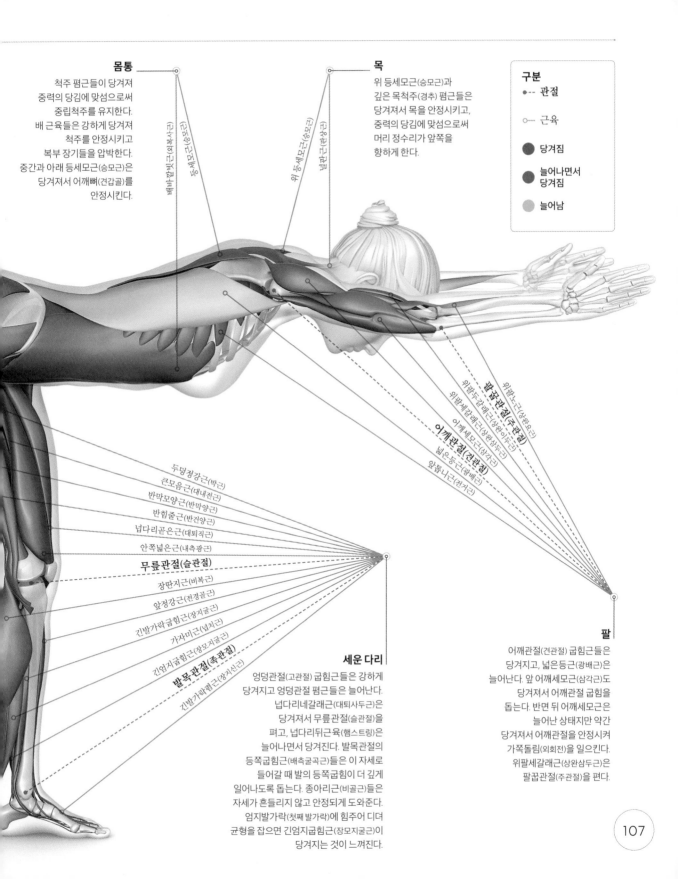

몸통
척주 폄근들이 당겨져
중력의 당김에 맞섬으로써
중립척주를 유지한다.
배 근육들은 강하게 당겨져
척주를 안정시키고
복부 장기들을 압박한다.
중간과 아래 등세모근(승모근)은
당겨져서 어깨뼈(견갑골)를
안정시킨다.

목
위 등세모근(승모근)과
깊은 목척주(경추) 폄근들은
당겨져서 목을 안정시키고,
중력의 당김에 맞섬으로써
머리 정수리가 앞쪽을
향하게 한다.

구분
●--● 관절
○—○ 근육
● 당겨짐
● 늘어나면서
당겨짐
○ 늘어남

등세모근(승모근)
널판근(판상근)

위 등세모근(승모근)
널판근(판상근)

위팔노근(상완요근)
위팔두갈래근(상완이두근)
위팔세갈래근(상완삼두근)
어깨세모근(삼각근)
넓은등근(광배근)
앞톱니근(전거근)

팔꿉관절(주관절)

어깨관절(견관절)

두덩정강근(박근)
큰모음근(대내전근)
반막모양근(반막양근)
반힘줄근(반건양근)
넙다리곧은근(대퇴직근)
안쪽넓은근(내측광근)

무릎관절(슬관절)

장딴지근(비복근)
앞정강근(전경골근)
긴발가락굽힘근(장지굴근)
가자미근(넙치근)
긴엄지굽힘근(장모지굴근)

발목관절(족관절)

긴발가락폄근(장지신근)

세운 다리
엉덩관절(고관절) 굽힘근들은 강하게
당겨지고 엉덩관절 폄근들은 늘어난다.
넙다리네갈래근(대퇴사두근)은
당겨져서 무릎관절(슬관절)을
펴고, 넙다리뒤근육(햄스트링)은
늘어나면서 당겨진다. 발목관절의
등쪽굽힘근(배측굴곡근)들은 이 자세로
들어갈 때 발의 등쪽굽힘이 더 깊게
일어나도록 돕는다. 종아리근(비골근)들은
자세가 흔들리지 않고 안정되게 도와준다.
엄지발가락(첫째 발가락)에 힘주어 디뎌
균형을 잡으면 긴엄지굽힘근(장모지굴근)이
당겨지는 것이 느껴진다.

팔
어깨관절(견관절) 굽힘근들은
당겨지고, 넓은등근(광배근)은
늘어난다. 앞 어깨세모근(삼각근)도
당겨져서 어깨관절 굽힘을
돕는다. 반면 뒤 어깨세모근은
늘어난 상태지만 약간
당겨져서 어깨관절을 안정시켜
가쪽돌림(외회전)을 일으킨다.
위팔세갈래근(상완삼두근)은
팔꿉관절(주관절)을 편다.

≫ **자세히** 보기

이 자세의 균형을 잡는 데에는 속귀(내이) 정보,
시각 정보, 고유 감각 정보 입력이라는
3가지 메커니즘이 작용한다. 전사 자세 3은
3가지 각각을 단련시켜, 이 자세로
들어갈 때의 동적 균형감과 이 자세를
유지할 때의 정적 균형감을 향상시킨다.

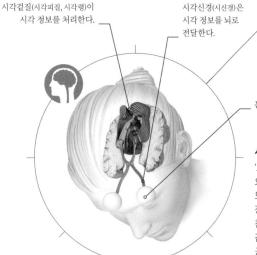

시각겉질(시각피질, 시각령)이
시각 정보를 처리한다.

시각신경(시신경)은
시각 정보를 뇌로
전달한다.

눈

시각 정보 입력

'드리시티'는 '초점'을 의미하는
요가 용어이며, 균형감과 집중력에
도움이 될 수 있다. 자기 앞의
정점(定點, stationary point) 하나에
침착하게 집중해 보라. 잠시 눈을
감아볼 수도 있다. 그러면 몸의
균형을 잡는 데 시각 정보 입력이
얼마나 중요한지 금방 알게 된다.

몸통이 바닥과
평행하게 편안히
앞쪽을 향한다.

엉덩관절(고관절)
폄근들이 늘어나면서
당겨진다.

넙다리네갈래근(대퇴사두근)은
강하게 당겨진다.

무릎뼈(슬개골)가
앞쪽을 향한다.

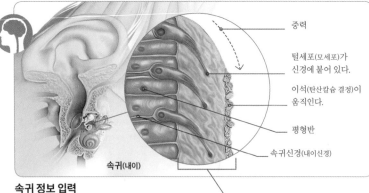

중력

털세포(모세포)가
신경에 붙어 있다.

이석(탄산칼슘 결정)이
움직인다.

평형반

속귀신경(내이신경)

속귀(내이)

앞정강근(전경골근)이
당겨져 균형을 유지한다.

속귀 정보 입력

속귀(내이)는 액체로 가득한 뼈미로(골미로) 속
굴(관)이며, 몸의 평형과 균형을 조절한다. 머리의
방향이 바뀌면 속귀의 액체가 민감한 털세포(모세포)를
누른다. 털세포에 붙은 신경은 머리가 향하고 있는
방향을 뇌에 알려주려 몸의 균형을 조정하게 한다.

이석막(평형모래막)은
젤라틴 섬유로
이루어져 있다.

발가락이 펴져
이완된다.

앞에서 본 모습

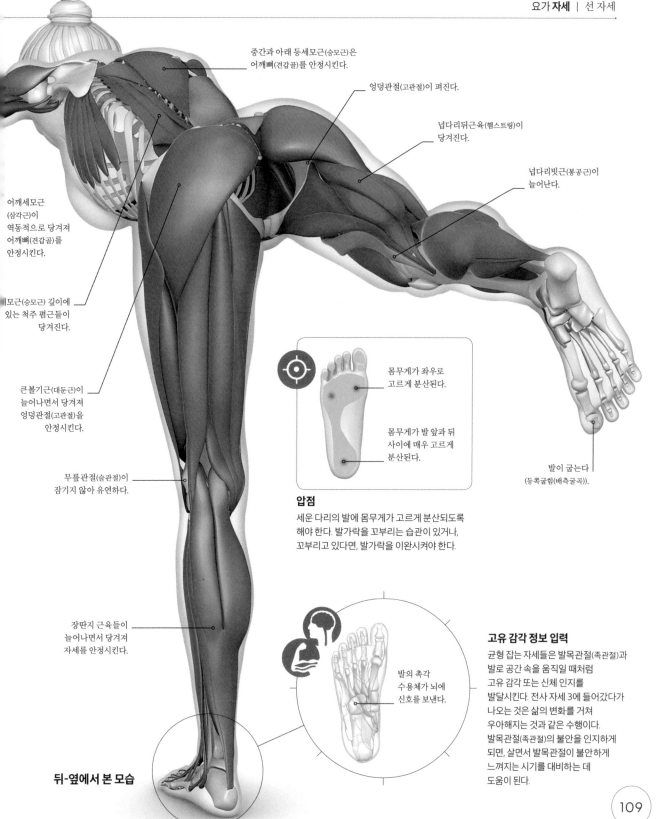

중간과 아래 등세모근(승모근)은
어깨뼈(견갑골)를 안정시킨다.

엉덩관절(고관절)이 펴진다.

넙다리뒤근육(햄스트링)이
당겨진다.

넙다리빗근(봉공근)이
늘어난다.

어깨세모근
(삼각근)이
역동적으로 당겨져
어깨뼈(견갑골)를
안정시킨다.

|모근(승모근) 깊이에
있는 척주 폄근들이
당겨진다.

큰볼기근(대둔근)이
늘어나면서 당겨져
엉덩관절(고관절)을
안정시킨다.

무릎관절(슬관절)이
잠기지 않아 유연하다.

몸무게가 좌우로
고르게 분산된다.

몸무게가 발 앞과 뒤
사이에 매우 고르게
분산된다.

발이 굽는다
(등쪽굽힘(배측굴곡)).

압점
세운 다리의 발에 몸무게가 고르게 분산되도록
해야 한다. 발가락을 꼬부리는 습관이 있거나,
꼬부리고 있다면, 발가락을 이완시켜야 한다.

장딴지 근육들이
늘어나면서 당겨져
자세를 안정시킨다.

발의 촉각
수용체가 뇌에
신호를 보낸다.

고유 감각 정보 입력
균형 잡는 자세들은 발목관절(족관절)과
발로 공간 속을 움직일 때처럼
고유 감각 또는 신체 인지를
발달시킨다. 전사 자세 3에 들어갔다가
나오는 것은 삶의 변화를 거쳐
우아해지는 것과 같은 수행이다.
발목관절(족관절)의 불안을 인지하게
되면, 살면서 발목관절이 불안하게
느껴지는 시기를 대비하는 데
도움이 된다.

뒤-옆에서 본 모습

109

나무 자세
Vrksasana

나무 자세는 정적 균형감을 키운다. 호흡을 부드럽게 지속하면서 마음을 집중하면 정적 균형감을 더 높일 수 있다. 요가를 대표하는 이 자세는 불안정이 지극히 자연스럽다. 불안정하는 것은 곧 관절 안정화에 핵심인 근육들을 강화하고 있다는 것을 의미한다.

개요 보기

세운 다리의 넓적다리(대퇴)와 종아리(하퇴)의 큰 근육들이 당겨져 몸에 안정된 기반을 제공한다. 올린 다리의 넓적다리와 몸통의 근육들은 다리를 올려 가쪽 돌림(외회전)한 상태로 유지한다. 윗몸(상체)이 중심으로 안정된다.

척추 평근들과 배가로근(복횡근)이 당겨져 척추를 늘여서 중립 곡선으로 안정시킨다. 마름근(능형근), 중간과 아래 등세모근(승모근)이 당겨져 어깨뼈(견갑골)를 모은다.

배곧은근(복직근)
배가로근(복횡근)

척추 평근
척추 폄근
마름근(능형근)

응용 자세

팔을 머리 위로 올리면 중력이 작용하는 중심이 위로 이동한다. 시선을 위로 올리면 균형 잡기가 어려워진다. 두 팔을 넓은 V 형태로 벌릴 수도 있다.

팔을 머리
위로 올린다.

팔

위팔근(상완근), 위팔두갈래근(상완이두근), 위팔노근(상완요골근)이 팔꿉관절(주관절)을 굽힌다. 큰가슴근(대흉근)이 당겨서 아래 어깨 모으는(내전) 동작을 돕는다. 복장뼈(흉골) 앞에서 두 손바닥을 맞대고 서로 강하게 누르면, 손목관절(수관절) 굽힘근들은 늘어나고, 손목관절 폄근들을 당겨진다.

어깨관절(견관절)
위팔세갈래근(상완삼두근)
손목관절(수관절)
위팔노근(상완요골근)
큰가슴근(대흉근)
위팔뼈(상완골)

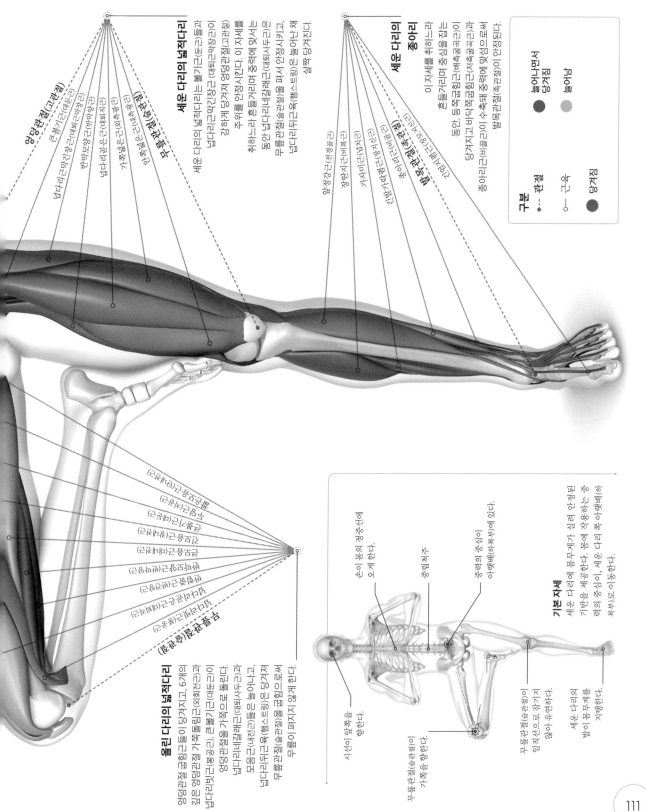

엉덩관절 (고관절)
- 큰볼기근(대둔근)
- 넙다리근막긴장근(대퇴근막장근)
- 반막모양근(반막양근)
- 넙다리곧은근(대퇴직근)
- 가쪽넓은근(외측광근)
- 안쪽넓은근(내측광근)

무릎관절(슬관절)

세운 다리의 넙적다리

세운 다리의 넙적다리는 볼기근(둔근)들과 넙다리근막긴장근(대퇴근막장근)이 강하게 당겨져 엉덩관절(고관절)과 주위를 안정시킨다. 이 자세를 취하느라 흔들거리며 중력에 맞서는 동안 넙다리네갈래근(대퇴사두근)은 무릎관절(슬관절)을 펴서 안정시키고, 넙다리뒤근육(햄스트링)은 늘어난 채 실적 당겨진다.

발목관절(족관절)
- 앞정강근(전경골근)
- 장딴지근(비복근)
- 가자미근(넙치근)
- 긴발가락폄근(장지신근)
- 종아리근(비골근)

세운 다리의 종아리

이 자세를 취하느라 흔들거리며 중심을 잡는 동안, 등쪽굽힘근(배측굴근)이 당겨지고 바닥쪽굽힘근(저측굴근)과 수축함으로써 종아리근(비골근)이 수직 종아리의 발목관절(족관절)이 안정된다.

구분
- 늘어나면서 당겨짐
- 늘어남

- - - 관절
- 근육
- 당겨짐

올린 다리의 넙적다리
- (대둔근)큰볼기근
- (봉공근)넙다리빗근
- (내전근)모음근
- (외회전근)돌림근
- (대퇴직근)넙다리곧은근
- (반막양근)반막모양근
- (반건양근)반힘줄모양근
- (대퇴이두근)넙다리두갈래근

올린 다리의 넙적다리

엉덩관절 굽힘근들이 당겨지고, 6개의 깊은 엉덩관절돌림근(외회전근)과 넙다리빗근(봉공근), 큰볼기근(대둔근)이 엉덩관절을 가쪽으로 돌린다. 넙다리네갈래근(대퇴사두근)과 모음근(내전근)들은 늘어나고, 넙다리뒤근육(햄스트링)은 당겨져 무릎관절(슬관절)을 굽힘으로써 무릎이 펴지지 않게 한다.

기본 자세

세운 다리에 몸무게가 실려 안정된 기반을 제공한다. 몸에 작용하는 중력의 중심이, 세운 다리 쪽 아랫배(하복부)로 이동한다.

- 손이 몸의 정중선에 오게 한다.
- 중립척주
- 몸의 중심이 아랫배(하복부)에 있다.
- 시선이 앞쪽을 향한다.
- 무릎관절(슬관절)이 가쪽을 향한다.
- 무릎관절(슬관절)이 일직선으로 접히지 않아 유연하다.
- 세운 다리의 발이 몸무게를 지탱한다.

≫ **자세히** 보기

나무 자세는 독특한 자세로 엉덩관절을 안정시킨다. 이 자세를
취하고 있으면, 특히 세운 다리의 발바닥에서 신체 인지가 증가한다.
호흡을 차분히 지속하면서 집중하라.

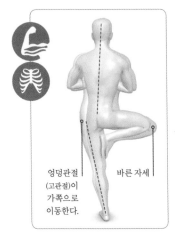

엉덩관절 벌림근

엉덩관절(고관절) 벌림근(외전근),
특히 세운 다리의 넓적다리에 있는
중간볼기근(중둔근)이 당겨지지
않으면 엉덩관절이 가쪽으로
밀려난다. 이러면 균형을 잡기
어렵고, 무심코 잘못된 자세
습관에 빠지기 십상이다.
이것을 방지하려면,
세운 다리 쪽 엉덩관절을
안쪽으로 끌어당겨 골반이
중립이 되도록 해야 한다.

엉덩관절
(고관절)이
가쪽으로
이동한다.

바른 자세

위 등세모근(승모근)이
이완된다.

위팔두갈래근
(상완이두근)이
당겨지면서 손
몸 가운데로 온

넙다리네갈래근
(대퇴사두근)이 늘어나면
무릎관절이 굽는다.

척주 폄근들이
당겨져 자세를
유지한다.

볼기근(둔근)들이 강하게
당겨져 엉덩관절의
정렬을 유지한다.

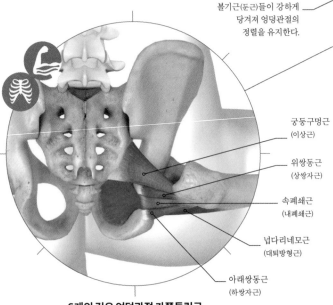

궁둥구멍근
(이상근)

위쌍동근
(상쌍자근)

속폐쇄근
(내폐쇄근)

넙다리네모근
(대퇴방형근)

아래쌍동근
(하쌍자근)

발과 넙적다리가 같은
힘으로 서로 반대
방향으로 민다.

넙다리뒤근육(햄스트링)이
당겨져 몸의 균형을
유지한다.

6개의 깊은 엉덩관절 가쪽돌림근

엉덩관절(고관절)을 가쪽으로 돌리려면, 엉덩관절 안
깊은 곳의 작은 근육 6개를 당겨야 한다. 나무 자세처럼
힘찬 선 자세는 6개의 깊은 엉덩관절 가쪽돌림근(외회전근)을
역동적으로 늘여서 당긴다. 이 근육들을 더 길게 늘이려면
비둘기 자세(80~83쪽)처럼 늘여야 한다.

발목관절(족관절)
주위의 인대가
자세 안정을 돕는다.

뒤에서 본 모습

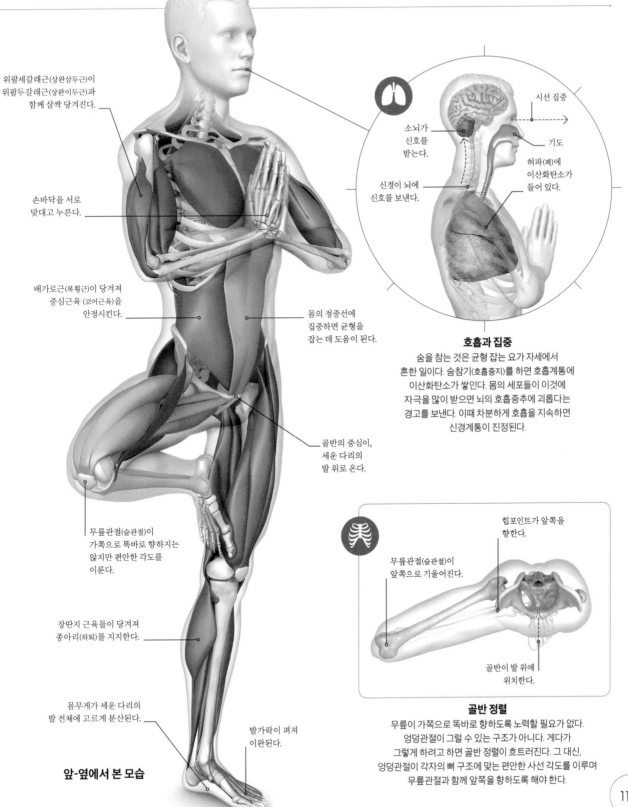

위팔세갈래근(상완삼두근)이
위팔두갈래근(상완이두근)과
함께 살짝 당겨진다.

손바닥을 서로
맞대고 누른다.

배가로근(복횡근)이 당겨져
중심근육 (코어근육)을
안정시킨다.

몸의 정중선에
집중하면 균형을
잡는 데 도움이 된다.

무릎관절(슬관절)이
가쪽으로 똑바로 향하지는
않지만 편안한 각도를
이룬다.

장딴지 근육들이 당겨져
종아리(하퇴)를 지지한다.

골반의 중심이,
세운 다리의
발 위로 온다.

몸무게가 세운 다리의
발 전체에 고르게 분산된다.

발가락이 펴져
이완된다.

앞-옆에서 본 모습

시선 집중

소뇌가
신호를
받는다.

기도

허파(폐)에
이산화탄소가
들어 있다.

신경이 뇌에
신호를 보낸다.

호흡과 집중

숨을 참는 것은 균형 잡는 요가 자세에서
흔한 일이다. 숨참기(호흡중지)를 하면 호흡계통에
이산화탄소가 쌓인다. 몸의 세포들이 이것에
자극을 많이 받으면 뇌의 호흡중추에 괴롭다는
경고를 보낸다. 이때 차분하게 호흡을 지속하면
신경계통이 진정된다.

힙포인트가 앞쪽을
향한다.

무릎관절(슬관절)이
앞쪽으로 기울어진다.

골반이 발 위에
위치한다.

골반 정렬

무릎이 가쪽으로 똑바로 향하도록 노력할 필요가 없다.
엉덩관절이 그럴 수 있는 구조가 아니다. 게다가
그렇게 하려고 하면 골반 정렬이 흐트러진다. 그 대신,
엉덩관절이 각자의 뼈 구조에 맞는 편안한 사선 각도를 이루며
무릎관절과 함께 앞쪽을 향하도록 해야 한다.

무용수 자세

Natarajasana

무용수 자세는 쉽지 않은 정적 균형 자세로서, 근력과 유연성, 민첩성을 길러 준다. 이 자세로 우아하게 들어가고 나오자면 발달된 균형 감각이 필요하다. 반면에 벽이나 의자에 기대면 안정된 자세를 취할 수 있다.

팔

앞쪽으로 내미는 팔의 앞 어깨세모근(삼각근), 큰가슴근(대흉근), 부리위팔근(오훼완근)은 어깨관절(견관절)을 굽히고, 위팔세갈래근(상완삼두근)은 팔꿈치관절(주관절)을 편다. 뒤쪽으로 내미는 팔의 앞 어깨세모근, 넓은등근(광배근), 큰원근(대원근)은 당겨져서 어깨관절을 펴고, 위팔세갈래근은 팔꿈치관절을 편다. 팔꿈치관절 굽힘근들도 늘어난 상태에서 당겨져, 올린 다리를 등척성으로 끌어당긴다.

개요 보기

세운 다리의 엉덩관절(고관절), 넓적다리, 종아리의 큰 근육들이 강하게 당겨져 한 다리로 균형을 잡는 것을 돕는다. 올린 다리의 엉덩관절과 넓적다리의 앞쪽 근육들은 맞균형(counterbalance)을 이루느라 이완되면서 늘어난다. 등 근육들은 당겨져서 뒤로젖히기(후굴) 자세를 이루고, 가슴과 배의 근육들은 늘어난다. 목의 근육들은 길게 늘어나고, 어깨의 근육들은 이완된다.

구분
- ●--- 관절
- ○— 근육
- ● 당겨짐
- ● 늘어나면서 당겨짐
- ● 늘어남

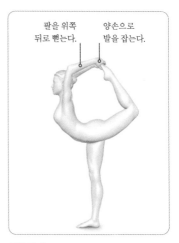

위팔노근(상완요근)
팔꿈치관절(주관절)
위팔세갈래근(상완삼두근)
위팔두갈래근(상완이두근)
어깨세모근(삼각근)
어깨관절(견관절)
큰가슴근(대흉근)

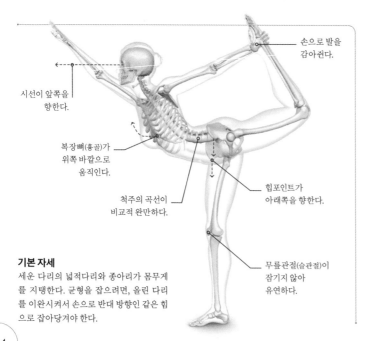

기본 자세
세운 다리의 넓적다리와 종아리가 몸무게를 지탱한다. 균형을 잡으려면, 올린 다리를 이완시켜서 손으로 반대 방향인 같은 힘으로 잡아당겨야 한다.

시선이 앞쪽을 향한다.

복장뼈(흉골)가 위쪽 바깥으로 움직인다.

척주의 곡선이 비교적 완만하다.

손으로 발을 감아쥔다.

힙포인트가 아래쪽을 향한다.

무릎관절(슬관절)이 잠기지 않아 유연하다.

응용 자세
이 자세를 취하려면 두 팔을 위쪽 뒤로 뻗어서 엄지발가락을 잡아야 한다. 허리에 죄이는 느낌이 들면, 깊이 굽혀서는 안 된다. 발목관절(족관절) 주위에 거는 끈을 이용할 수도 있다.

팔을 위쪽 뒤로 뻗는다.

양손으로 발을 잡는다.

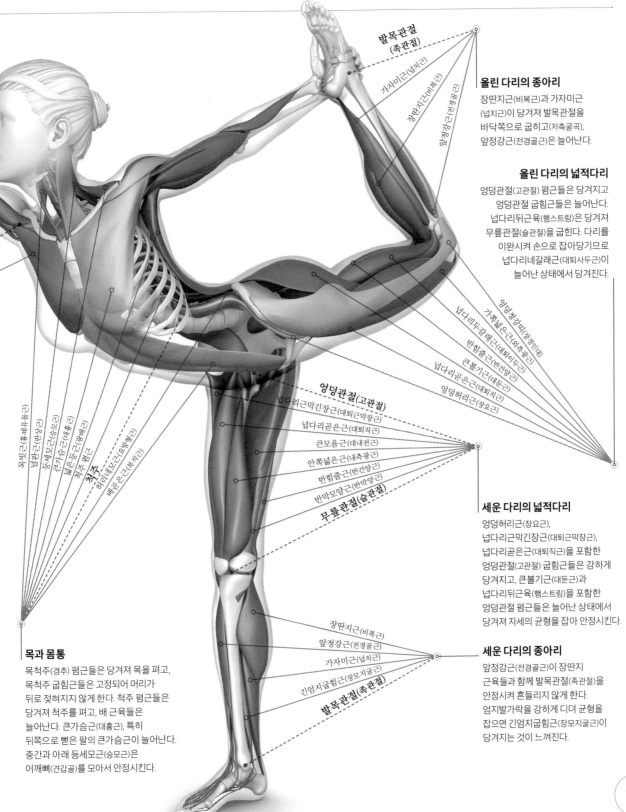

발목관절
(족관절)

가자미근(넙치근)

장딴지근(비복근)

앞정강근(전경골근)

올린 다리의 종아리

장딴지근(비복근)과 가자미근
(넙치근)이 당겨져 발목관절을
바닥쪽으로 굽히고(저측굴곡),
앞정강근(전경골근)은 늘어난다.

올린 다리의 넙적다리

엉덩관절(고관절) 폄근들은 당겨지고
엉덩관절 굽힘근들은 늘어난다.
넙다리뒤근육(햄스트링)은 당겨져
무릎관절(슬관절)을 굽힌다. 다리를
이완시켜 손으로 잡아당기므로
넙다리네갈래근(대퇴사두근)이
늘어난 상태에서 당겨진다.

앞엉덩허리근(장요근)

가쪽넓은근(외측광근)

넙다리두갈래근(대퇴이두근)

반힘줄근(반건양근)

큰볼기근(대둔근)

넙다리곧은근(대퇴직근)

엉덩허리근(장요근)

엉덩관절(고관절)

넙다리근막긴장근(대퇴근막장근)

넙다리곧은근(대퇴직근)

큰모음근(대내전근)

안쪽넓은근(내측광근)

반힘줄근(반건양근)

반막모양근(반막양근)

무릎관절(슬관절)

세운 다리의 넙적다리

엉덩허리근(장요근),
넙다리근막긴장근(대퇴근막장근),
넙다리곧은근(대퇴직근)을 포함한
엉덩관절(고관절) 굽힘근들은 강하게
당겨지고, 큰볼기근(대둔근)과
넙다리뒤근육(햄스트링)을 포함한
엉덩관절 폄근들은 늘어난 상태에서
당겨져 자세의 균형을 잡아 안정시킨다.

목빗근(흉쇄유돌근)

덮판근(판상근)

등세모근(승모근)

큰가슴근(대흉근)

넓은등근(광배근)

척주 폄근

척주

엉덩허리근(요방형근)

배곧은근(복직근)

장딴지근(비복근)

앞정강근(전경골근)

가자미근(넙치근)

긴엄지굽힘근(장모지굴근)

발목관절(족관절)

세운 다리의 종아리

앞정강근(전경골근)이 장딴지
근육들과 함께 발목관절(족관절)을
안정시켜 흔들리지 않게 한다.
엄지발가락을 강하게 디뎌 균형을
잡으면 긴엄지굽힘근(장모지굴근)이
당겨지는 것이 느껴진다.

목과 몸통

목척주(경추) 폄근들은 당겨져 목을 펴고,
목척주 굽힘근들은 고정되어 머리가
뒤로 젖혀지지 않게 한다. 척주 폄근들은
당겨져 척주를 펴고, 배 근육들은
늘어난다. 큰가슴근(대흉근), 특히
뒤쪽으로 뻗은 팔의 큰가슴근이 늘어난다.
중간과 아래 등세모근(승모근)은
어깨뼈(견갑골)를 모아서 안정시킨다.

≫ 자세히 보기

무용수 자세는 안정성과 운동성 간의 균형을
맞춘다. 어려운 자세지만 쉬운 부분도 있다.
미세손상이 치유될 때 이처럼 근육을 강화하는
자세를 수행하면 근육이 튼튼해진다.

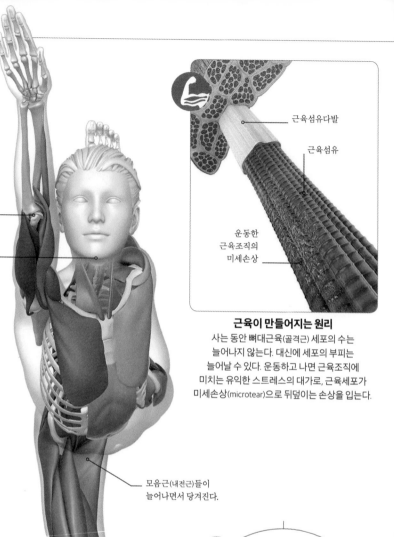

팔꿈관절(주관절)이
잠기지 않아 유연하다.

목 근육들이 턱을
살짝 들면서 안정시킨다.

근육섬유다발

근육섬유

운동한
근육조직의
미세손상

근육이 만들어지는 원리

사는 동안 뼈대근육(골격근) 세포의 수는
늘어나지 않는다. 대신에 세포의 부피는
늘어날 수 있다. 운동하고 나면 근육조직에
미치는 유익한 스트레스의 대가로, 근육세포가
미세손상(microtear)으로 뒤덮이는 손상을 입는다.

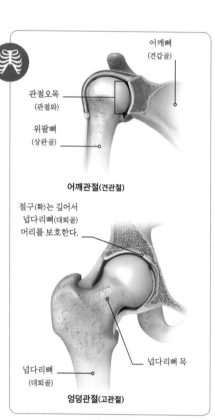

어깨뼈
(견갑골)

관절오목
(관절와)

위팔뼈
(상완골)

어깨관절(견관절)

절구(확)는 깊어서
넙다리뼈(대퇴골)
머리를 보호한다.

넙다리뼈 목

넙다리뼈
(대퇴골)

엉덩관절(고관절)

절구관절

어깨관절(견관절)과 엉덩관절(고관절)은 둘 다
절구관절(구상관절)이다(16~17쪽 참고). 어깨관절은
얕아서 운동성이 좋다. 인대와 근육의 제약만 받는다.
반면에 엉덩관절은 깊어서 많은 관절 구조물이
안전하게 제자리에 있도록 돕는다.

모음근(내전근)들이
늘어나면서 당겨진다.

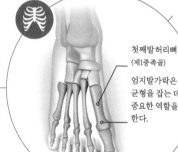

첫째발허리뼈
(제1중족골)

엄지발가락은
균형을 잡는 데
중요한 역할을
한다.

발가락 관절

무용수 자세 같은 요가 자세에서는 발가락을
펴는 것이 균형을 잡는 데 도움이 된다.
이 자세는 엄지발가락관절이 안쪽으로
튀어나와 뼈 변형과 관절주위염을 일으키는
엄지발가락가쪽휨증(무지외반증)을 완화할 수도 있다.

앞에서 본 모습

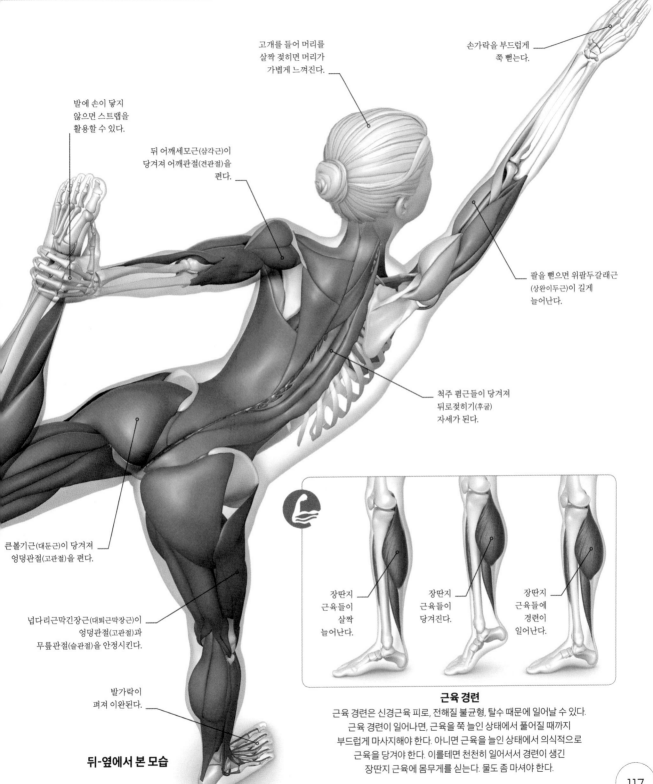

손가락을 부드럽게
죽 뻗는다.

고개를 들어 머리를
살짝 젖히면 머리가
가볍게 느껴진다.

발에 손이 닿지
않으면 스트랩을
활용할 수 있다.

뒤 어깨세모근(삼각근)이
당겨져 어깨관절(견관절)을
편다.

팔을 뻗으면 위팔두갈래근
(상완이두근)이 길게
늘어난다.

척주 폄근들이 당겨져
뒤로젖히기(후굴)
자세가 된다.

큰볼기근(대둔근)이 당겨져
엉덩관절(고관절)을 편다.

넙다리근막긴장근(대퇴근막장근)이
엉덩관절(고관절)과
무릎관절(슬관절)을 안정시킨다.

발가락이
펴져 이완된다.

뒤-옆에서 본 모습

장딴지
근육들이
살짝
늘어난다.

장딴지
근육들이
당겨진다.

장딴지
근육들에
경련이
일어난다.

근육 경련

근육 경련은 신경근육 피로, 전해질 불균형, 탈수 때문에 일어날 수 있다.
근육 경련이 일어나면, 근육을 쭉 늘인 상태에서 풀어질 때까지
부드럽게 마사지해야 한다. 아니면 근육을 늘인 상태에서 의식적으로
근육을 당겨야 한다. 이를테면 천천히 일어서서 경련이 생긴
장딴지 근육에 몸무게를 싣는다. 물도 좀 마셔야 한다.

117

삼각 자세
Trikonasana

삼각 자세는 근력을 길러 주고 귀 기립 기반을 강화하는 선 자세이다.

이 자세에는 척주와 가슴우리(흉곽)를 비틀어 중심에 저항하고,
몸이 앞쪽 아래로 구부러지는 습관적 자세를 수정하는 데 도움된다.
이처럼 강한 자세는 근육과 뼈를 튼튼하게 할 수 있다.

개요 보기

이 자세는 특히 중심근육(코어근육, 넓적다리와 종아리의 근육을 강화한다.
척주에 가까운 깊은 근육들은 당겨져서 척주를 안정시키고 뇌에 피드백을
보내 마음과 몸의 연결을 향상시킨다.

목과 몸통

목을 돌리면 바닥과
가까운 목빗근(흉쇄유돌근,
왼쪽의 목빗근(흉쇄유돌근,
돌림근(회전근), 못갈래근(다열근),
목반가시근(경반극근)이 당겨지고,
위쪽 그림에서 인물의 오른쪽의
해당 근육들은 늘어난다.
위쪽의 머리널판근(두판상근),
목널판근(경판상근)은 당겨지고,
아래쪽의 해당 근육은 늘어난다.
배가로근(복횡근)은 당겨져서
척주를 안정시킨다. 위쪽의
배바깥빗근(외복사근)은 늘어나고,
배속빗근(내복사근)은 당겨지고 척주
돌린다. 아래쪽의 배바깥빗근은
당겨져서 척주를 돌린다.

팔

중간 어깨세모근(삼각근)과 어깨를
가시위근(극상근)은 어깨를(회전근개)
벌리고(외전), 돌림근띠(회전근개)
근육은 어깨를 안정시킨다.
뒤 어깨세모근은 어깨를 가쪽으로
돌린다. 위팔세갈래근(상완삼두근)은
팔꿉관절(주관절)을 펴고, 아래팔(전완)은
뒤침근(회외근)들이 당겨져
손바닥이 돌아 앞쪽을
향한다.

뒤침근(회외근)

위팔근(상완근)

위팔노근(상완요근)

위팔두갈래근(상완이두근)

위팔세갈래근(상완삼두근)

팔꿉관절(주관절)

척주

목빗근(흉쇄유돌근)

척주 세움근

배바깥빗근(외복사근)

배가로근(복횡근)

기본 자세

뒤쪽에 놓인 발이 발가락을
안쪽으로 돌리면 뒤쪽 엉덩관
절(고관절)이 안쪽으로 돈다.
앞쪽에 놓인 발이 발가락을
바깥 앞쪽으로 돌리면 앞쪽
엉덩관절이 가쪽으로 돈다.
척주를 돌리면 두 어깨가 상하
로 수직선 상에 놓이게 된다.

팔을 위로 뻗는다.

어깨뼈(견갑골)가
뒤로 당겨진다.

뒤쪽의 엉덩관절
(고관절)이 안쪽으로 돈다
(내회전).

앞쪽으로 오는
엉덩관절(고관절)이
가쪽으로 돈다
(외회전).

무릎관절
(슬관절)이
잠기지 않아
유연하다.

중심이
모임.

발의 가쪽 가장자리로
힘주어 디딘다.

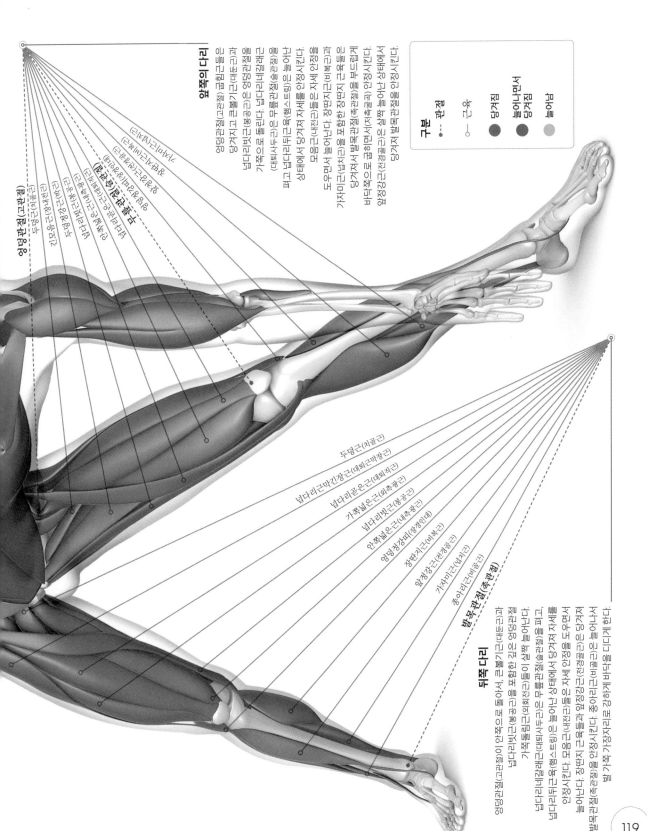

구분

- ---• 관절
- ─o 근육
- ● 당겨짐
- ● 늘어나면서 당겨짐
- ● 늘어남

앞쪽의 다리

엉덩관절(고관절) 굽힘근들은 당겨지고 큰볼기근(대둔근)과 넙다리뒤근(넙다리굽은근)은 엉덩관절을 가쪽으로 돌린다. 넙다리네갈래근은 무릎관절(슬관절)을 펴고 넙다리뒤근육(헴스트링)은 늘어난 상태에서 당겨져 자세를 안정시킨다. 모음근(내전근)들은 자세 안정을 도우면서 늘어난다. 장딴지근(비복근)과 가자미근(넙치근)을 포함한 장딴지 근육들은 바닥쪽으로 굽히면서(저측굴곡) 안정시킨다. 앞정강근(전경골근)은 실제 늘어난 상태에서 당겨져 발목관절을 안정시킨다.

엉덩관절(고관절)

- 두덩근(치골근)
- 넙다리근막긴장근(대퇴근막장근)
- 넙다리곧은근(대퇴직근)
- 가쪽넓은근(외측광근)
- 넙다리빗근(봉공근)
- 안쪽넓은근(내측광근)
- 엉덩정강띠(장경인대)
- 장딴지근(비복근)
- 가자미근(넙치근)
- 종아리근(비골근)

무릎관절(슬관절)

발목관절(족관절)

뒤쪽 다리

엉덩관절(고관절)이 안쪽으로 돌아서, 큰볼기근(대둔근)과 넙다리뒤근(넙다리굽은근)을 포함한 깊은 엉덩관절 가쪽돌림근(외회전근)들이 살짝 늘어난다. 넙다리네갈래근(대퇴사두근)은 무릎관절(슬관절)을 펴고, 넙다리뒤근육(헴스트링)은 늘어난 상태에서 당겨져 자세를 안정시킨다. 모음근(내전근)들은 자세 안정을 도우면서 늘어난다. 장딴지 근육들과 앞정강근(전경골근)은 당겨 늘어난다. 발목관절(족관절)은 바닥근(비복근)은 늘어나서 발 가쪽 가장자리로 강하게 바닥을 디디게 한다.

삼각 자세 | Trikonasana

》 자세히 보기

삼각 자세 같은 요가 자세들로 넓적다리, 엉덩관절, 등의 근육을 강화하면, 빼믿도(골믿도)가 높아지는 부가적인 이점이 있다. 이 자세는 신중하게 수행해야 한다. 몸에 주의를 기울이다가 통증이나 저림이 느껴지면 천천히 자세를 풀어야 한다. 특히 무릎관절(슬관절)을 조심해야 한다.

압점

어떤 자세든 무감각, 따끔거림, 전격통증이 생기면 자세를 풀어야 한다. 이것은 과부하나 신경 부딪힘(충돌) 때문일 수 있다. 마친가지로, 팔을 베고 잔 것처럼 저림, 쩌릿함, 늘어짐이 느껴지도 자세 수행을 멈추어야 한다. 이것은 혈관 압박 때문에 일어날 수 있다.

팔신경얼기
(완신경총)

목갈비근(사각근)은
신경을 누를 수 있다.

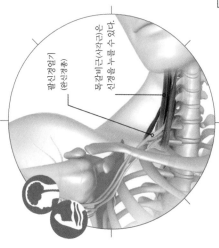

뼈의 성장

넓적다리의 큰 근육들이 강하게 당겨지면 뼈에 우익한 자극을 준다. 이것은 뼈 속의 뼈모세포(조골세포)라는 세포를 지극해 뼈를 만들게 한다. 10년에 걸친 한 임상 시험에서, 요가를 하면 척추와 넓적다리의 뼈 무기질 밀도가 높아지는 것으로 밝혀졌다.

치밀뼈(치밀골)
가장자리
뼈모세포(조골세포)

뼈단위
(골단위)

해면뼈
(해면골)

치밀뼈
(치밀골)

등림근(회전근개)
근육이 어깨관절을
안정시킨다.

등림근(회전근개)
목갈비근(다년근)을 포함한
가로돌기가시근육(횡돌기극근)이
당겨져서 척추를 천천히 돌린다.

목 근육이 길게
늘어나면서 당겨진다.

응용 자세

삼각 자세에 몸통 비틀기를 더한 '비틀기 삼각 자세'이다. 이 자세는 몸의 안정성을 강화할 수 있다. 오른발을 앞쪽으로 내밀 상태에서, 몸통을 앞쪽 다리 위에서 오른쪽으로 돌린다. 허리에 문제가 있으면 이 자세를 피해야 한다. 왼손은 다리를 잡든, 받침대를 잡든, 바닥을 잡든 상관없다.

몸통이 위쪽으로
비틀린다.

발꿈치의 가쪽을
가장자리로
강하게 디딘다.

손은 아래로 뻗는다.

넙다리네갈래근(대퇴사두근)이
당겨진다.

장딴지 근육들이
늘어나면서 당겨져
자세를 안정시킨다.

발 전체에 부하가
고르게 실린다.

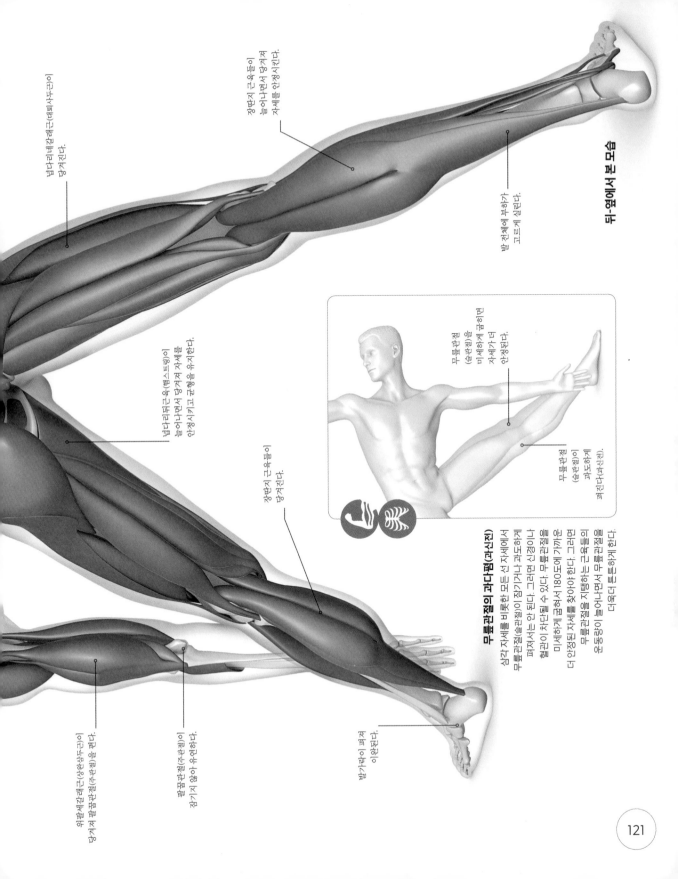

뒤-옆에서 본 모습

넙다리뒤근육(햄스트링)이
늘어나면서 당겨져 자세를
안정시키고 균형을 유지한다.

무릎관절
(슬관절)을
미세하게 굽히면
자세가 더
안정된다.

장딴지 근육들이
당겨진다.

무릎관절
(슬관절)이
과도하게
펴진다(과신전).

무릎관절의 과다폄(과신전)

삼각 자세를 비롯한 모든 선 자세에서
무릎관절(슬관절)이 잠기거나 과도하게
펴져서는 안 된다. 그러면 신경이나
혈관이 차단될 수 있다. 무릎관절을
미세하게 굽혀서 180도에 가까운
더 안정된 자세를 찾아야 한다. 그러면
무릎관절을 지탱하는 근육들이
운동량이 늘어나면서 무릎관절을
더욱더 튼튼하게 한다.

위팔세갈래근(상완삼두근)이
당겨져 팔꿉관절(주관절)을 편다.

팔꿉관절(주관절)이
잠기지 않아 유연하다.

발가락이 펴져
이완된다.

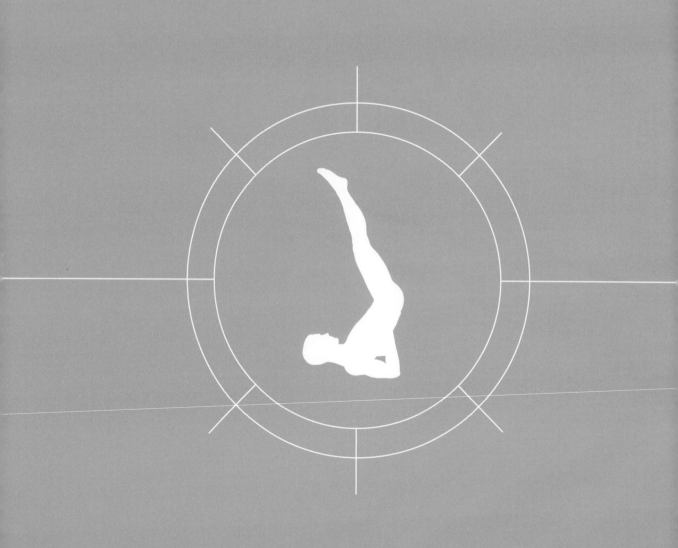

거꾸로 자세

여기에 소개하는 요가 자세들은 몸을 거꾸로 하는 자세이다. 머리를 심장보다 낮은 위치에 오게 하면 혈액 순환을 증진하고 림프 배출을 돕는 등 몇몇 생리적 효과와 이점이 있다. 완전히 거꾸로 선 자세들은 말 그대로, 눈에 보이는 그대로, 완전히 새로운 시선을 갖게 되는 커다란 모험이다.

얼굴을 아래로 향한 개 자세

Adho Mukha Svanasana

'고개 숙인 개' 자세로도 알려진 이 자세는 현대의 요가 수업에서 보편적으로 수행하고 있다. 특히 태양 경배 동작이나 흐름 동작(다양한 요가 형태를 아우르는 자세들을 연속적으로 취하는 동작)의 일부로 이용된다. 팔로 균형을 잡는 이 자세는 몸을 앞으로 굽혀 절반쯤 거꾸로 취한다. 다리 뒷부분의 근육이 늘어나고 어깨관절(견관절)이 강화된다.

개요 보기

이 자세에서는 볼기, 넓적다리, 장딴지를 비롯한 몸 뒷부분의 근육이 늘어난다. 바닥을 짚기 때문에 어깨관절이 튼튼해진다.

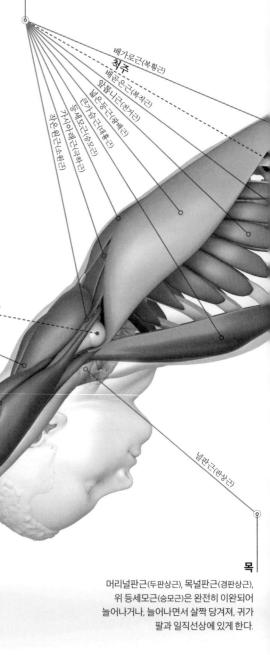

몸통

배가로근(복횡근)은 척주와 중심근육(코어근육)을 안정시킨다. 척주 폄근들은 당겨지고 척주는 중립 또는 약간 펴진 상태가 된다. 중간과 아래 등세모근(승모근)은 당겨져서 어깨뼈(견갑골)를 살짝 끌어내리며 안정시킨다. 넓은등근(광배근)은 늘어난다.

배가로근(복횡근)

척주
배곧은근(복직근)
엉덩갈비근(장늑근)
등가장긴근(흉최장근)
가시아래근(극하근)
작은원근(소원근)

팔

큰가슴근(대흉근)을 포함한 어깨관절(견관절) 굽힘근들은 당겨지는데, 어깨관절의 가쪽돌림(외회전)과 근소한 벌림(외전) 때문에 근육섬유가 약간 늘어나기도 한다. 어깨세모근(삼각근)은 역동적으로 당겨져 어깨관절을 이 자세로 안정시키는데, 가시아래근(극하근)과 작은원근(소원근)의 도움을 받아 어깨관절을 가쪽으로 돌린다. 돌림근띠(회전근개) 근육들도 당겨져 어깨관절을 안정시킨다. 위팔세갈래근(상완삼두근)은 팔꿈관절(주관절)을 편다.

어깨관절(견관절)
어깨세모근(삼각근)
위팔세갈래근(상완삼두근)
위팔두갈래근(상완이두근)

팔꿈관절(주관절)
원엎침근(원회내근)
위팔노근(상완요근)

넓은등근(광배근)
네모엎침근(방형회내근)

목
머리널판근(두판상근), 목널판근(경판상근), 위 등세모근(승모근)은 완전히 이완되어 늘어나거나, 늘어나면서 살짝 당겨져, 귀가 팔과 일직선상에 있게 한다.

널판근(판상근)

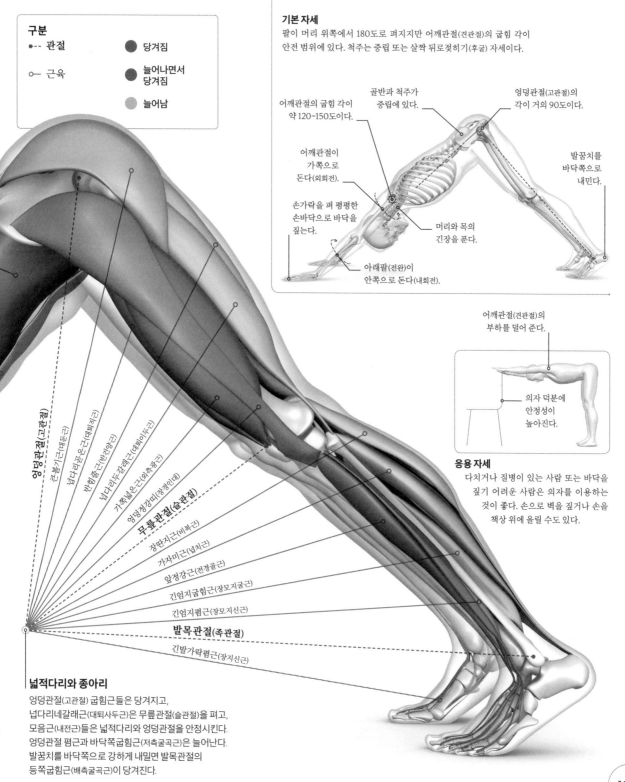

기본 자세

팔이 머리 위쪽에서 180도로 펴지지만 어깨관절(견관절)의 굽힘 각이 안전 범위에 있다. 척주는 중립 또는 살짝 뒤로젖히기(후굴) 자세이다.

어깨관절의 굽힘 각이 약 120~150도이다.

골반과 척주가 중립에 있다.

엉덩관절(고관절)의 각이 거의 90도이다.

어깨관절이 가쪽으로 돈다(외회전).

손가락을 펴 평평한 손바닥으로 바닥을 짚는다.

머리와 목의 긴장을 푼다.

발꿈치를 바닥쪽으로 내민다.

아래팔(전완)이 안쪽으로 돈다(내회전).

어깨관절(견관절)의 부하를 덜어 준다.

의자 덕분에 안정성이 높아진다.

응용 자세

다치거나 질병이 있는 사람 또는 바닥을 짚기 어려운 사람은 의자를 이용하는 것이 좋다. 손으로 벽을 짚거나 손을 책상 위에 올릴 수도 있다.

엉덩관절(고관절)

큰볼기근(대둔근)

넙다리곧은근(대퇴직근)

반힘줄근(반건양근)

넙다리두갈래근(대퇴이두근)

가쪽넓은근(외측광근)

엉덩정강띠(장경인대)

무릎관절(슬관절)

장딴지근(비복근)

가자미근(넙치근)

앞정강근(전경골근)

긴엄지굽힘근(장모지굴근)

긴엄지폄근(장모지신근)

발목관절(족관절)

긴발가락폄근(장지신근)

넓적다리와 종아리

엉덩관절(고관절) 굽힘근들은 당겨지고, 넙다리네갈래근(대퇴사두근)은 무릎관절(슬관절)을 펴고, 모음근(내전근)들은 넓적다리와 엉덩관절을 안정시킨다. 엉덩관절 폄근과 바닥쪽굽힘근(저측굴곡근)은 늘어난다. 발꿈치를 바닥쪽으로 강하게 내밀면 발목관절의 등쪽굽힘근(배측굴곡근)이 당겨진다.

» **자세히** 보기

몸이 지나치게 뻣뻣하거나 지나치게 유연하면 '얼굴을 아래로 향한 개 자세'가 그리 효과 있는 자세가 아닐 수 있다. 하지만 이 자세를 변형하면 누구나에게나 유익할 수 있다.

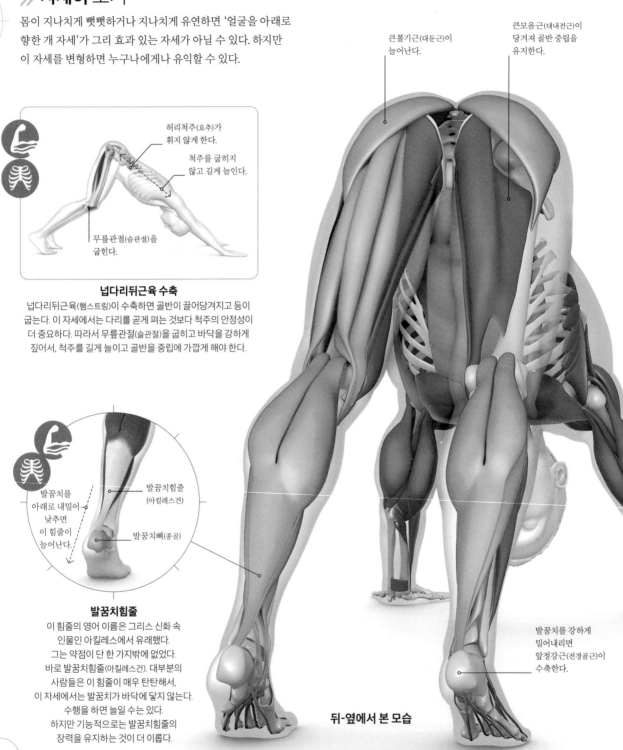

허리척주(요추)가 휘지 않게 한다.

척주를 굽히지 않고 길게 늘인다.

무릎관절(슬관절)을 굽힌다.

큰볼기근(대둔근)이 늘어난다.

큰모음근(대내전근)이 당겨져 골반 중립을 유지한다.

넙다리뒤근육 수축

넙다리뒤근육(햄스트링)이 수축하면 골반이 끌어당겨지고 등이 굽는다. 이 자세에서는 다리를 곧게 펴는 것보다 척주의 안정성이 더 중요하다. 따라서 무릎관절(슬관절)을 굽히고 바닥을 강하게 짚어서, 척주를 길게 늘이고 골반을 중립에 가깝게 해야 한다.

발꿈치를 아래로 내밀어 낮추면 이 힘줄이 늘어난다.

발꿈치힘줄 (아킬레스건)

발꿈치뼈(종골)

발꿈치힘줄

이 힘줄의 영어 이름은 그리스 신화 속 인물인 아킬레스에서 유래했다. 그는 약점이 단 한 가지밖에 없었다. 바로 발꿈치힘줄(아킬레스건). 대부분의 사람들은 이 힘줄이 매우 탄탄해서, 이 자세에서는 발꿈치가 바닥에 닿지 않는다. 수행을 하면 늘일 수는 있다. 하지만 기능적으로는 발꿈치힘줄의 장력을 유지하는 것이 더 이롭다.

발꿈치를 강하게 밀어내리면 앞정강근(전경골근)이 수축한다.

뒤-옆에서 본 모습

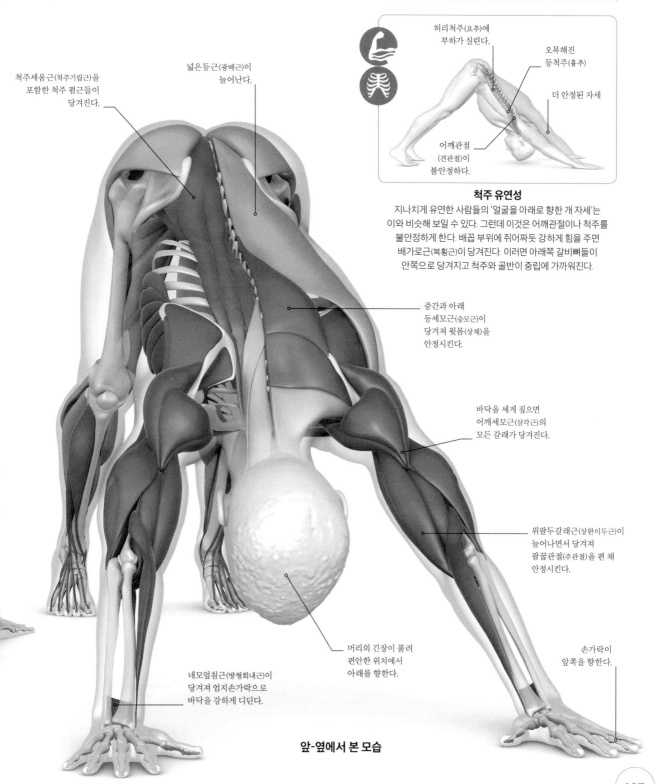

척주세움근(척주기립근)을
포함한 척주 폄근들이
당겨진다.

넓은등근(광배근)이
늘어난다.

허리척주(요추)에
부하가 실린다.

오목해진
등척주(흉추)

더 안정된 자세

어깨관절
(견관절)이
불안정하다.

척주 유연성

지나치게 유연한 사람들의 '얼굴을 아래로 향한 개 자세'는
이와 비슷해 보일 수 있다. 그런데 이것은 어깨관절이나 척주를
불안정하게 한다. 배꼽 부위에 쥐어짜듯 강하게 힘을 주면
배가로근(복횡근)이 당겨진다. 이러면 아래쪽 갈비뼈들이
안쪽으로 당겨지고 척주와 골반이 중립에 가까워진다.

중간과 아래
등세모근(승모근)이
당겨져 윗몸(상체)을
안정시킨다.

바닥을 세게 짚으면
어깨세모근(삼각근)의
모든 갈래가 당겨진다.

위팔두갈래근(상완이두근)이
늘어나면서 당겨져
팔꿈관절(주관절)을 편 채
안정시킨다.

머리의 긴장이 풀려
편안한 위치에서
아래를 향한다.

손가락이
앞쪽을 향한다.

네모엎침근(방형회내근)이
당겨져 엄지손가락으로
바닥을 강하게 디딘다.

앞-옆에서 본 모습

127

물구나무서기 자세

Sirsasana

몸을 완전히 거꾸로 세우는 역전 자세이다. 호흡을 더 효율적으로 할 수 있을 뿐만 아니라 윗몸(상체), 특히 어깨관절(견관절) 주위의 근육들과 중심근육(코어근육)을 강화할 수 있는 등 여러 이점이 있다.

개요 보기

이 자세는 팔과 아래 어깨를 튼튼하게 한다. 중심근육(코어근육)과 넓적다리 근육이 당겨져 몸의 중심부를 안정시킴으로써 어느 쪽으로도 넘어지지 않게 한다. 영어 이름 (headstand)에 '머리'가 들어 있지만, 이 자세에서 몸무게를 지탱하는 것은 머리가 아니라 팔이다.

구분
- ---- 관절
- ⊸ 근육
- ⬤ 당겨짐
- ⬤ 늘어나면서 당겨짐
- ⬤ 늘어남

응용 자세

변형된 이 자세는 넘어질 위험을 줄이고 윗몸(상체)에 실리는 부하를 넓여 준다. 아래팔(전완)로 바닥을 짚고, 발꿈치는 아래로 내밀고, 엉덩관절은 위로 올려 뒤로 당긴다. 머리는 가볍게 늘어뜨린다.

발을 엉덩관절 (고관절) 신전으로 뻗치고 발꿈치를 아래로 내민다.

아래팔(전완)로 윗몸(상체)의 무게를 지탱한다.

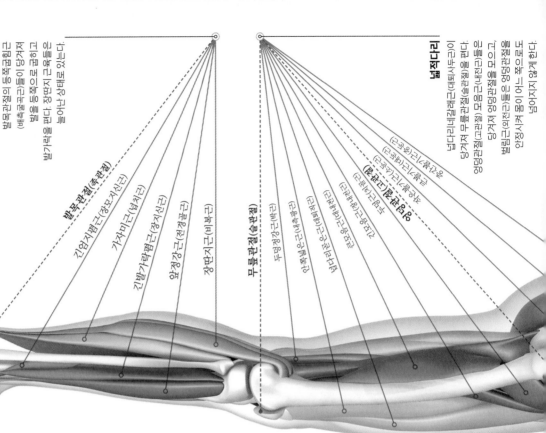

종아리

발목관절이 등쪽굽힘근 (배측굴곡)들이 당겨져 발을 등쪽으로 굽히고 발가락을 편다. 장딴지근육들은 늘어난 상태로 있는다.

발목관절(종관절)

긴엄지폄근(장모지신근)

가자미근(넙치근)

긴발가락폄근(장지신근)

앞정강근(전경골근)

장딴지근(비복근)

무릎관절(슬관절)

무릎힘줄(건)

안쪽넓은근(내측광근)

넙다리곧은근(대퇴직근)

중간넓은근(중간광근)

넓적다리

넓다리네갈래근(대퇴사두근)이 당겨져 무릎관절(슬관절)을 편다. 아래팔(전완)로 부하를 넘여 준다.

엉덩관절(고관절) 모음근(내전근)들은 당겨져 엉덩관절을 모으고, 폄근(신전근)들은 엉덩관절을 안정시켜 몸이 어느 쪽으로도 넘어지지 않게 한다.

넙다리빗근(대퇴사두근)

넙다리두갈래근(대퇴이두근)

가쪽넓은근(외측광근)

넙다리근막긴장근(대퇴근막장근)

넙다리빗근(봉공근)

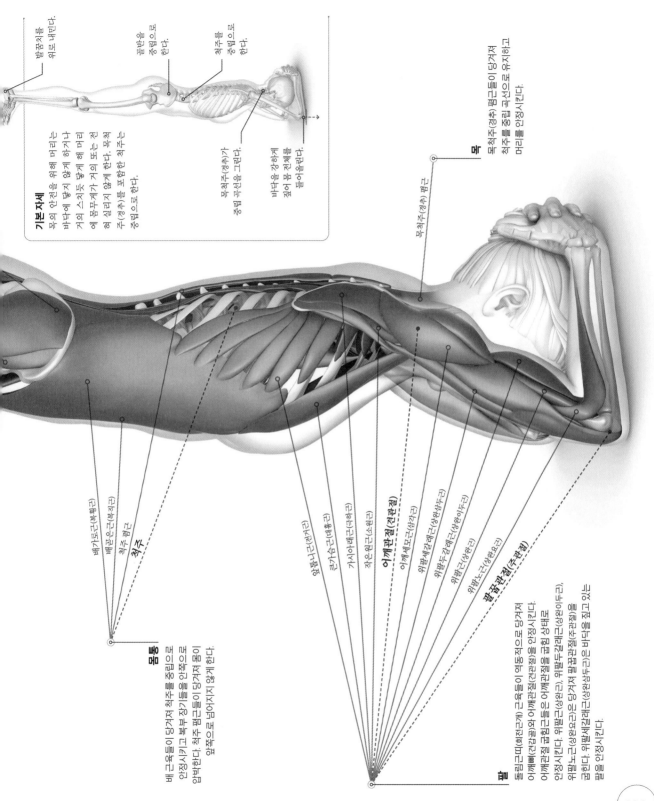

기본 자세

목의 안전을 위해 머리는 바닥에 닿지 않게 하거나 거의 스치듯 닿게 해 머리에 몸무게가 거의 모두 는 실리지 않게 한다. 목척주(경추)를 포함한 척주는 중립으로 한다.

발꿈치를 위로 내민다.

골반을 중립으로 한다.

척주를 중립으로 한다.

목척추(경추)가 중립선을 그린다.

바닥을 강하게 눌러 몸 전체를 들어올린다.

목

목척주(경추) 폄근

목척주(경추) 폄근들이 당겨져 척주를 중립 선으로 유지하고 머리를 안정시킨다.

배가로근(복횡근)

배곧은근(복직근)

척주 폄근

몸통

배 근육들이 당겨져 척주를 중립으로 안정시키고 복부 장기들을 안쪽으로 압박한다. 척주 폄근들이 당겨져 몸이 앞쪽으로 넘어지지 않게 한다.

앞톱니근(전거근)

큰가슴근(대흉근)

가시아래근(극하근)

작은원근(소원근)

어깨관절(견관절)

아래세모근(삼각근)

위팔세갈래근(상완삼두근)

위팔두갈래근(상완이두근)

위팔근(상완근)

위팔노근(상완요근)

팔꿉관절(주관절)

팔

돌림근띠(회전근개) 근육들이 어깨뼈(견갑골)와 아래관절(견관절)을 역동적으로 당겨져 어깨관절(견관절)을 안정시킨다. 어깨관절 굽힘근들은 어깨관절을 굽힘 상태로 안정시킨다. 위팔근(상완근), 위팔두갈래근(상완이두근), 위팔노근(상완요근)은 당겨져 팔꿉관절(주관절)을 굽힌다. 위팔세갈래근(상완삼두근)은 바닥을 잡고 있는 팔꿉관절을 안정시킨다.

129

≫ 자세히 보기

물구나무서기 자세는 머리와 목에 부하를 거의 또는 전혀 주지 않고
안전하게 수행할 수 있다. 이 자세는 건강에 이로운 점이 많다.
호흡 기능과 어깨관절(견관절) 기능을 향상시킬 뿐 아니라,
혈압 조절을 개선하는 데에도 도움이 된다.

발꿈치는 천장을
향해 내민다.

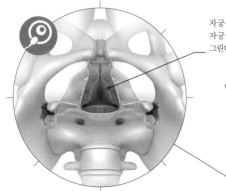

자궁속막(자궁내막)이
자궁 안쪽의 경계를
그린다.

넙다리네갈래근
(대퇴사두근)이
당겨져 다리를
들어올린다.

무릎뼈(슬개골)는
앞쪽을 향한다.

엉덩관절(고관절)
모음근들은
당겨져서 다리를
모은다.

월경

요가의 관점에서, 월경 중에 물구나무서는 것은
에너지(아파나 바유)의 자연스러운 하강 흐름을
방해할 수 있다. 따라서 월경 중에는 물구나무서기를
피해야 한다. 의학적 관점에서는 이를 뒷받침할
과학적 근거를 아직 찾지 못했다.
선택은 각자의 몫이다.

넙다리근막긴장근
(대퇴근막장근)이
엉덩관절(고관절)을
안정시킨다.

배 근육들은 당겨져서
몸의 균형을 유지한다.

머리를 떠받치듯
감싸서 머리가
바닥에 눌리지
않게 한다.

머리에 몸무게가
거의 또는 전혀
실리지 않게 한다.

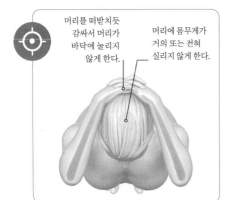

가슴이
넓어짐에 따라
큰가슴근(대흉근)이
늘어나면서
당겨진다.

이 자세로 천천히
들어가고 나오면 목에
걸리는 부하가 줄어든다.

부하와 균형

물구나무서기 자세를 수행하는 현대의 방식은
매우 안전하여, 몸무게의 0~10퍼센트만 머리에
실리게 한다. 아래팔(전완)로 머리를 떠받치듯 감싸서
머리가 바닥에 거의 닿지 않게 한다. 아래팔은
바닥을 단단히 짚고, 발은 위로 힘차게 뻗는다.

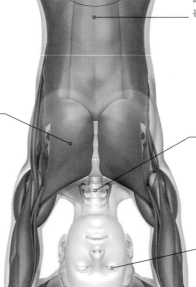

시선은 앞쪽을 향한다.

앞에서 본 모습

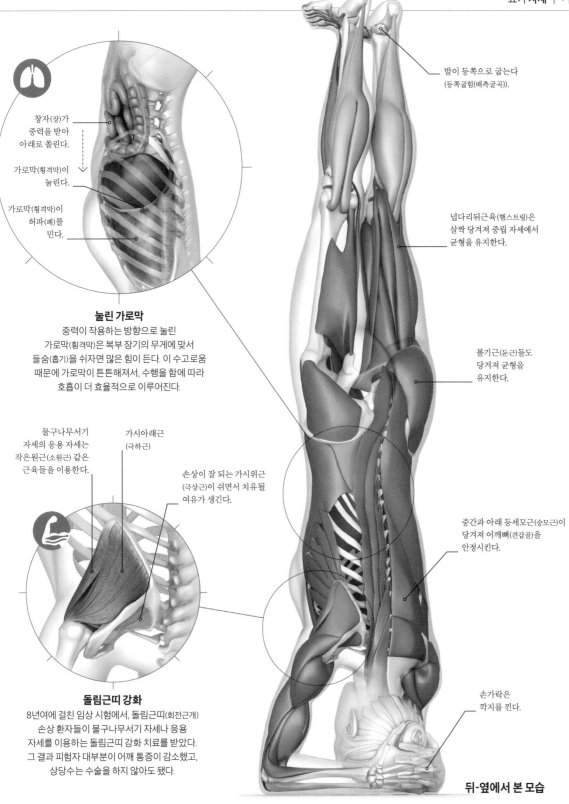

발이 등쪽으로 굽는다
(등쪽굽힘(배측굴곡)).

넙다리뒤근육(햄스트링)은
살짝 당겨져 중립 자세에서
균형을 유지한다.

볼기근(둔근)들도
당겨져 균형을
유지한다.

중간과 아래 등세모근(승모근)이
당겨져 어깨뼈(견갑골)을
안정시킨다.

손가락은
깍지를 낀다.

창자(장)가
중력을 받아
아래로 쏠린다.

가로막(횡격막)이
눌린다.

가로막(횡격막)이
허파(폐)를
민다.

눌린 가로막
중력이 작용하는 방향으로 눌린
가로막(횡격막)은 복부 장기의 무게에 맞서
들숨(흡기)을 쉬자면 많은 힘이 든다. 이 수고로움
때문에 가로막이 튼튼해져서, 수행을 함에 따라
호흡이 더 효율적으로 이루어진다.

물구나무서기
자세의 응용 자세는
작은원근(소원근) 같은
근육들을 이용한다.

가시아래근
(극하근)

손상이 잘 되는 가시위근
(극상근)이 쉬면서 치유될
여유가 생긴다.

돌림근띠 강화
8년여에 걸친 임상 시험에서, 돌림근띠(회전근개)
손상 환자들이 물구나무서기 자세나 응용
자세를 이용하는 돌림근띠 강화 치료를 받았다.
그 결과 피험자 대부분이 어깨 통증이 감소했고,
상당수는 수술을 하지 않아도 됐다.

뒤-옆에서 본 모습

131

어깨물구나무서기 자세

Ardha Sarvangasana

어깨물구나무서기 자세는 고전적인 거꾸로 자세이며 주로 요가 수업을 마칠 때 몸을 이완하기 위해 취한다. 이 자세는 혈압을 낮추는 데 도움이 될 수 있다. 또한 몸의 휴식에 들어가기 하고, 소화를 촉진하고, 신경계통의 회복 관련 부분을 활성화한다. 그림의 기본 자세는 목에 걸리는 부하가 적은 유형이다.

개요 보기

이 자세는 목 앞부분의 근육들을 부드럽게 강화한다. 반면에 등 윗부분과 목 뒷부분의 근육들은 늘어난다. 중심근육(코어근육)과 넓적다리 근육들은 당겨져서 몸을 안정시키고 거꾸로 선 자세를 유지한다.

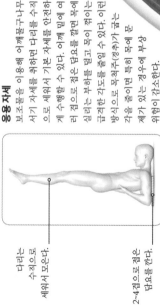

응용 자세

보조물을 이용해 어깨물구나무서기 자세를 취하면 다리를 수직으로 세워서 기본 자세를 안전하게 수행할 수 있다. 어깨 밑에 여러 겹으로 접은 담요를 괼면 목에 실리는 부하를 덜고 목이 꺾이는 급격한 부하를 줄일 수 있다. 이런 방식으로 목척추(경추)가 굽는 각도를 줄이면 특히 목에 문제가 있는 경우에 부상 위험이 감소한다.

다리는 수직으로 세워서 모은다.

2~4겹으로 접은 담요를 괸다.

종아리

발이 바닥쪽으로 굽으면(저측굽힘, 장딴지 근육들은 당겨지고 발목관절 등쪽굽힘근(배측굽힘), 특히 앞정강근(전경골근)은 약간 늘어난다. 만약 발목관절을 등쪽으로 굽히고, 발꿈치가 천장을 향하게 하면 장딴지 근육들이 늘어나는 것이 느껴진다.

발목관절(목말관절)

가자미근(넙치근)

앞정강근(전경골근)

장딴지근(비복근)

기본 자세

엉덩관절(고관절)이 굽어 있어서 몸무게가 손쪽으로 더 많이 실린다. 피고 있몸(샹체)에는 몇 실린다. 이 자세는 목물구나무서기가 아니라 어깨물구나무서기이기 때문에 목에 통증을 일으키거나 심한 부하를 주는 동작은 피해야 한다.

엉덩관절(고관절)이 굽어서 몸무게가 어깨와 맞균형(counterbalance)을 이룬다.

몸무게가 어깨와 위팔에 실린다.

목이 50도 이하로 굽는다.

다리를 모은다.

다리 무게가 약간 앞쪽으로 이동한다.

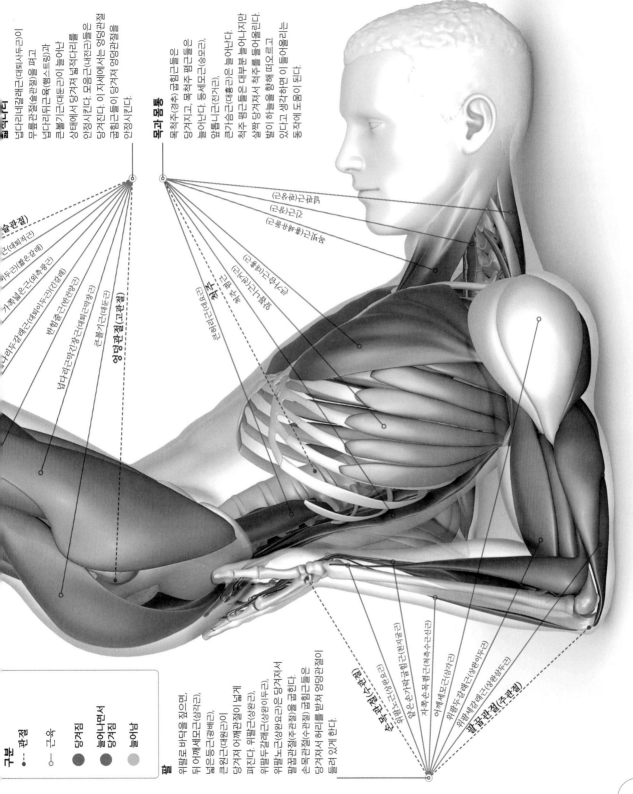

팔다리

넙다리네갈래근(대퇴사두근)이 무릎관절(슬관절)을 펴고 넙다리뒤근육(햄스트링)과 큰볼기근(대둔근)이 늘어난 상태에서 당겨져 넓적다리를 안정시킨다. 모음근(내전근)들은 당겨진다, 이 자세에서는 엉덩관절 굽힘근들이 당겨져 엉덩관절을 안정시킨다.

목과 몸통

목척주(경추) 굽힘근들은 당겨지고, 목척주 폄근들은 늘어난다, 등세모근(승모근), 앞톱니근(전거근), 큰가슴근(대흉근)은 늘어난다. 척주 폄근들은 대부분 늘어나지만 상체 당겨져서 척주를 들어올린다. 받이 하늘을 향해 떠오르는 있다고 생각하면 이 들어올리는 동작에 도움이 된다.

등세모근(승모근)
앞톱니근(전거근)
큰가슴근(대흉근)

척주

팔

위팔로 바닥을 잡으면, 뒤 어깨세모근(삼각근), 넓은등근(광배근), 큰원근(대원근)이 당겨져 아래관절이 넓게 펴진다. 위팔근(상완근), 위팔두갈래근(상완이두근), 위팔노근(상완요근)은 당겨져서 팔꿈치관절(주관절) 굽힘근들은 당겨져 손목관절(수관절) 굽힌다. 당겨져서 허리를 받쳐 엉덩관절이 틀려 있게 한다.

구분
- --•-- 관절
- -○- 근육
- ● 당겨짐
- ● 늘어나면서 당겨짐
- ● 늘어남

어깨관절(견관절)

손목관절(수관절)
위팔노근(상완요근)
얕은손가락굽힘근(천지굴근)
깊은손가락굽힘근(심지굴근)
아래세모근(삼각근)
위팔세갈래근(상완삼두근)
위팔두갈래근(상완이두근)

팔꿈치관절(주관절)

≫ **자세히** 보기

어깨물구나무서기 자세는 특히 림프 배출을 촉진하고 전반적인
혈액 순환을 개선하는 데 효과적이다. 갑상샘(갑상선)을 자극하지
않고도, 압력수용기(baroreceptor)를 자극해 혈압을 낮출 수 있다.

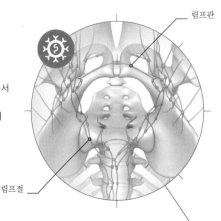

림프관

림프 배출

림프액을 전신에 돌리려면
림프관에 운동이 필요하다.
림프관에는 정맥처럼 한
방향으로만 열리는 판막이 있어서
역류를 방지한다(135쪽 참고).
물구나무서기를 하면 이 판막이
열리도록 도와서 발목관절의
부종(조직액 축적)을 예방하거나
완화한다.

림프절

심장이 수축해
혈액을 뿜어낸다.

목동맥팽대(경동맥동)
압력수용기(혈압 감지기)

뇌로 가는 혈액이
동맥을 지난다.

압력수용기

물구나무서기를 하면 처음에는 혈압이 올라간다.
그러고 나서 뇌에 신호가 가면 혈압을 낮추기 위한 일련의
과정이 진행되어 항상성을 유지한다. 이 혈압 강하 작용은
목굽이 부위의 목동맥팽대(경동맥동) 압력수용기에 물리적
압력이 가해져서 더 촉진된다. 규칙적으로 물구나무서기 자세
수행을 하면 평상시 혈압을 낮출 수 있다.

앞정강근(전경골근)이
늘어난다.

무릎관절(슬관절)이
곧게 펴지거나
약간 굽을 수 있다.

엉덩관절(고관절)
굽힘근들이
당겨진다.

특히 큰허리근
(대요근)이 당겨진다.

어깨가 바닥에
닿는다.

머리와 목에 부하가
실리지 않아야 한다.

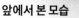
앞에서 본 모습

134

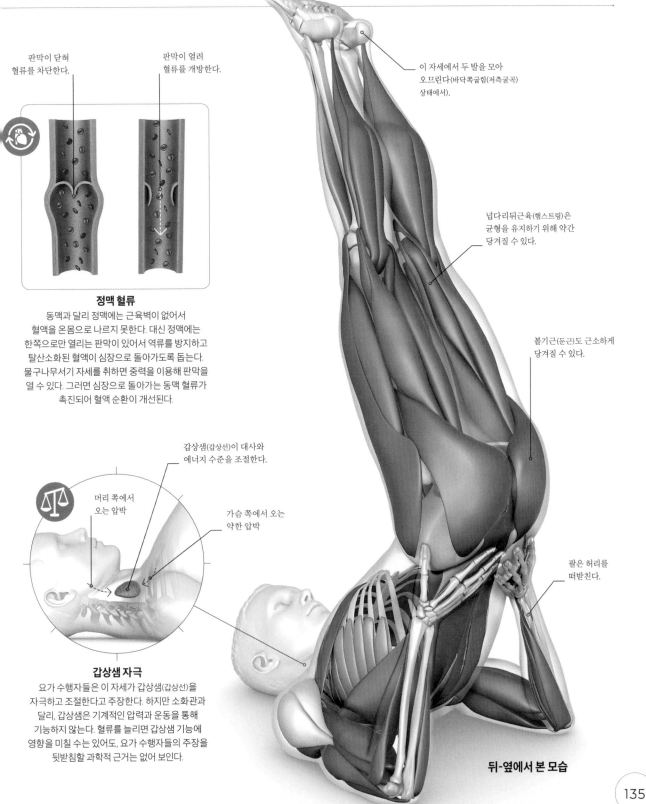

판막이 닫혀
혈류를 차단한다.

판막이 열려
혈류를 개방한다.

이 자세에서 두 발을 모아
오므린다(바닥쪽굽힘(저측굴곡)
상태에서).

넙다리뒤근육(햄스트링)은
균형을 유지하기 위해 약간
당겨질 수 있다.

볼기근(둔근)도 근소하게
당겨질 수 있다.

정맥 혈류

동맥과 달리 정맥에는 근육벽이 없어서
혈액을 온몸으로 나르지 못한다. 대신 정맥에는
한쪽으로만 열리는 판막이 있어서 역류를 방지하고
탈산소화된 혈액이 심장으로 돌아가도록 돕는다.
물구나무서기 자세를 취하면 중력을 이용해 판막을
열 수 있다. 그러면 심장으로 돌아가는 동맥 혈류가
촉진되어 혈액 순환이 개선된다.

갑상샘(갑상선)이 대사와
에너지 수준을 조절한다.

머리 쪽에서
오는 압박

가슴 쪽에서 오는
약한 압박

팔은 허리를
떠받친다.

갑상샘 자극

요가 수행자들은 이 자세가 갑상샘(갑상선)을
자극하고 조절한다고 주장한다. 하지만 소화관과
달리, 갑상샘은 기계적인 압력과 운동을 통해
기능하지 않는다. 혈류를 늘리면 갑상샘 기능에
영향을 미칠 수는 있어도, 요가 수행자들의 주장을
뒷받침할 과학적 근거는 없어 보인다.

뒤-옆에서 본 모습

135

다리 자세

Setu Bandhasana

다리 자세는 허리 통증(요통), 특히 너무 오래 앉아 있어서 생기는
불편감을 완화할 수 있는 부드럽고 쉬운 뒤로젖히기(후굴) 자세이다.
이것은 안정시키는 자세라서, 요가 수행 마지막에 또는 하루를
마치고 잠자리에 들기 전에 많이 이용한다.

개요 보기

다리 자세는 넓적다리, 골반, 배, 가슴을 따라 몸 앞부분의 근육들을
늘인다. 몸 뒷부분의 넓적다리, 엉덩이, 허리, 등, 어깨의 근육은 당겨진다.
이 근육들은 들어올려진 뒤로젖히기(후굴) 자세에서 몸을 지탱하고
자세를 유지한다.

목과 팔

목척주(경추) 굽힘근들은 당겨져서
목척주를 굽히고 목척주 폄근들은 약간
늘어난다. 뒤 어깨세모근(삼각근)과
넓은등근(광배근), 큰원근(대원근)은
당겨져서 어깨관절을 편다.
위팔세갈래근(상완삼두근)은
팔꿉관절(주관절)을 편다.

몸통

척주 폄근들은 당겨지고
배 근육들은 늘어난다.
가슴이 넓어지면서 가슴근(흉근),
특히 작은가슴근(소흉근)이 늘어난다.
중간과 아래 등세모근(승모근)은
마름근(능형근)과 함께
어깨뼈(견갑골)를 모아서 안정시키고,
앞톱니근(전거근)은 늘어난다.

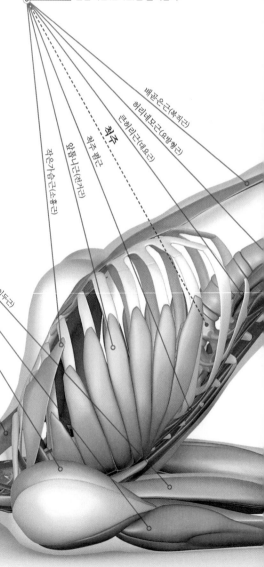

배곧은근(복직근)
허리네모근(요방형근)
큰허리근(대요근)
척주
척주 폄근
작은가슴근(소흉근)
위팔두갈래근(상완이두근)
위팔세갈래근(상완삼두근)
어깨세모근(삼각근)
긴근(경근)
널판근(판상근)

구분

- ●-- 관절
- ○— 근육
- ● 당겨짐
- ● 늘어나면서
  당겨짐
- ● 늘어남

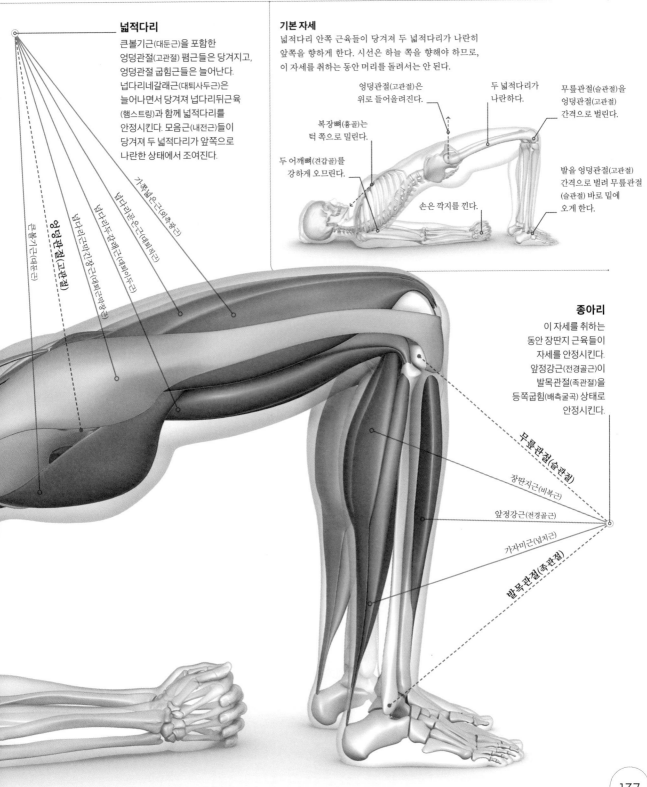

넓적다리

큰볼기근(대둔근)을 포함한
엉덩관절(고관절) 폄근들은 당겨지고,
엉덩관절 굽힘근들은 늘어난다.
넙다리네갈래근(대퇴사두근)은
늘어나면서 당겨져 넙다리뒤근육
(햄스트링)과 함께 넓적다리를
안정시킨다. 모음근(내전근)들이
당겨져 두 넓적다리가 앞쪽으로
나란한 상태에서 조여진다.

기본 자세

넓적다리 안쪽 근육들이 당겨져 두 넓적다리가 나란히
앞쪽을 향하게 한다. 시선은 하늘 쪽을 향해야 하므로,
이 자세를 취하는 동안 머리를 돌려서는 안 된다.

엉덩관절(고관절)은
위로 들어올려진다.

두 넓적다리가
나란하다.

복장뼈(흉골)는
턱 쪽으로 밀린다.

무릎관절(슬관절)을
엉덩관절(고관절)
간격으로 벌린다.

두 어깨뼈(견갑골)를
강하게 오므린다.

발을 엉덩관절(고관절)
간격으로 벌려 무릎관절
(슬관절) 바로 밑에
오게 한다.

손은 깍지를 낀다.

종아리

이 자세를 취하는
동안 장딴지 근육들이
자세를 안정시킨다.
앞정강근(전경골근)이
발목관절(족관절)을
등쪽굽힘(배측굴곡) 상태로
안정시킨다.

근육갈기근(대퇴)

엉덩정강띠근막(장경)

넙다리곧은근(대퇴직근)

넙다리두갈래근(대퇴이두근)

넙다리빗근(봉공근)

가쪽넓은근(외측광근)

무릎관절(슬관절)

장딴지근(비복근)

앞정강근(전경골근)

가자미근(넙치근)

발목관절(족관절)

》 **자세히** 보기

이러한 뒤로젖히기(후굴) 자세는 '가슴 여는 자세'라고 할 수도
있다. 가슴을 넓히면 가슴이 열리는 기분이 들 수 있기 때문이다.
볼기근(둔근)들이 강화되어 탄탄해진다.

무릎관절(슬관절)을
몸통에서
멀어지게 해서
엉덩관절(고관절)
주변 근육들을 길게
늘여야 한다.

응용 자세
골반 안정성을 높이기 위해, 다리
자세에서 한쪽 다리를 들어볼 수
있다. 한쪽 다리를 위로 들면 중
심근육(코어근육)이 당겨져서 허
리를 지지한다. 엉덩관절(고관절)
의 수평을 유지하는 데 신경을 써
야 한다. 다른 한쪽 다리의 발로
는 바닥을 강하게 디뎌서 자세를
지탱해야 한다.

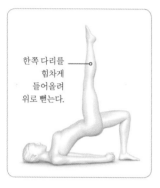

한쪽 다리를
힘차게
들어올려
위로 뻗는다.

엉덩관절(고관절)이
펴진다.

배곧은근(복직근)이
늘어난다.

엉덩관절(고관절)이
똑바로 위로
들어올려진다.

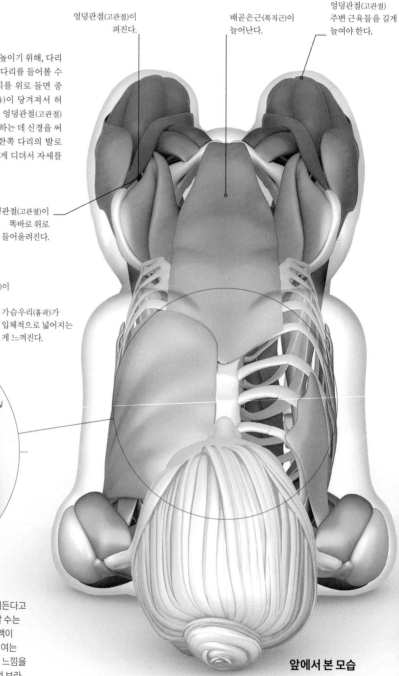

앞에서 본 모습

심장이 산소화된
혈액을 온몸으로
뿜어낸다.

들숨(흡기)을 쉬면
허파(폐)의 가슴안(흉강)이
공기로 채워진다.

가슴우리(흉곽)가
입체적으로 넓어지는
게 느껴진다.

산소화된 혈액이
뇌로 흘러간다.

혈액 급류
물구나무서기 자세를 취하면 산소화된 혈액이 머리로 몰려든다고
주장하는 사람들이 있다. 이런 현상이 일시적으로 일어날 수는
있지만 뇌는 뇌혈류를 조절한다(134쪽 참고). 머리로 혈액이
몰려들면 흐름을 늦춰야 한다. 뒤로젖히기(후굴)는 '가슴 여는
자세'라고 불린다. 가슴 속의 공간이 넓어지기 때문이다. 이 느낌을
익혀서, 들숨을 쉴 때 가슴우리(흉곽)가 넓어지는 것을 느껴 보라.

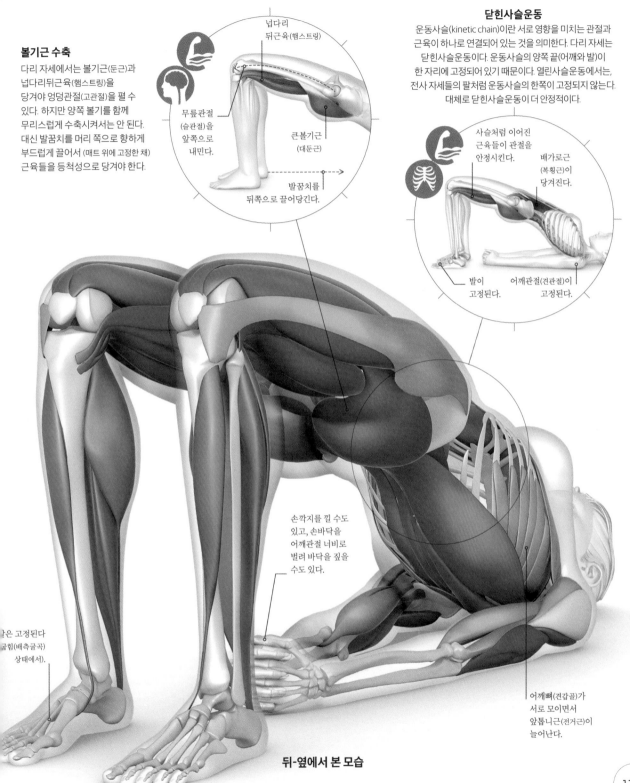

볼기근 수축

다리 자세에서는 볼기근(둔근)과 넙다리뒤근육(햄스트링)을 당겨야 엉덩관절(고관절)을 펼 수 있다. 하지만 양쪽 볼기를 함께 무리스럽게 수축시켜서는 안 된다. 대신 발꿈치를 머리 쪽으로 향하게 부드럽게 끌어서 (매트 위에 고정한 채) 근육들을 등척성으로 당겨야 한다.

넙다리
뒤근육(햄스트링)

무릎관절
(슬관절)을
앞쪽으로
내민다.

큰볼기근
(대둔근)

발꿈치를
뒤쪽으로 끌어당긴다.

닫힌사슬운동

운동사슬(kinetic chain)이란 서로 영향을 미치는 관절과 근육이 하나로 연결되어 있는 것을 의미한다. 다리 자세는 닫힌사슬운동이다. 운동사슬의 양쪽 끝(어깨와 발)이 한 자리에 고정되어 있기 때문이다. 열린사슬운동에서는, 전사 자세들의 팔처럼 운동사슬의 한쪽이 고정되지 않는다. 대체로 닫힌사슬운동이 더 안정적이다.

사슬처럼 이어진
근육들이 관절을
안정시킨다.

배가로근
(복횡근)이
당겨진다.

발이
고정된다.

어깨관절(견관절)이
고정된다.

손깍지를 낄 수도
있고, 손바닥을
어깨관절 너비로
벌려 바닥을 짚을
수도 있다.

은 고정된다
굽힘(배측굴곡)
상태에서).

어깨뼈(견갑골)가
서로 모이면서
앞톱니근(전거근)이
늘어난다.

뒤-옆에서 본 모습

아치 자세

Urdhva Dhanurasana

아치 자세는 완전한 뒤로젖히기(후굴)이면서 거꾸로 자세이다. 머리를
심장보다 낮은 위치에 오게 한다. 이 자세는 주로 요가 수업이 마무리로
접어들 때쯤 실시한다. 대부분의 사람들은 이 자세를 안전하게
취하자면 충분한 준비 운동이 필요하기 때문이다.
아치 자세를 수행하면 허리의 근력과 유연성을 높일 수 있다.

개요 보기

이 자세는 넓적다리, 골반, 배, 가슴을 비롯한 몸 앞부분의
근육들을 최대한 늘인다. 어깨와 몸 뒷부분의 근육들,
특히 허리 근육, 볼기 근육, 넓적다리 근육이 당겨져서
강화된다. 이 근육들이 깊은 뒤로젖히기(후굴)와
들어올리기 자세를 지탱하기 때문이다.

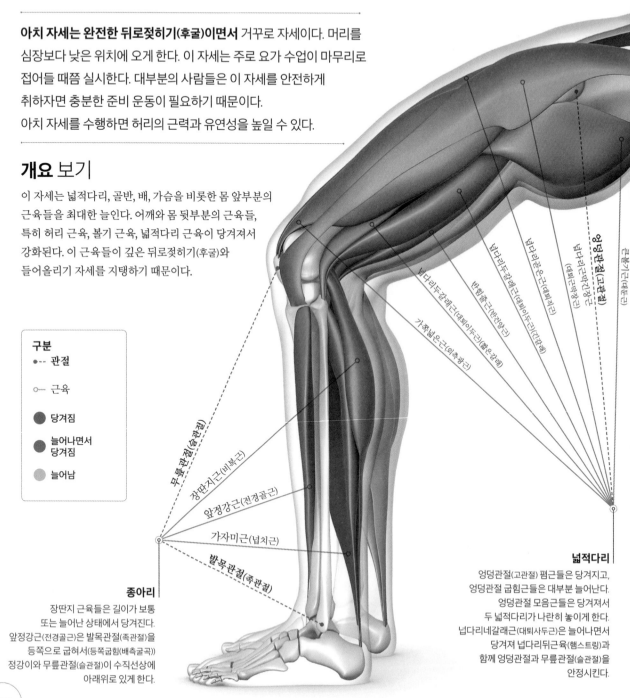

구분

- ●-- 관절
- ○- 근육
- ● 당겨짐
- ● 늘어나면서
  당겨짐
- ○ 늘어남

무릎관절(슬관절)

장딴지근(비복근)

앞정강근(전경골근)

가자미근(넙치근)

발목관절(족관절)

가쪽넓은근(외측광근)

넙다리두갈래근(대퇴이두근)(짧은갈래)

반힘줄근(반건양근)

넙다리두갈래근(대퇴이두근)(긴갈래)

넙다리곧은근(대퇴직근)

넙다리근막긴장근
(대퇴근막장근)

엉덩관절(고관절)

큰볼기근(대둔근)

종아리

장딴지 근육들은 길이가 보통
또는 늘어난 상태에서 당겨진다.
앞정강근(전경골근)은 발목관절(족관절)을
등쪽으로 굽혀서(등쪽굽힘(배측굴곡))
정강이와 무릎관절(슬관절)이 수직선상에
아래위로 있게 한다.

넓적다리

엉덩관절(고관절) 폄근들은 당겨지고,
엉덩관절 굽힘근들은 대부분 늘어난다.
엉덩관절 모음근들은 당겨져서
두 넓적다리가 나란히 놓이게 한다.
넙다리네갈래근(대퇴사두근)은 늘어나면서
당겨져 넙다리뒤근육(햄스트링)과
함께 엉덩관절과 무릎관절(슬관절)을
안정시킨다.

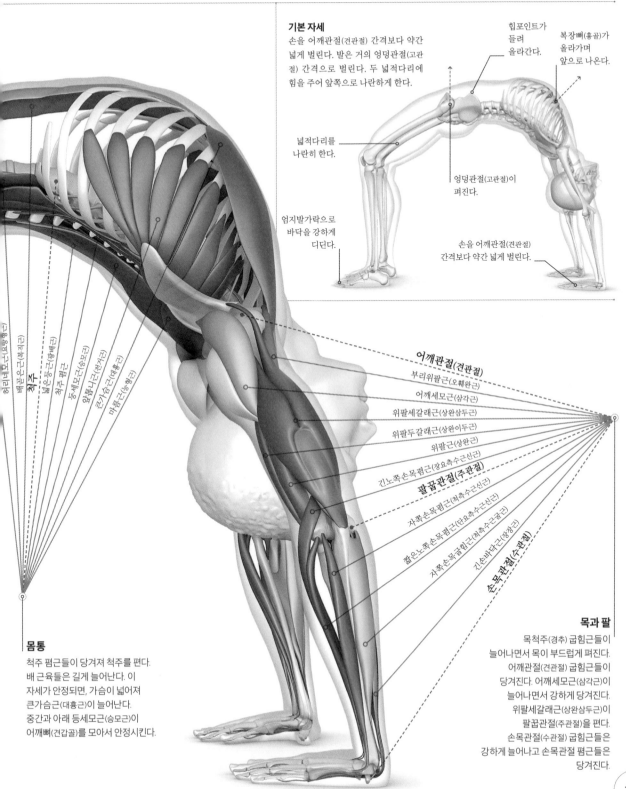

기본 자세

손을 어깨관절(견관절) 간격보다 약간 넓게 벌린다. 발은 거의 엉덩관절(고관절) 간격으로 벌린다. 두 넓적다리에 힘을 주어 앞쪽으로 나란하게 한다.

힙포인트가 들려 올라간다.

복장뼈(흉골)가 올라가며 앞으로 나온다.

넓적다리를 나란히 한다.

엉덩관절(고관절)이 펴진다.

엄지발가락으로 바닥을 강하게 디딘다.

손을 어깨관절(견관절) 간격보다 약간 넓게 벌린다.

어깨관절(견관절)
부리위팔근(오훼완근)
어깨세모근(삼각근)
위팔세갈래근(상완삼두근)
위팔두갈래근(상완이두근)
위팔근(상완근)
긴노쪽손목폄근(장요측수근신근)
팔꿈관절(주관절)
자쪽손목폄근(척측수근신근)
짧은노쪽손목폄근(단요측수근굴근)
자쪽손목굽힘근(척측수근굴근)
긴손바닥근(장장근)

손목관절(수관절)

허리네모근(요방형근)
배곧은근(복직근)
척주
넓은등근(광배근)
척주폄근
등세모근(승모근)
앞톱니근(전거근)
큰가슴근(대흉근)
마름근(능형근)

몸통
척주 폄근들이 당겨져 척주를 편다. 배 근육들은 길게 늘어난다. 이 자세가 안정되면, 가슴이 넓어져 큰가슴근(대흉근)이 늘어난다. 중간과 아래 등세모근(승모근)이 어깨뼈(견갑골)를 모아서 안정시킨다.

목과 팔
목척주(경추) 굽힘근들이 늘어나면서 목이 부드럽게 펴진다. 어깨관절(견관절) 굽힘근들이 당겨진다. 어깨세모근(삼각근)이 늘어나면서 강하게 당겨진다. 위팔세갈래근(상완삼두근)이 팔꿈관절(주관절)을 편다. 손목관절(수관절) 굽힘근들은 강하게 늘어나고 손목관절 폄근들은 당겨진다.

≫ **자세히** 보기

아치 자세는 어깨관절(견관절)과 척주가 뻣뻣한 사람과 아주 유연한 사람
모두에게 어려울 수 있는 독특한 자세이다. 이 자세는 굉장히 어렵지만,
활력을 북돋우고 자신감을 심어 준다.

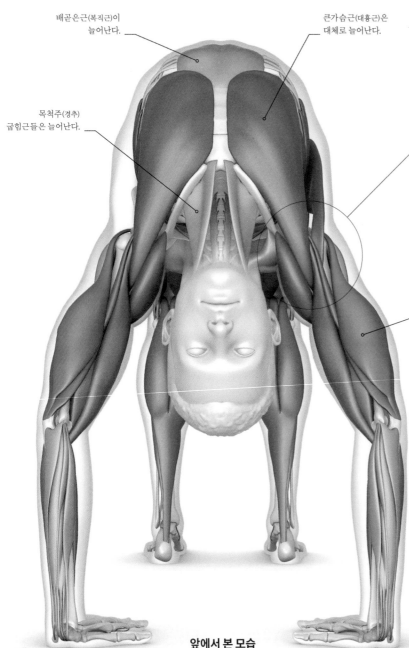

배곧은근(복직근)이
늘어난다.

큰가슴근(대흉근)은
대체로 늘어난다.

목척주(경추)
굽힘근들은 늘어난다.

앞에서 본 모습

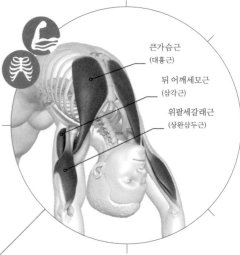

큰가슴근
(대흉근)

뒤 어깨세모근
(삼각근)

위팔세갈래근
(상완삼두근)

어깨관절

이 자세가 불가능한 요인은 대부분 어깨관절(견관절)이
뻣뻣하기 때문이다. 많은 사람들은 어깨관절을 최대로 굽혀
팔을 머리 위 일직선으로 뻗는 운동 범위가 가능하지 않다.
아치 자세를 수행하기 전에 어깨관절 준비 운동을 충분히
해야 한다. 소머리 자세 같은 요가 자세를 여러 번 반복해서
어깨관절을 늘여야 한다(60~63쪽 참고).

위팔세갈래근(상완삼두근)이 당겨져
팔꿈관절(주관절)을 펴지만,
너무 당겨지면 늘어날 수도 있다.

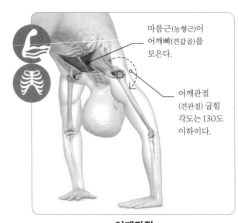

마름근(능형근)이
어깨뼈(견갑골)를
모은다.

어깨관절
(견관절) 굽힘
각도는 130도
이하이다.

어깨관절

어깨관절(견관절) 굽힘 동작은 안정성이 낮다.
특히 아치 자세처럼 몸무게를 지탱하는 경우에 그렇다.
매우 유연한 사람이더라도, 특히 탈구가 잘 되는
경우에는 이 자세를 수행할 때 신경을 써야 한다.
아니면 이 자세 대신 어깨관절을 더 안정되게 펴는
다리 자세를 취해야 한다(136~139쪽 참고).

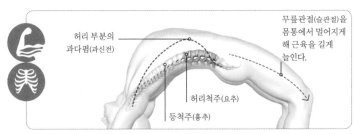

척주 유연성

많은 요가 수행자들은 이 자세처럼 허리를 과도할 만큼 굽히거나 펼 수 있다. 그런 사람들은 단순히 이런 자세를 취하는 것에 매혹되지 말고 허리를 늘이는 데 집중해야 한다. 허리척주(요추)는 등척주(흉추)보다 폄(신전) 능력이 월등하지만, 가급적 완만한 곡선으로 펴려고 해야 한다.

허리 부분의
과다폄(과신전)

무릎관절(슬관절)을
몸통에서 멀어지게
해 근육을 길게 늘인다.

허리척주(요추)

등척주(흉추)

무릎관절
(슬관절)이 거의
발목관절(족관절)
바로 위에 온다.

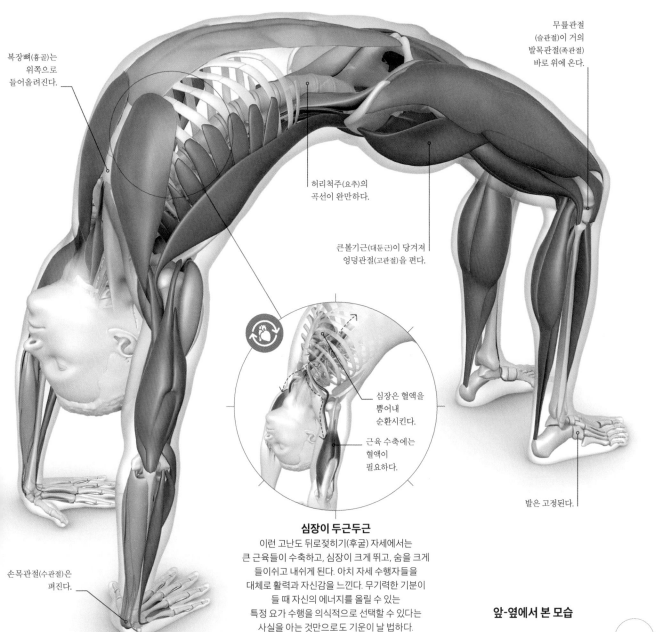

복장뼈(흉골)는
위쪽으로
들어올려진다.

허리척주(요추)의
곡선이 완만하다.

큰볼기근(대둔근)이 당겨져
엉덩관절(고관절)을 편다.

심장은 혈액을
뿜어내
순환시킨다.

근육 수축에는
혈액이
필요하다.

손목관절(수관절)은
펴진다.

심장이 두근두근

이런 고난도 뒤로젖히기(후굴) 자세에서는 큰 근육들이 수축하고, 심장이 크게 뛰고, 숨을 크게 들이쉬고 내쉬게 된다. 아치 자세 수행자들은 대체로 활력과 자신감을 느낀다. 무기력한 기분이 들 때 자신의 에너지를 올릴 수 있는 특정 요가 수행을 의식적으로 선택할 수 있다는 사실을 아는 것만으로도 기운이 날 법하다.

발은 고정된다.

앞-옆에서 본 모습

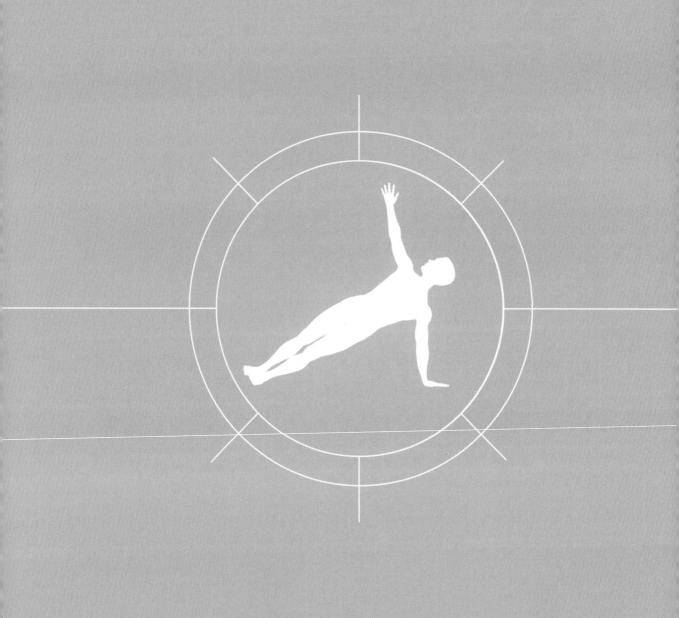

바닥 자세

바닥에서 수행하는 요가 자세에는 팔로 균형 잡는 자세, 엎드린 자세, 반듯이 누운
자세가 있다. 여기서 다루는 요가 자세는 널빤지 자세처럼 강도 높고 힘든 자세부터,
누워 허리 돌리는 자세처럼 부드럽고 섬세한 자세까지 다양하다. 강도의 세기가
어떠하든 모든 자세는 자신의 내면을 탐색하는 훌륭한 기회가 된다.

두루미 자세

Bakasana

두루미 자세는 독특한 방식으로 근력, 유연성, 균형감, 민첩성을
발달시키는데, 팔로 균형을 잡는다. 손목관절(수관절) 근육에 효과를
미치기 때문에 하루 종일 컴퓨터 앞에서 타이핑하는 사람들에게 좋은
해독제와 같다. 아울러 이 모험적인 자세를 취하면 내면의 두려움에
당당히 맞서게 되어 수행이 즐거워진다.

개요 보기

두루미 자세를 수행하면 손목관절(수관절),
어깨관절(견관절), 팔, 엉덩관절(고관절),
배의 근육들이 튼튼해진다. 이 자세에서
몸무게는 고스란히 손에 실리고, 윗몸(상체)이
몸을 지탱하고 자세의 균형을 잡는다.

구분
- ●-- 관절
- ○-- 근육
- ● 당겨짐
- ● 늘어나면서 당겨짐
- ● 늘어남

넓적다리

엉덩관절(고관절) 굽힘근들이
당겨져 엉덩관절을 굽힌다.
넙다리뒤근육(햄스트링)은
무릎관절(슬관절)을 굽히고,
넙다리네갈래근(대퇴사두근)은 늘어난다.
엉덩관절 모음근(내전근)들이 동원되어
엉덩관절과 넓적다리를 모아서
안정시킨다.

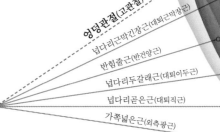

엉덩관절(고관절)
- 넙다리근막긴장근(대퇴근막장근)
- 반힘줄근(반건양근)
- 넙다리두갈래근(대퇴이두근)
- 넙다리곧은근(대퇴직근)
- 가쪽넓은근(외측광근)

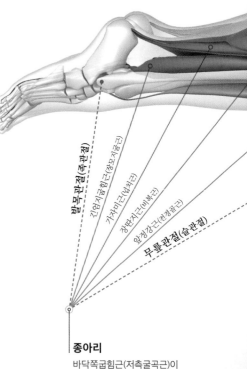

발목관절(족관절)
- 긴엄지굽힘근(장모지굴근)
- 가자미근(넙치근)
- 장딴지근(비복근)
- 앞정강근(전경골근)

무릎관절(슬관절)

종아리

바닥쪽굽힘근(저측굴곡근)이
당겨져 발가락을 오므리고,
등쪽굽힘근(배측굴곡근),
특히 앞정강근(전경골근)이
살짝 늘어난다.

기본 자세

무릎관절(슬관절)을 위팔(상완) 뒷부분을 거치대 삼아 그 위에
올려놓는다. 시선은 앞쪽을 향하고 턱은 살짝 들어올린다.
바닥을 강하게 짚었다가 뒤로 우아하게 착지할 준비를 한다.

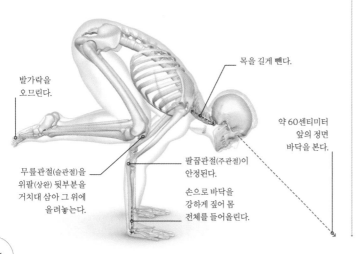

발가락을
오므린다.

목을 길게 뺀다.

약 60센티미터
앞의 정면
바닥을 본다.

무릎관절(슬관절)을
위팔(상완) 뒷부분을
거치대 삼아 그 위에
올려놓는다.

팔꿈관절(주관절)이
안정된다.

손으로 바닥을
강하게 짚어 몸
전체를 들어올린다.

146

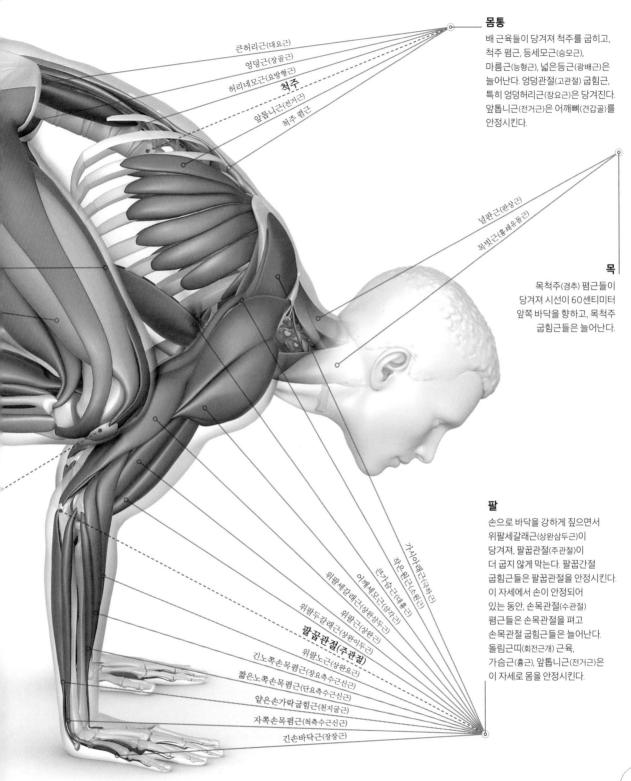

몸통
배 근육들이 당겨져 척주를 굽히고,
척주 폄근, 등세모근(승모근),
마름근(능형근), 넓은등근(광배근)은
늘어난다. 엉덩관절(고관절) 굽힘근,
특히 엉덩허리근(장요근)은 당겨진다.
앞톱니근(전거근)은 어깨뼈(견갑골)를
안정시킨다.

큰허리근(대요근)

엉덩근(장골근)

허리네모근(요방형근) **척주**

앞톱니근(전거근)

척주 폄근

널판근(판상근)

목빗근(흉쇄유돌근)

목
목척주(경추) 폄근들이
당겨져 시선이 60센티미터
앞쪽 바닥을 향하고, 목척주
굽힘근들은 늘어난다.

가시아래근(극하근)

작은원근(소원근)

큰가슴근(대흉근)

어깨세모근(삼각근)

위팔세갈래근(상완삼두근)

위팔근(상완근)

위팔두갈래근(상완이두근)

팔꿉관절(주관절)

위팔노근(상완요근)

긴노쪽손목폄근(장요측수근신근)

짧은노쪽손목폄근(단요측수근신근)

얕은손가락굽힘근(천지굴근)

자쪽손목폄근(척측수근신근)

긴손바닥근(장장근)

팔
손으로 바닥을 강하게 짚으면서
위팔세갈래근(상완삼두근)이
당겨져, 팔꿉관절(주관절)이
더 굽지 않게 막는다. 팔꿉간절
굽힘근들은 팔꿉관절을 안정시킨다.
이 자세에서 손이 안정되어
있는 동안, 손목관절(수관절)
폄근들은 손목관절을 펴고
손목관절 굽힘근들은 늘어난다.
돌림근띠(회전근개) 근육,
가슴근(흉근), 앞톱니근(전거근)은
이 자세로 몸을 안정시킨다.

≫ **자세히** 보기

두루미 자세는 쉽지 않은 균형 잡기 동작으로서, 손목관절(수관절)을 강화한다. 이 자세를 안정적으로 할 수 있게 되면 자신의 용기와 회복 탄력성을 아는 데 도움이 된다.

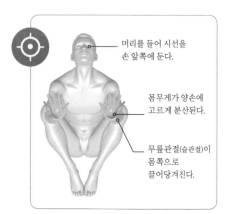

머리를 들어 시선을 손 앞쪽에 둔다.

몸무게가 양손에 고르게 분산된다.

무릎관절(슬관절)이 몸쪽으로 끌어당겨진다.

부하와 균형

두루미 자세에서는 아래팔(전완)과 손이 몸무게를 지탱한다. 몸무게를 양손과 각 손 손가락에 걸쳐 고르게 싣는다. 이 자세를 놀이처럼 여기게 되면 뒤로 착지할 때 만족스러운 미소를 짓게 된다. 놀이는 아이들에게만 꼭 필요한 것이 아니라 어른들에게도 삶의 만족도와 행복감을 높여 준다는 연구가 있다.

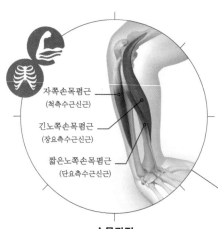

자쪽손목폄근
(척측수근신근)

긴노쪽손목폄근
(장요측수근신근)

짧은노쪽손목폄근
(단요측수근신근)

손목관절

팔로 균형을 잡는 자세들은, 대개 사용하지 않아 약해질 수 있는 손목관절(수관절) 폄근들을 강하게 단련한다. 마찬가지로, 손목관절 굽힘근들은 컴퓨터 타이핑, 휴대 전화 문자 메시지 입력, 오랫동안 물건을 손에 쥐고 있는 행위 따위로 인해 뻣뻣해질 수 있다. 이 자세는 손목관절 굽힘근들을 늘여서 손목터널증후군(수근관증후군)을 예방하는 데 도움이 된다. 하지만 이미 손목관절에 문제가 있는 경우에는 몸무게를 지탱하는 것이 벅찰 수 있다.

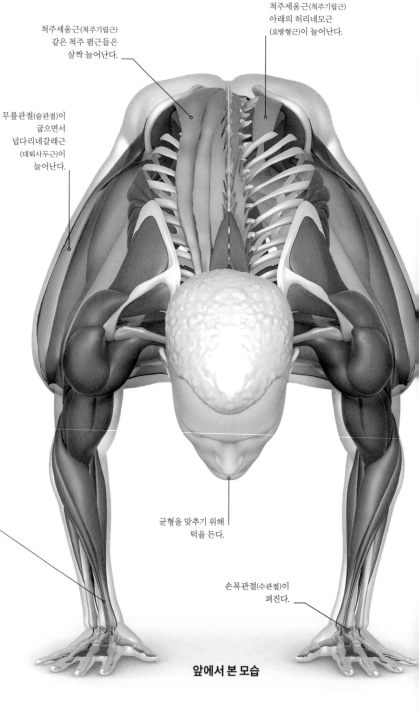

척주세움근(척주기립근) 같은 척추 폄근들은 살짝 늘어난다.

척주세움근(척추기립근) 아래의 허리네모근 (요방형근)이 늘어난다.

무릎관절(슬관절)이 굽으면서 넙다리네갈래근 (대퇴사두근)이 늘어난다.

균형을 맞추기 위해 턱을 든다.

손목관절(수관절)이 펴진다.

앞에서 본 모습

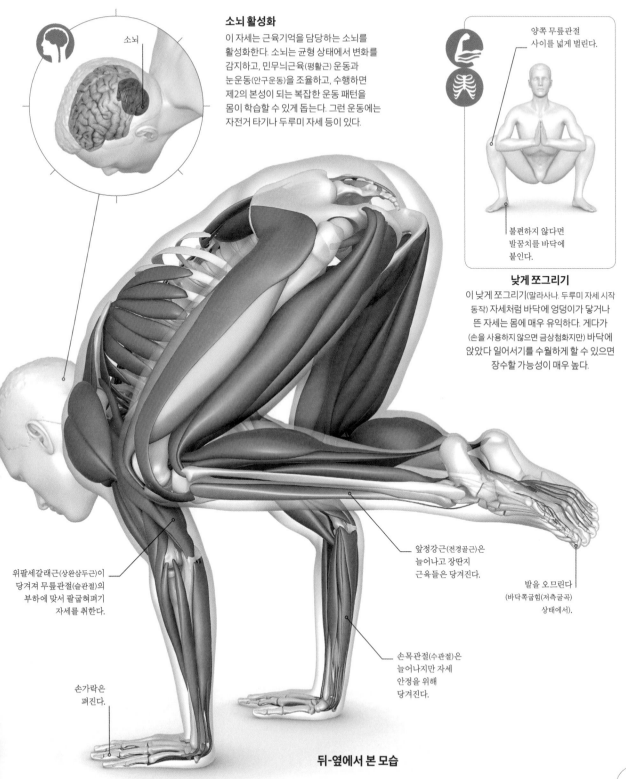

소뇌 활성화

이 자세는 근육기억을 담당하는 소뇌를 활성화한다. 소뇌는 균형 상태에서 변화를 감지하고, 민무늬근육(평활근) 운동과 눈운동(안구운동)을 조율하고, 수행하면 제2의 본성이 되는 복잡한 운동 패턴을 몸이 학습할 수 있게 돕는다. 그런 운동에는 자전거 타기나 두루미 자세 등이 있다.

소뇌

양쪽 무릎관절 사이를 넓게 벌린다.

불편하지 않다면 발꿈치를 바닥에 붙인다.

낮게 쪼그리기

이 낮게 쪼그리기(말라사나. 두루미 자세 시작 동작) 자세처럼 바닥에 엉덩이가 닿거나 뜬 자세는 몸에 매우 유익하다. 게다가 (손을 사용하지 않으면 금상첨화지만) 바닥에 앉았다 일어서기를 수월하게 할 수 있으면 장수할 가능성이 매우 높다.

앞정강근(전경골근)은 늘어나고 장딴지 근육들은 당겨진다.

위팔세갈래근(상완삼두근)이 당겨져 무릎관절(슬관절)의 부하에 맞서 팔굽혀펴기 자세를 취한다.

발을 오므린다 (바닥쪽굽힘(저측굴곡) 상태에서).

손목관절(수관절)은 늘어나지만 자세 안정을 위해 당겨진다.

손가락은 펴진다.

뒤-옆에서 본 모습

149

널빤지 자세

Kumbhakasana

널빤지 자세(플랭크)는 팔굽혀펴기의 최고봉이다. 몸속 가장 깊은 근육부터 가장 얇은 근육까지 온갖 근육에 영향을 미치는 탄탄하고 안정된 자세이다. 널빤지 자세를 취하고 있으면, 몸 전체를 튼튼하게 하는 운동을 하고 있는 셈이다.

개요 보기

널빤지 자세는 특히 어깨관절(견관절)은 물론이고 배 근육, 허리 근육, 골반바닥(골반저) 근육을 비롯한 중심근육(코어근육)을 강화한다. 호흡을 대여섯 번 이상 하는 동안 이 자세를 취하고 있으면 몸 전체에서 열과 에너지가 발산된다.

넓적다리
넙다리네갈래근(대퇴사두근)이 당겨져 무릎관절(슬관절)을 펴고 넓적다리를 안정시킨다. 엉덩관절(고관절) 모음근과 벌림근이 당겨져 중립골반 상태에서 넓적다리와 엉덩관절을 안정시킨다.

무릎관절(슬관절)

중간볼기근(중둔근)
큰볼기근(대둔근)
넙다리근막긴장근(대퇴근막장근)
반힘줄근(반건양근)
넙다리두갈래근(대퇴이두근)
가쪽넓은근(외측광근)

종아리
발꿈치를 뒤로 내밀고 있으면 발목관절(족관절)의 등쪽굽힘근(배측굴곡근)이 당겨진다. 발가락 굽힘근들과 발바닥에서 근육이 늘어나는 것이 느껴질 수 있다. 장딴지 근육들은 약간 늘어난 상태로 있다.

장딴지근(비복근)
앞정강근(전경골근)
긴발가락폄근(장지신근)
가자미근(넙치근)
발목관절(족관절)
발바닥근(족저근육)

응용 자세
자세의 강도를 낮추기 위해 아래팔(전완)과, 필요에 따라 무릎관절(슬관절)을 바닥에 댈 수도 있다. 허리가 휘어서는 안 된다. 허리에서 뻠(염좌) 같은 어떤 이상이 느껴지면 자세를 풀고 쉬어야 한다.

엉덩관절(고관절)이 무릎관절(슬관절) 앞쪽에 위치한다.

어깨관절(견관절)과 팔꿉관절(주관절)이 일직선상에 있다.

구분
- •-- 관절
- ◦— 근육
- ⬤ 당겨짐
- ⬤ 늘어나면서 당겨짐
- ⬤ 늘어남

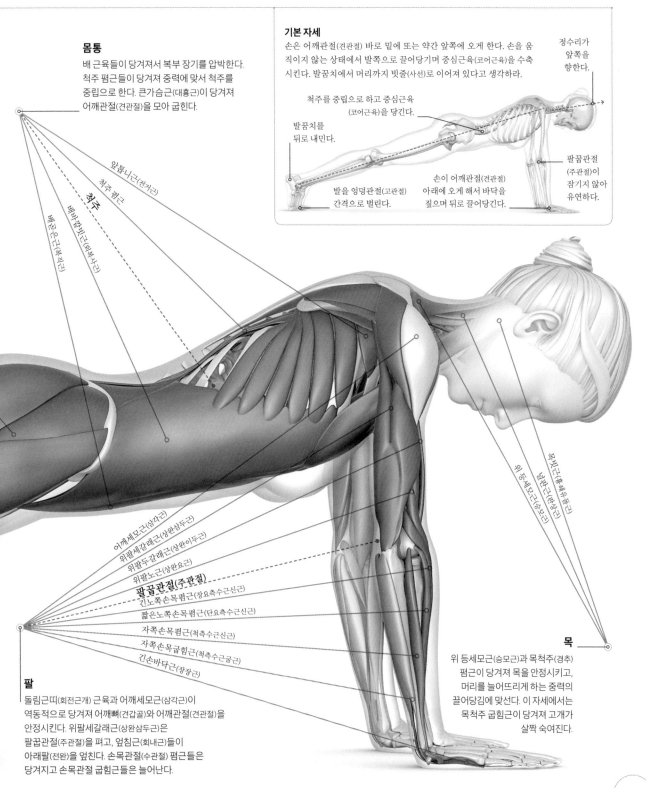

몸통

배 근육들이 당겨져서 복부 장기를 압박한다.
척주 폄근들이 당겨져 중력에 맞서 척주를
중립으로 한다. 큰가슴근(대흉근)이 당겨져
어깨관절(견관절)을 모아 굽힌다.

앞톱니근(전거근)

척주 척주 폄근

배바깥빗근(외복사근)

배곧은근(복직근)

기본 자세

손은 어깨관절(견관절) 바로 밑에 또는 약간 앞쪽에 오게 한다. 손을 움
직이지 않는 상태에서 발쪽으로 끌어당기며 중심근육(코어근육)을 수축
시킨다. 발꿈치에서 머리까지 빗줄(사선)로 이어져 있다고 생각하라.

정수리가
앞쪽을
향한다.

척주를 중립으로 하고 중심근육
(코어근육)을 당긴다.

발꿈치를
뒤로 내민다.

발을 엉덩관절(고관절)
간격으로 벌린다.

손이 어깨관절(견관절)
아래에 오게 해서 바닥을
짚으며 뒤로 끌어당긴다.

팔꿈관절
(주관절)이
잠기지 않아
유연하다.

어깨세모근(삼각근)
위팔세갈래근(상완삼두근)
위팔두갈래근(상완이두근)
위팔노근(상완요근)
팔꿈관절(주관절)
긴노쪽손목폄근(장요측수근신근)
짧은노쪽손목폄근(단요측수근신근)
자쪽손목폄근(척측수근신근)
자쪽손목굽힘근(척측수근굴근)
긴손바닥근(장장근)

목빗근(흉쇄유돌근)
널판근(판상근)
위등세모근(승모근)

목

팔

돌림근띠(회전근개) 근육과 어깨세모근(삼각근)이
역동적으로 당겨져 어깨뼈(견갑골)와 어깨관절(견관절)을
안정시킨다. 위팔세갈래근(상완삼두근)은
팔꿈관절(주관절)을 펴고, 엎침근(회내근)들이
아래팔(전완)을 엎친다. 손목관절(수관절) 폄근들은
당겨지고 손목관절 굽힘근들은 늘어난다.

위 등세모근(승모근)과 목척주(경추)
폄근이 당겨져 목을 안정시키고,
머리를 늘어뜨리게 하는 중력의
끌어당김에 맞선다. 이 자세에서는
목척주 굽힘근이 당겨져 고개가
살짝 숙여진다.

≫ 자세히 보기

널빤지 자세는 '반다'라고 불리는,
요가의 에너지 잠금 동작을 공부하는 데
이용할 수 있다. 널빤지 자세에서는 호흡이
이루어지는 동안 몸의 반다 부위에서
일어나는 미묘한 활성화에 주목해야 한다.
자격을 갖춘 강사의 가르침을
받으며 반다 수행을 할 수도 있다.

잘란다라 반다
'잘란다라'는 산스크리트 어로 '그물
잡기'를 의미한다. 고대 인도의 어부들이
턱 밑에 그물을 끼운 데서 유래한
이름이다. 이 자세는 중력에 맞서 머리를
드는 것과 비슷하면서도 어려운 방식으로
목 근육들을 당긴다. 전통적으로는,
앉은 자세에서 후두덮개(후두개)를 닫아
호흡을 멈춘(쿰바카) 상태로 행한다.
하지만 널빤지 자세에서는 호흡을
계속해야 한다.

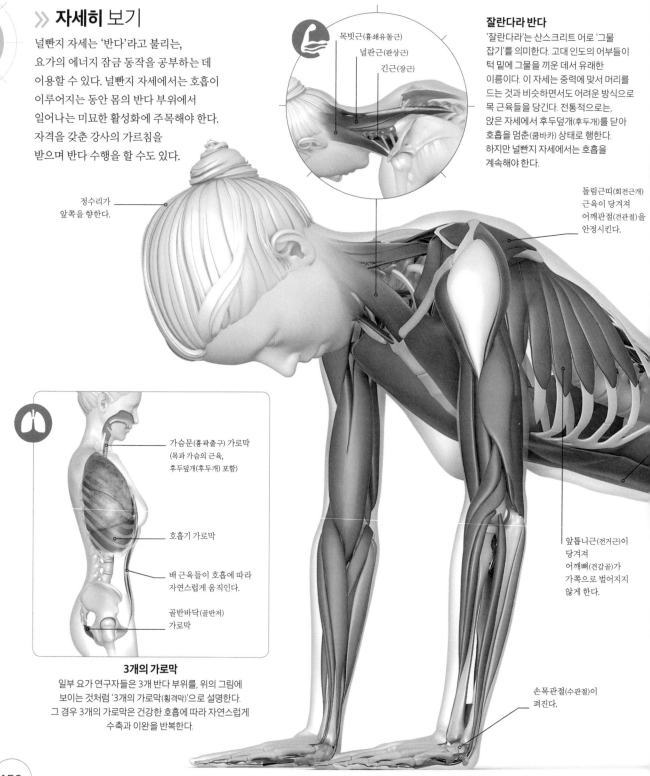

목빗근(흉쇄유돌근)

널판근(판상근)

긴근(장근)

정수리가
앞쪽을 향한다.

돌림근띠(회전근개)
근육이 당겨져
어깨관절(견관절)을
안정시킨다.

가슴문(흉곽출구) 가로막
(목과 가슴의 근육,
후두덮개(후두개) 포함)

호흡기 가로막

배 근육들이 호흡에 따라
자연스럽게 움직인다.

골반바닥(골반저)
가로막

앞톱니근(전거근)이
당겨져
어깨뼈(견갑골)가
가쪽으로 벌어지지
않게 한다.

손목관절(수관절)이
펴진다.

3개의 가로막
일부 요가 연구자들은 3개 반다 부위를, 위의 그림에
보이는 것처럼 '3개의 가로막(횡격막)'으로 설명한다.
그 경우 3개의 가로막은 건강한 호흡에 따라 자연스럽게
수축과 이완을 반복한다.

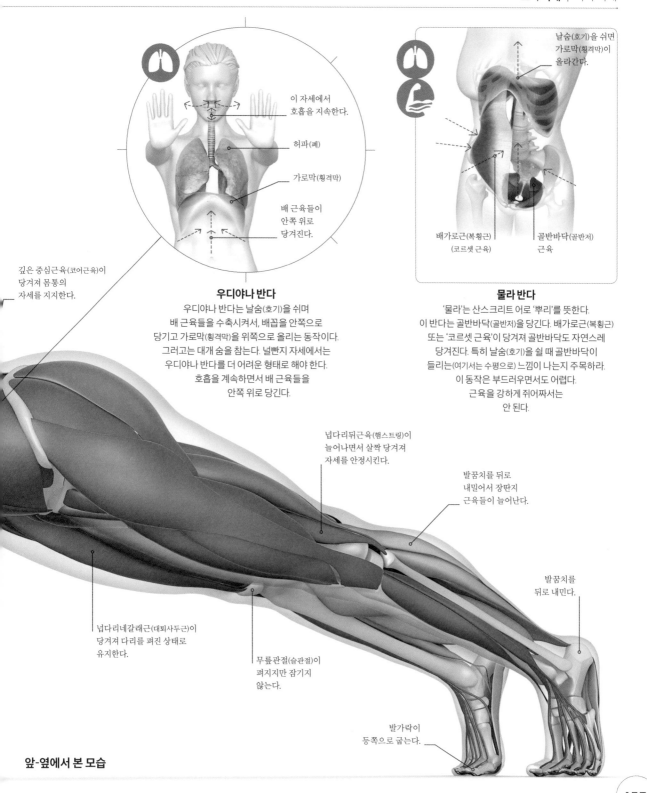

이 자세에서 호흡을 지속한다.

허파(폐)

가로막(횡격막)

배 근육들이 안쪽 위로 당겨진다.

날숨(호기)을 쉬면 가로막(횡격막)이 올라간다.

배가로근(복횡근) (코르셋 근육)

골반바닥(골반저) 근육

깊은 중심근육(코어근육)이 당겨져 몸통의 자세를 지지한다.

우디야나 반다

우디야나 반다는 날숨(호기)을 쉬며
배 근육들을 수축시켜서, 배꼽을 안쪽으로
당기고 가로막(횡격막)을 위쪽으로 올리는 동작이다.
그러고는 대개 숨을 참는다. 널빤지 자세에서는
우디야나 반다를 더 어려운 형태로 해야 한다.
호흡을 계속하면서 배 근육들을
안쪽 위로 당긴다.

물라 반다

'물라'는 산스크리트 어로 '뿌리'를 뜻한다.
이 반다는 골반바닥(골반저)을 당긴다. 배가로근(복횡근)
또는 '코르셋 근육'이 당겨져 골반바닥도 자연스레
당겨진다. 특히 날숨(호기)을 쉴 때 골반바닥이
들리는(여기서는 수평으로) 느낌이 나는지 주목하라.
이 동작은 부드러우면서도 어렵다.
근육을 강하게 쥐어짜서는
안 된다.

넙다리뒤근육(햄스트링)이
늘어나면서 살짝 당겨져
자세를 안정시킨다.

발꿈치를 뒤로
내밀어서 장딴지
근육들이 늘어난다.

발꿈치를
뒤로 내민다.

넙다리네갈래근(대퇴사두근)이
당겨져 다리를 펴진 상태로
유지한다.

무릎관절(슬관절)이
펴지지만 잠기지
않는다.

발가락이
등쪽으로 굽는다.

앞-옆에서 본 모습

측면 널빤지 자세

Vasisthasana

측면 널빤지 자세(사이드 플랭크)는 팔로 균형을 잡는 어려운 자세여서
땀이 나고 심장이 두근거릴 수 있다. 이 자세는 특히 집중력과 지구력을
키우려는 사람들에게 유익하다. 측면 널빤지 자세를 유지하려면
엉덩관절(고관절)이 아래로 내려가지 않도록 신경 써야 한다.

개요 보기

이 자세는 배 근육과 등 근육을 포함한
중심근육(코어근육)을 강화한다. 바닥쪽 팔과
어깨관절(견관절)의 근육도 강하게 당겨져
균형을 유지한다. 다리 근육들도 당겨져서 몸을
일직선으로 펴 유지하며 균형을 잡는다.

구분
- ●-- 관절
- ○─ 근육
- ● 당겨짐
- ● 늘어나면서 당겨짐
- ● 늘어남

위쪽 넓적다리(대퇴)
양쪽 엉덩관절(고관절) 모음근들이
당겨져 넓적다리를 안정시킨다.

종아리(하퇴)
발목관절(족관절)
등쪽굽힘근(배측굴곡근)들이 당겨져
발목관절을 굽히고 발가락을 편다.
장딴지 근육들은 늘어난다. 바닥쪽
발의 가장자리로 바닥을 디디면
바닥쪽 다리의 종아리근(비골근)이
당겨져 발목관절이 접질리지 않는다.

기본 자세
두 엉덩관절(고관절)과 두 어깨관절
(견관절)이 각각 아래위로 위치하도
록 해야 한다. 이 자세가 불편하지
않으면 위쪽 팔을 위로 뻗고 시선은
하늘을 향한다. 바닥을 짚은 손을
내려다보면 균형을 유지하는 데 도
움이 된다.

손을 위로
뻗는다.

시선이 위를
향한다.

두 어깨관절
(견관절)과 두
엉덩관절(고관절)이
각각 아래위로
위치한다.

엉덩관절(고관절)을
들어올린다.

발이
아래위로
겹친다.

팔꿉관절(주관절)이
잠기지 않아 유연하다.

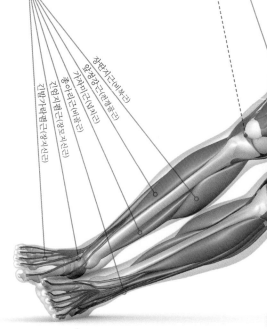

두덩근(치골근)
짧은모음근(단내전근)

진모음근(장내전근)
무릎관절(슬관절)

장딴지근(비복근)
가자미근(넙치근)
종아리근(비골근)
긴발가락폄근(장지신근)
긴엄지폄근(장무지신근)

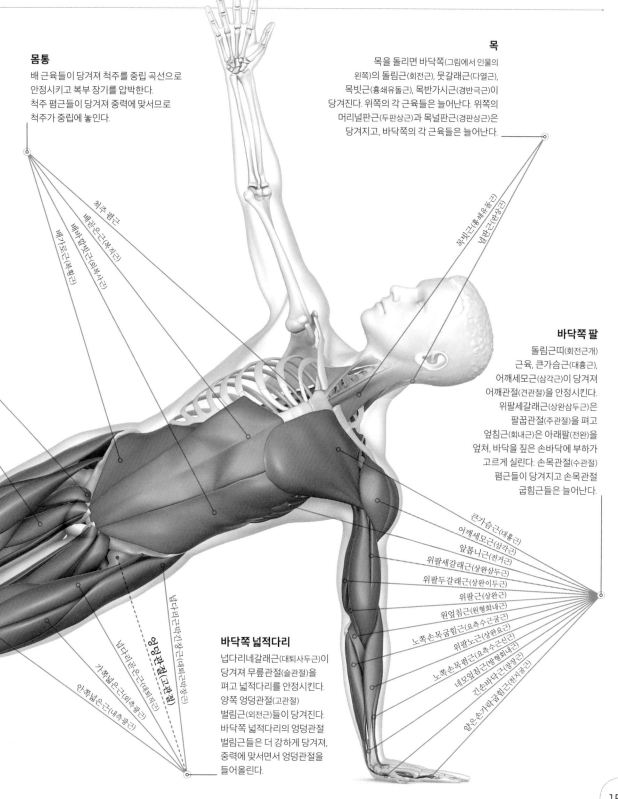

몸통

배 근육들이 당겨져 척추를 중립 곡선으로
안정시키고 복부 장기를 압박한다.
척주 폄근들이 당겨져 중력에 맞서므로
척추가 중립에 놓인다.

척추 폄근

배곧은근(복직근)

배바깥빗근(외복사근)

배가로근(복횡근)

목

목을 돌리면 바닥쪽(그림에서 인물의
왼쪽)의 돌림근(회전근), 뭇갈래근(다열근),
목빗근(흉쇄유돌근), 목반가시근(경반극근)이
당겨진다. 위쪽의 각 근육들은 늘어난다. 위쪽의
머리널판근(두판상근)과 목널판근(경판상근)은
당겨지고, 바닥쪽의 각 근육들은 늘어난다.

목빗근(흉쇄유돌근)

널판근(판상근)

바닥쪽 팔

돌림근띠(회전근개)
근육, 큰가슴근(대흉근),
어깨세모근(삼각근)이 당겨져
어깨관절(견관절)을 안정시킨다.
위팔세갈래근(상완삼두근)은
팔꿉관절(주관절)을 펴고
엎침근(회내근)은 아래팔(전완)을
엎쳐, 바닥을 짚은 손바닥에 부하가
고르게 실린다. 손목관절(수관절)
폄근들이 당겨지고 손목관절
굽힘근들은 늘어난다.

큰가슴근(대흉근)

어깨세모근(삼각근)

앞톱니근(전거근)

위팔세갈래근(상완삼두근)

위팔두갈래근(상완이두근)

위팔근(상완근)

원엎침근(원형회내근)

노쪽손목굽힘근(요측수근굴근)

위팔노근(요측수근신근)

노쪽손목폄근(요측수근신근)

네모엎침근(방형회내근)

긴손바닥근(장장근)

얕은손가락굽힘근(천지굴근)

바닥쪽 넓적다리

넙다리네갈래근(대퇴사두근)이
당겨져 무릎관절(슬관절)을
펴고 넓적다리를 안정시킨다.
양쪽 엉덩관절(고관절)
벌림근(외전근)들이 당겨진다.
바닥쪽 넓적다리의 엉덩관절
벌림근들은 더 강하게 당겨져,
중력에 맞서면서 엉덩관절을
들어올린다.

넙다리곧은근(대퇴직근)

가쪽넓은근(외측광근)

안쪽넓은근(내측광근)

넙다리근막긴장근(대퇴근막장근)

엉덩정강띠(장경인대)

》 **자세히** 보기

측면 널빤지 자세는 심호흡을 하므로 평소보다 호흡기 근육을
더 많이 사용한다. 중심근육(코어근육) 수축이 현저해서
척주옆굽음증(척주측만증)에 좋지만 임신 중에는 위험할 수 있다.

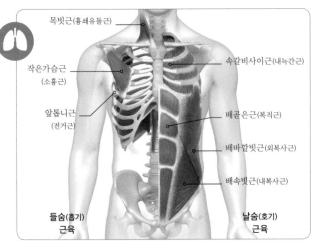

- 목빗근(흉쇄유돌근)
- 작은가슴근 (소흉근)
- 앞톱니근 (전거근)
- 속갈비사이근(내늑간근)
- 배곧은근(복직근)
- 배바깥빗근(외복사근)
- 배속빗근(내복사근)
- 들숨(흡기) 근육
- 날숨(호기) 근육

호흡기 근육

자연스러운 호흡에서는 가로막(횡격막)이 주된 역할을 한다.
이 자세에서 심호흡을 하면 여타 부수적인 호흡기 근육들이
동원될 수 있다. 들숨(흡기)을 쉬면, 목갈비근(사각근)이라는
목 주위의 작은 근육들과 더불어 왼쪽 그림의 근육들이 움직인다.
날숨(호기)을 쉬면 가슴가로근(흉횡근)이라는 갈비뼈 주위의
깊은 근육들이 움직인다.

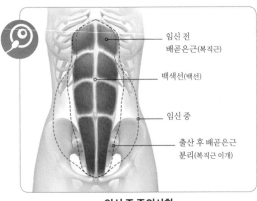

- 임신 전 배곧은근(복직근)
- 백색선(백선)
- 임신 중
- 출산 후 배곧은근 분리(복직근 이개)

임신 중 주의사항

백색선(백선)은 왼쪽과 오른쪽의 배곧은근(복직근)을
연결하는 결합조직이다. 임신 중에는 압력 때문에 이 결합조직이
갈라져 배곧은근 분리(복직근 이개)라는 문제가 생길 수 있다.
그래서 임신 중에, 특히 임신 후기에 배 근육 수축이나
복부 압력을 일으키는 자세는 주의해야 한다.

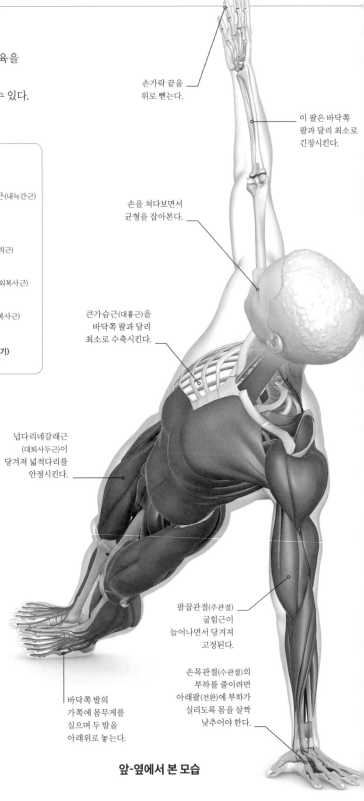

- 손가락 끝을 위로 뻗는다.
- 이 팔은 바닥쪽 팔과 달리 최소로 긴장시킨다.
- 손을 쳐다보면서 균형을 잡아본다.
- 큰가슴근(대흉근)을 바닥쪽 팔과 달리 최소로 수축시킨다.
- 넙다리네갈래근 (대퇴사두근)이 당겨져 넓적다리를 안정시킨다.
- 팔꿉관절(주관절) 굽힘근이 늘어나면서 당겨져 고정된다.
- 손목관절(수관절)의 부하를 줄이려면 아래팔(전완)에 부하가 실리도록 몸을 살짝 낮추어야 한다.
- 바닥쪽 발의 가쪽에 몸무게를 실으며 두 발을 아래위로 놓는다.

앞-옆에서 본 모습

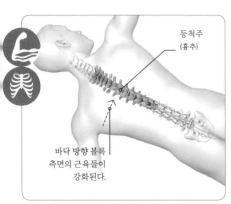

등척주
(흉추)

바닥 방향 볼록
측면의 근육들이
강화된다.

척주옆굽음증

척주옆굽음증(척주측만증)은 척주가 옆으로 S 곡선을
그리는 것이다. 척주는 대개 앞뒤로 S 곡선 형태이다.
측면 널빤지 자세의 기본 곡선에서 나타나는 볼록
측면을 강화하면, 즉 바닥 방향 볼록 측면으로 수행하면,
척주옆굽음증의 곡선과 증상을 줄일 수 있다는 연구도
있다. 어느 쪽에 근육 강화가 필요한지 확신이 들지
않으면 전문가와 상담해야 한다.

다리를 엉덩관절
(고관절)보다 약간
높게 들어올린다.

응용 자세

안정성은 낮아지더라도 중심근육(코어근육)을 더 강화하
려면 위쪽 다리를 엉덩관절(고관절)보다 약간 높게 천천히
들어올리면 된다. 양쪽 엉덩관절의 위치를 유지한 상태에
서 만약 불안정한 느낌이 들면 다리를 다시 낮추면 된다.

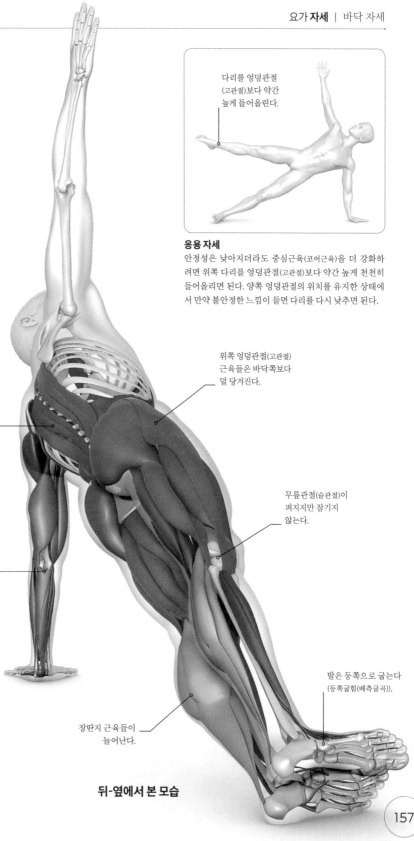

위쪽 엉덩관절(고관절)
근육들은 바닥쪽보다
덜 당겨진다.

척주의 바닥쪽 등 근육들이
더 많이 당겨진다.

무릎관절(슬관절)이
펴지지만 잠기지
않는다.

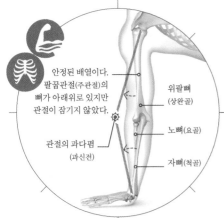

안정된 배열이다.
팔꿈관절(주관절)의
뼈가 아래위로 있지만
관절이 잠기지 않았다.

위팔뼈
(상완골)

노뼈(요골)

관절의 과다폄
(과신전)

자뼈(척골)

발은 등쪽으로 굽는다
(등쪽굽힘(배측굴곡)).

팔꿈관절 잠김

팔꿈관절(주관절)이 과다폄(180도 넘게 과신전) 때문에
잠기지 않게 해야 한다. 만약 잠기면 몸무게를 지탱하는
관절을 압박하게 된다. 관절의 뼈들이 적절하게
아래위로 놓이지 않으면 관절에 부하가 고르지 않게 실려
뼈관절염(골관절염)과 기능 장애가 서서히 생길 수 있다.
따라서 관절을 미세하게 굽혀서 마치 곧게 편 것처럼
보이게 해야 한다. 이러려면 더 많은 근력이 필요하지만
오랫동안 안정성을 유지할 수 있다.

장딴지 근육들이
늘어난다.

뒤-옆에서 본 모습

157

코브라 자세

Bhujangasana

코브라 자세는 전통 요가의 핵심적인 자세이다. 이 가벼운 뒤로젖히기(후굴) 자세는 '강한 소화력(아그니)'을 촉발해 잠재 에너지의 흐름을 깨우는 것으로 알려져 있다. 이 자세는 대체로 허리 통증(요통)을 완화하는 데 도움이 되고 소화와 배출을 자극하는 듯하다.

개요 보기

가슴, 배, 골반을 비롯한 몸 앞부분의 근육들이 늘어난다. 한편, 허리, 어깨, 팔의 근육들은 자세가 유지되는 동안 당겨져서 목과 척주를 따라 완만한 곡선을 만들어 낸다.

응용 자세
아래팔(전완)을 바닥에 대는 스핑크스 자세는 코브라 자세보다 더 쉽고 소극적이다.

목이 길게 늘어나고 턱이 올라간다.

팔꿉관절 (주관절)이 어깨관절(견관절) 바로 아래에 있다.

넓적다리
큰볼기근(대둔근), 큰모음근(대내전근), 넙다리뒤근육(햄스트링)이 당겨져 엉덩관절(고관절)을 편다. 한편, 넙다리근막긴장근(대퇴근막장근)과 엉덩정강띠(장경인대)는 엉덩관절을 안정시킨다.

기본 자세
척주를 늘여 완만한 뒤로젖히기(후굴) 자세를 취해도 두덩뼈(치골)는 매트 위에 그대로 있다. 허리에서 조임이나 통증이 느껴지면 자세를 낮춰야 한다.

시선은 정면을 향한다.

어깨뼈(견갑골)이 내려가 가운데 쪽으로 오므려진다.

목의 완만한 곡선

척주의 곡선이 완만하다.

복장뼈(흉골)가 앞쪽 위로 움직인다.

허리에 조이는 느낌이 없어야 한다.

팔꿉관절(주관절)이 굽는다.

발가락이 펴진다.

볼기가 강하게 수축하지 않는다.

두덩뼈(치골)가 매트 위에 그대로 있다.

큰볼기근(대둔근)

엉덩관절(고관절)

넙다리근막긴장근(대퇴근막장근)

넙다리뒤갈래근(대퇴이두근)

가쪽넓은근(외측광근)

반힘줄근(반건양근)

엉덩정강띠(장경인대)

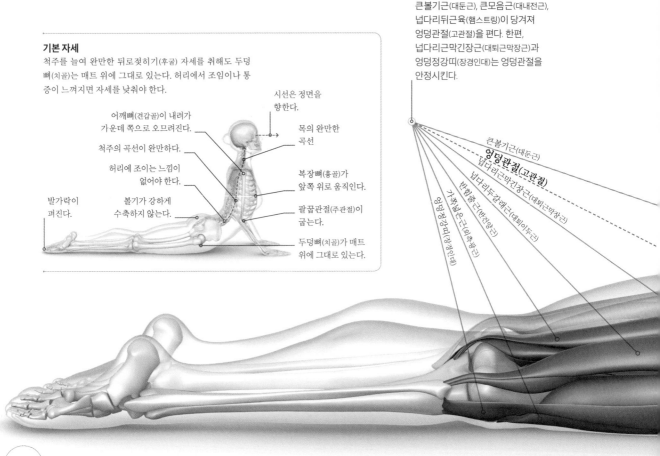

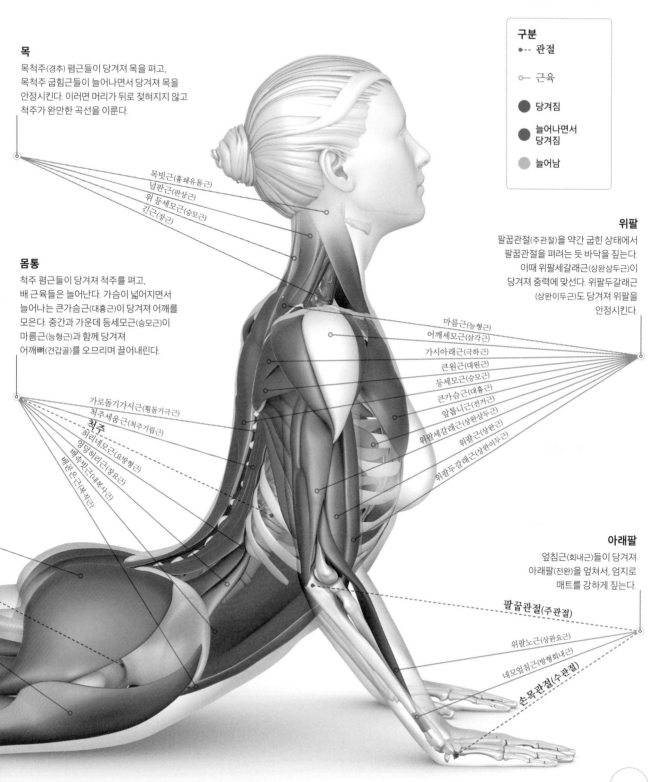

목

목척추(경추) 폄근들이 당겨져 목을 펴고,
목척추 굽힘근들이 늘어나면서 당겨져 목을
안정시킨다. 이러면 머리가 뒤로 젖혀지지 않고
척추가 완만한 곡선을 이룬다.

목빗근(흉쇄유돌근)
널판근(판상근)
위 등세모근(승모근)
긴근(장근)

몸통

척주 폄근들이 당겨져 척주를 펴고,
배 근육들은 늘어난다. 가슴이 넓어지면서
늘어나는 큰가슴근(대흉근)이 당겨져 어깨를
모은다. 중간과 가운데 등세모근(승모근)이
마름근(능형근)과 함께 당겨져
어깨뼈(견갑골)를 오므리며 끌어내린다.

가로돌기가시근(횡돌기극근)
척주세움근(척주기립근)

척주

허리네모근(요방형근)
엉덩허리근(장요근)
배속빗근(내복사근)
배곧은근(복직근)

구분

●-- 관절
○-- 근육
●   당겨짐
●   늘어나면서
    당겨짐
●   늘어남

위팔

팔꿈관절(주관절)을 약간 굽힌 상태에서
팔꿈관절을 펴려는 듯 바닥을 짚는다.
이때 위팔세갈래근(상완삼두근)이
당겨져 중력에 맞선다. 위팔두갈래근
(상완이두근)도 당겨져 위팔을
안정시킨다.

마름근(능형근)
어깨세모근(삼각근)
가시아래근(극하근)
큰원근(대원근)
등세모근(승모근)
큰가슴근(대흉근)
앞톱니근(전거근)
위팔세갈래근(상완삼두근)
위팔근(상완근)
위팔두갈래근(상완이두근)

아래팔

엎침근(회내근)들이 당겨져
아래팔(전완)을 엎쳐서, 엄지로
매트를 강하게 짚는다.

팔꿈관절(주관절)

위팔노근(상완요근)

네모엎침근(방형회내근)

손목관절(수관절)

159

》 **자세히** 보기

코브라 자세는 앞톱니근(전거근) 같은 주요 근육들을 활성화해
자세를 개량할 수 있다. 스핑크스 자세처럼 더 가벼운 자세로
바꿀 수도 있고, 얼굴을 위로 향한 개(Upward-facing Dog)
자세처럼 더 심한 뒤로젖히기(후굴) 자세로 변형할 수도 있다.

시선은 천장과 벽이
만나는 쪽인 대각선
위를 향한다.

턱은 살짝 든다.

작은가슴근(소흉근)은
대체로 늘어난다.

척주의 곡선을
완만하게 해서
척추사이원반(추간판)을
보호한다.

과다폄(과신전) 때문에
척추에 가까운 혈관이
손상될 수 있다.

과다폄(과신전) 때문에
안압이 올라갈 수 있다.

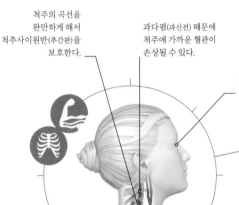

목 문제

전통 요가 강사들은 가급적 목을 뒤로 젖히라고
가르쳤다. 하지만 지금은 그럴 경우 이로움보다
위험이 더 크다는 것을 누구나 알고 있다.
사례 연구와 해부학 지식에 기초해 각자가
과다폄을 피하면서 안전과 최적 기능을 위한
자세 변형을 선택할 수 있다.

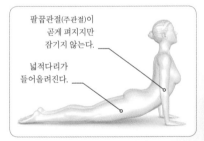

팔꿈관절(주관절)이
곧게 펴지지만
잠기지 않는다.

넓적다리가
들어올려진다.

응용 자세

얼굴을 위로 향한 개 자세는 일부 요가 자세들에서 더
많이 이용되는 코브라 자세와 비슷하다. 넓적다리는
바닥에서 들어올려지고 팔꿈관절(주관절)이 곧게 펴
져 뒤로젖히기(후굴)가 더 심해진다.

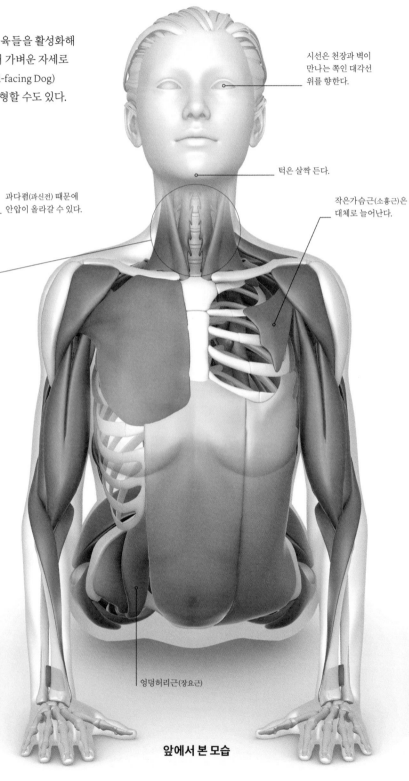

엉덩허리근(장요근)

앞에서 본 모습

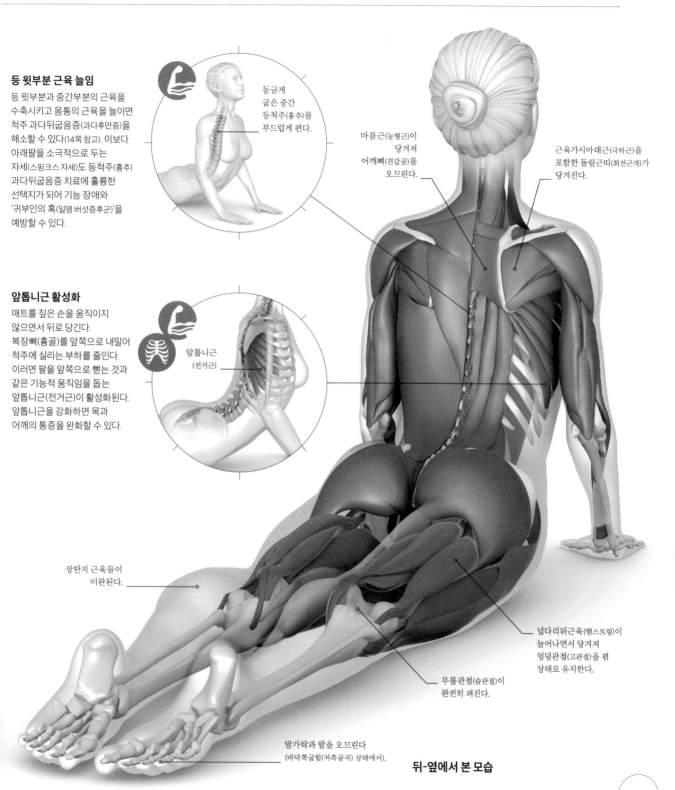

등 윗부분 근육 늘임

등 윗부분과 중간부분의 근육을 수축시키고 몸통의 근육을 늘이면 척추 과다뒤굽음증(과다후만증)을 해소할 수 있다(14쪽 참고). 이보다 아래팔을 소극적으로 두는 자세(스핑크스 자세)도 등척주(흉추) 과다뒤굽음증 치료에 훌륭한 선택지가 되어 기능 장애와 '귀부인의 혹(일명 버섯증후군)'을 예방할 수 있다.

둥글게 굽은 중간 등척주(흉추)를 부드럽게 편다.

마름근(능형근)이 당겨져 어깨뼈(견갑골)를 오므린다.

근육가시아래근(극하근)을 포함한 돌림근띠(회전근개)가 당겨진다.

앞톱니근 활성화

매트를 짚은 손을 움직이지 않으면서 뒤로 당긴다. 복장뼈(흉골)를 앞쪽으로 내밀어 척주에 실리는 부하를 줄인다. 이러면 팔을 앞쪽으로 뻗는 것과 같은 기능적 움직임을 돕는 앞톱니근(전거근)이 활성화된다. 앞톱니근을 강화하면 목과 어깨의 통증을 완화할 수 있다.

앞톱니근 (전거근)

장딴지 근육들이 이완된다.

넙다리뒤근육(햄스트링)이 늘어나면서 당겨져 엉덩관절(고관절)을 편 상태로 유지한다.

무릎관절(슬관절)이 완전히 펴진다.

발가락과 발을 오므린다 (바닥쪽굽힘(저측굴곡) 상태에서).

뒤-옆에서 본 모습

메뚜기 자세

Salabhasana

'엎딘 보트 자세'로 알려진 메뚜기 자세는 허리 통증(요통) 완화에 도움이 될 수 있다. 척주를 이런 식으로 늘이면, 등과 다리의 근육들이 당겨져 사지 말단과 머리가 모두 바닥에서 떠 있게 되므로 나쁜 자세와 관련 문제를 교정하는 데 도움이 된다.

개요 보기

이 자세는 다리와 어깨를 바닥에서 들어올리므로 특히 허리, 볼기, 넓적다리의 근육을 강화한다. 어려운 자세일 수 있지만, 이 자세의 효과를 보려고 바닥에서 너무 높이 들어올릴 필요는 없다.

넓적다리

엉덩관절(고관절) 폄근들이 당겨져 넓적다리를 들어올리고 엉덩관절 굽힘근들은 늘어난다. 넙다리네갈래근(대퇴사두근)은 당겨져서 무릎관절(슬관절)을 편다.

엉덩허리근(장요근)
큰볼기근(대둔근)

엉덩관절(고관절)

넙다리뒤칸근(대퇴굴곡근)
가쪽넓은근(외측광근)
넙다리두갈래근(대퇴이두근)(긴갈래)
넙다리두갈래근(대퇴이두근)(짧은갈래)

발목관절(족관절)

가자미근(넙치근)
장딴지근(비복근)
앞정강근(전경골근)

무릎관절(슬관절)

종아리

장딴지근(비복근)과 가자미근(넙치근)은 당겨져 발목관절(족관절)을 바닥쪽으로 굽히고(저측굴곡), 앞정강근(전경골근)과 다른 발목관절 등쪽굽힘근(배측굴곡근)들은 늘어난 상태로 있다.

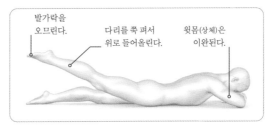

발가락을 오므린다.

다리를 쭉 펴서 위로 들어올린다.

윗몸(상체)은 이완된다.

응용 자세

목에 문제가 있으면 이마를 손등 위에 대고 다리를 번갈아 들어올리며 양쪽 힙포인트가 바닥을 향하게 한다. 대여섯 번 호흡하고 나서 다리 위치를 바꾼다.

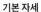

기본 자세
어깨와 다리를 들어올리며 척주를 늘이는 데 집중한다. 정수리는 앞쪽 위를 향하고, 목척주(경추)을 포함한 척주 전체가 편안한 곡선을 그리게 한다.

발가락을 오므린다.

팔은 뒤로 뻗는다.

사지말단과 머리를 들어올리면서 척주를 늘인다.

양쪽 어깨뼈(견갑골)를 오므린다.

시선은 앞쪽을 향한다.

목을 안정시켜 완만한 곡선을 그리게 한다.

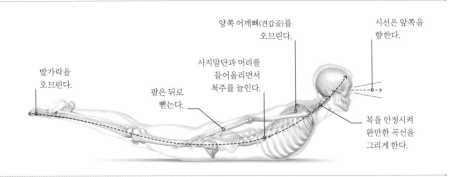

목과 팔
목척주(경추) 폄근들이 당겨져 목을 펴고, 목척주 굽힘근들이 늘어나면서 당겨져 목을 안정시킨다. 그래서 머리가 뒤로 젖혀지지 않게 하고 척주가 완만한 곡선을 그리게 한다. 뒤 어깨세모근(삼각근), 넓은등근(광배근), 큰원근(대원근)이 당겨져 어깨관절(견관절)을 펴고, 위팔세갈래근(상완삼두근)이 팔꿈치관절(주관절)을 편다.

널판근(판상근)
목빗근(흉쇄유돌근)
긴근(장근)
어깨세모근(삼각근)

팔꿉관절(주관절)

위팔세갈래근(상완삼두근)

위팔두갈래근(상완이두근)

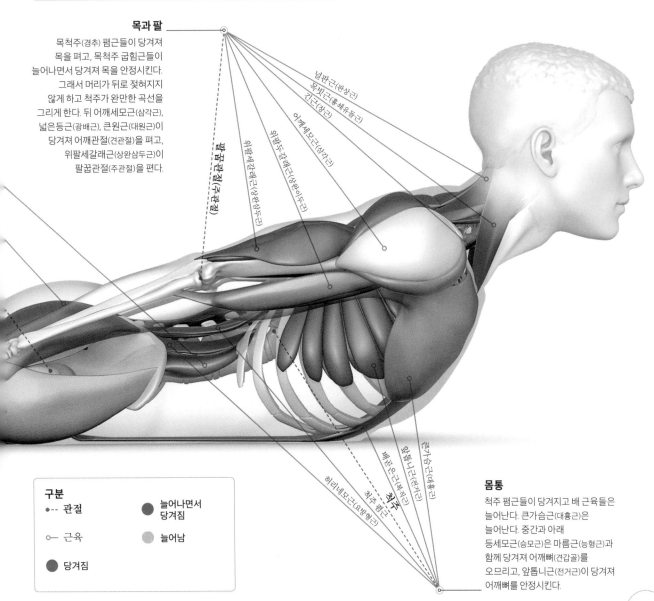

구분
- •-- 관절
- ○- 근육
- ● 당겨짐
- ● 늘어나면서 당겨짐
- ● 늘어남

큰가슴근(대흉근)

앞톱니근(전거근)

배곧은근(복직근)

허리네모근(요방형근)

척주

몸통
척주 폄근들이 당겨지고 배 근육들은 늘어난다. 큰가슴근(대흉근)은 늘어난다. 중간과 아래 등세모근(승모근)은 마름근(능형근)과 함께 당겨져 어깨뼈(견갑골)를 오므리고, 앞톱니근(전거근)이 당겨져 어깨뼈를 안정시킨다.

»» **자세히** 보기

메뚜기 자세는 등 전체의 근육을 강화해서, 특히 자세 교정과
중심근육(코어근육) 기능 향상에 도움이 될 수 있다. 이 자세의
효과를 보려고 바닥에서 너무 높이 들어올릴 필요는 없다.

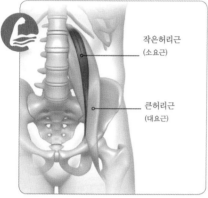

작은허리근
(소요근)

큰허리근
(대요근)

작은허리근

이 자세에서는 허리근(요근)이 늘어나는 것을
느낄 수 있다. 약 40퍼센트의 사람들에게
작은허리근(소요근)이 있다. 이것은 개인 간의 차이를
뒷받침하는 또다른 근거이다. 어떤 사람들은 다른
사람들보다 근육이나 뼈가 더 많다. 몸은 이렇게
다양해서 당연히 각자의 요가 자세가 제각각 달라
보이게 마련이다.

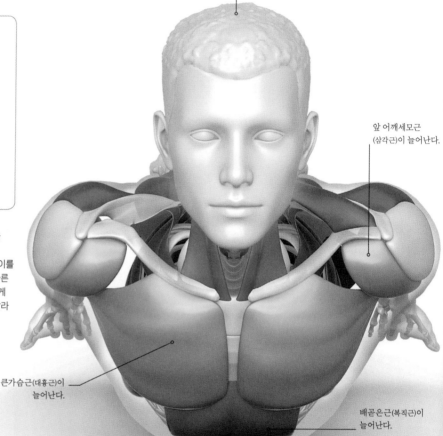

정수리는 대각선
위쪽을 향한다.

앞 어깨세모근
(삼각근)이 늘어난다.

큰가슴근(대흉근)이
늘어난다.

배곧은근(복직근)이
늘어난다.

앞에서 본 모습

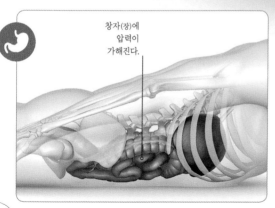

창자(장)에
압력이
가해진다.

소화 촉진

메뚜기 자세 같은 요가 자세는 창자(장) 운동을
자극하는 데 도움이 될 수 있다. 소화기관이
바닥에 밀려 압력을 받고 중심근육(코어근육)이
수축하기 때문이다. 이 자세를 여러 차례
반복하면 창자의 규칙적인 운동을 자극해서
효과가 더 커진다.

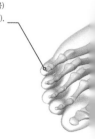

발을 오므린다
(바닥쪽굽힘(저측굴곡)
상태에서).

허리 통증

세계 보건 기구(WHO)는 등허리 통증, 특히 허리 통증(요통)이 세계적으로 장애의 주요 요인이라고 했다. 안전하면서 효과적, 비약물적, 비침습적이며 비용이 적게 드는, 허리 통증과 일반 통증의 완화 수단으로서의 요가에 대한 연구들이 있다.

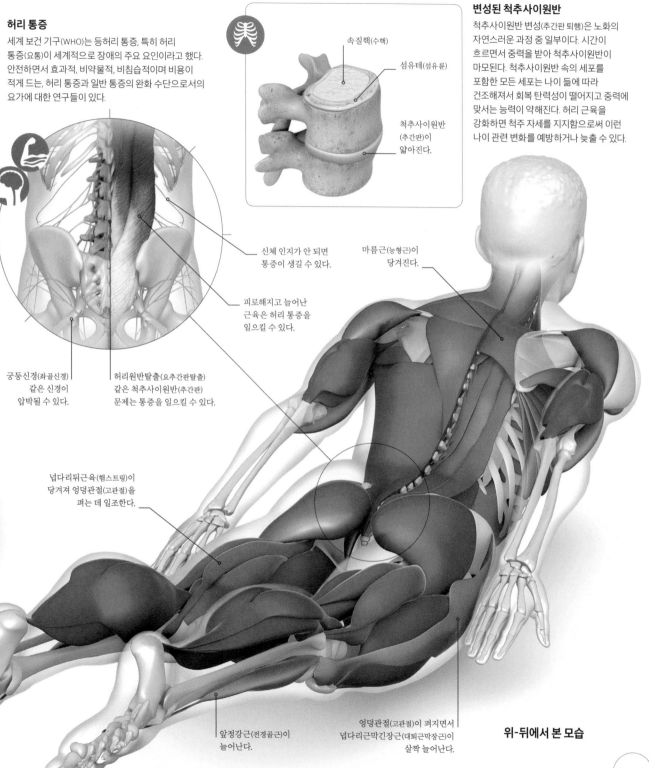

신체 인지가 안 되면 통증이 생길 수 있다.

피로해지고 늘어난 근육은 허리 통증을 일으킬 수 있다.

궁둥신경(좌골신경) 같은 신경이 압박될 수 있다.

허리원반탈출(요추간판탈출) 같은 척추사이원반(추간판) 문제는 통증을 일으킬 수 있다.

넙다리뒤근육(햄스트링)이 당겨져 엉덩관절(고관절)을 펴는 데 일조한다.

변성된 척추사이원반

척추사이원반 변성(추간판 퇴행)은 노화의 자연스러운 과정 중 일부이다. 시간이 흐르면서 중력을 받아 척추사이원반이 마모된다. 척추사이원반 속의 세포를 포함한 모든 세포는 나이 듦에 따라 건조해져서 회복 탄력성이 떨어지고 중력에 맞서는 능력이 약해진다. 허리 근육을 강화하면 척주 자세를 지지함으로써 이런 나이 관련 변화를 예방하거나 늦출 수 있다.

속질핵(수핵)

섬유테(섬유륜)

척추사이원반 (추간판)이 얇아진다.

마름근(능형근)이 당겨진다.

위-뒤에서 본 모습

앞정강근(전경골근)이 늘어난다.

엉덩관절(고관절)이 펴지면서 넙다리근막긴장근(대퇴근막장근)이 살짝 늘어난다.

누워 발가락 당기는 자세

Supta Padangusthasana

이 자세와 응용 자세는 특히 허리에 안전한 방식으로 넙적다리 근육을 늘인다. 긴 하루를 보내고 나서 긴장을 풀기에 매우 편안하고 좋다. 발가락을 잡을 수 없으면 발바닥 주위에 끈을 걸어 당겨도 된다.

개요 보기

들린 넙적다리와 종아리의 뒤쪽 근육이 길게 늘어난다.
팔로 다리를 부드럽게 끌어당기지만, 이 동작에 필요하지 않은
(턱, 목, 어깨의) 근육들은 이완시켜야 한다.

들어올린 넙적다리와 종아리
엉덩관절(고관절) 굽힘근이 당겨지고 넙다리네갈래근(대퇴사두근)이 무릎관절(슬관절)을 편다. 엉덩관절 폄근, 특히 넙다리뒤근육(햄스트링)과 큰볼기근(대둔근)이 늘어난다. 발가락을 잡으면, 발목관절(족관절) 바닥쪽굽힘근(저측굴곡근), 특히 장딴지 근육들이 늘어나는 것이 느껴질 수 있다.

바닥에 편 넙적다리와 종아리
이 자세에서는 바닥에 편 넙적다리와 종아리가 약간 당겨져 자세를 안정시킨다. 엉덩관절(고관절) 굽힘근은 약간 늘어나 있고, 넙다리네갈래근(대퇴사두근)은 무릎관절(슬관절)을 편다. 넙다리뒤근육(햄스트링)은 살짝 당겨진다. 발목관절(족관절) 등쪽굽힘근(배측굴곡근)은 당겨지고 바닥쪽굽힘근(저측굴곡근)은 이완되거나 늘어난다.

기본 자세
척추가 중립에 놓인다. 또는 이 자세를 취하는 정도에 따라 허리가 약간 굽을 수도 있다. 넙다리뒤근육(햄스트링)이 무리스럽지 않으면서 최대한 길게 늘어나는 것이 느껴질 때까지 발가락을 당긴다.

발을 굽힌다.

엄지발가락을 잡거나 발바닥 주위에 두른 끈을 잡는다.

엉덩관절(고관절)을 안쪽으로 돌린다(내회전).

무릎관절(슬관절)을 가급적 곧게 편다.

척추를 중립으로 한다.

어깨와 목을 이완시킨다.

머리를 편안히 뉜다.

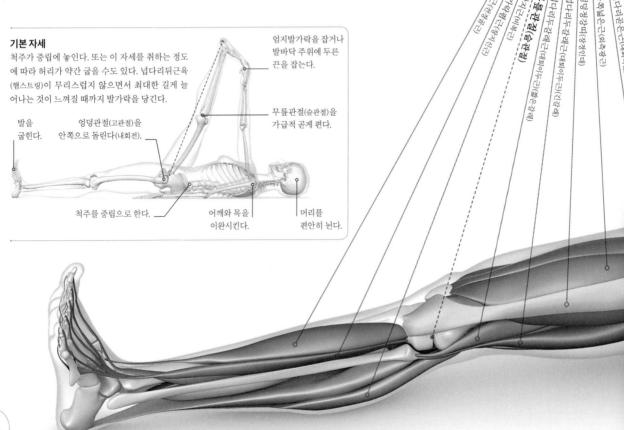

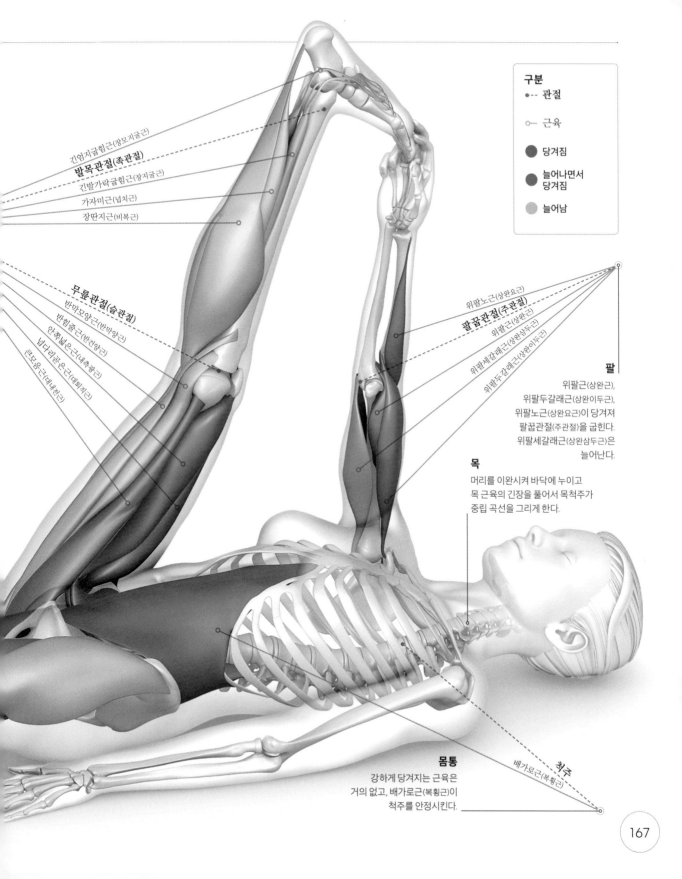

긴엄지굽힘근(장모지굽힘근)
발목관절(족관절)
긴발가락굽힘근(장지굽힘근)
가자미근(넙치근)
장딴지근(비복근)

구분
- ●-- 관절
- ○- 근육
- ● 당겨짐
- ● 늘어나면서 당겨짐
- ● 늘어남

무릎관절(슬관절)
반막모양근(반막양근)
반힘줄근(반건양근)
안쪽넓은근(내측광근)
넙다리곧은근(대퇴직근)
근모양근(대내전근)

위팔노근(상완요근)
팔꿉관절(주관절)
위팔근(상완근)
위팔세갈래근(상완삼두근)
위팔두갈래근(상완이두근)

팔
위팔근(상완근),
위팔두갈래근(상완이두근),
위팔노근(상완요근)이 당겨져
팔꿉관절(주관절)을 굽힌다.
위팔세갈래근(상완삼두근)은
늘어난다.

목
머리를 이완시켜 바닥에 누이고
목 근육의 긴장을 풀어서 목척주가
중립 곡선을 그리게 한다.

몸통
강하게 당겨지는 근육은
거의 없고, 배가로근(복횡근)이
척주를 안정시킨다.

배가로근(복횡근)

척주

» **자세히** 보기

넓적다리와 종아리의 근육을 늘이는 이 자세는 끈이 필요할 수도
있고 필요하지 않을 수도 있지만, 많은 이들은 끈이 있으면 자세를
취하기가 쉽다. 자신의 편의에 맞게 신경 생리학을 적용하면
심리적 속임수를 통해 더 효과적으로 근육을 늘일 수 있다.

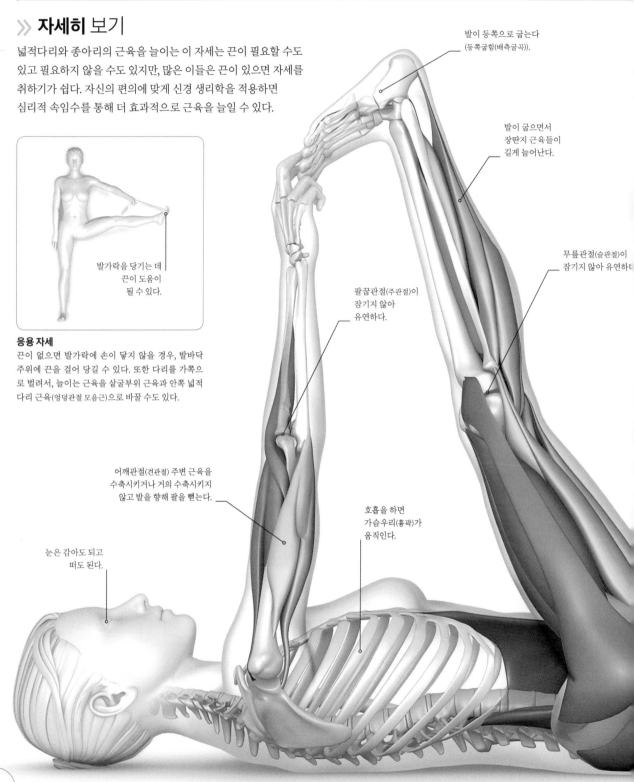

발가락을 당기는 데
끈이 도움이
될 수 있다.

응용 자세

끈이 없으면 발가락에 손이 닿지 않을 경우, 발바닥
주위에 끈을 걸어 당길 수 있다. 또한 다리를 가쪽으
로 벌려서, 늘이는 근육을 샅굴부위 근육과 안쪽 넓적
다리 근육(엉덩관절 모음근)으로 바꿀 수도 있다.

발이 등쪽으로 굽는다
(등쪽굽힘(배측굴곡)).

발이 굽으면서
장딴지 근육들이
길게 늘어난다.

무릎관절(슬관절)이
잠기지 않아 유연하다

팔꿈관절(주관절)이
잠기지 않아
유연하다.

어깨관절(견관절) 주변 근육을
수축시키거나 거의 수축시키지
않고 발을 향해 팔을 뻗는다.

호흡을 하면
가슴우리(흉곽)가
움직인다.

눈은 감아도 되고
떠도 된다.

168

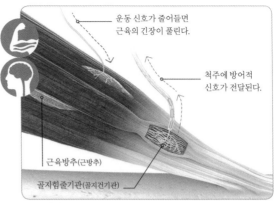

운동 신호가 줄어들면
근육의 긴장이 풀린다.

척주에 방어적
신호가 전달된다.

근육방추(근방추)

골지힘줄기관(골지건기관)

근육 이완

근육을 늘이는 자세로 처음 들어가면 근육에서 긴장성 당김이
느껴질 수 있다. 몇 차례 호흡을 하고 나면 긴장이 최고조에 달해
골지힘줄기관(골지건기관)이라는 힘줄 안의 감각수용기가
방어적 신호를 보내서 큰 근육섬유에서의 수축과 저항을
억제한다. 이러면 '휴' 하는 상쾌한 이완의 느낌이 든다.

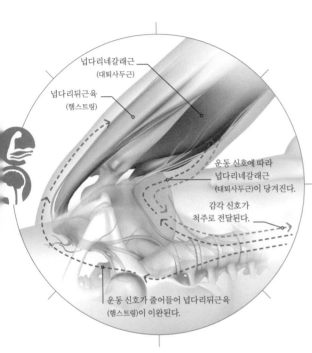

넙다리네갈래근
(대퇴사두근)

넙다리뒤근육
(햄스트링)

운동 신호에 따라
넙다리네갈래근
(대퇴사두근)이 당겨진다.

감각 신호가
척주로 전달된다.

운동 신호가 줄어들어 넙다리뒤근육
(햄스트링)이 이완된다.

상호억제

근육은 거의 쌍을 이뤄 작동한다. 안전하게 길게 늘이려면
상호억제라는 방어적 생리 현상을 이용할 수 있다.
상호억제가 일어나게 하려면 호흡을 몇 번 하는 동안
넙다리네갈래근(대퇴사두근)을 의식적으로 당겨야 한다.
그러면 넙다리네갈래근 안의 신경이 넙다리뒤근육(햄스트링) 쌍에
신호를 보내 더 이완시켜 늘이라고 명령한다.

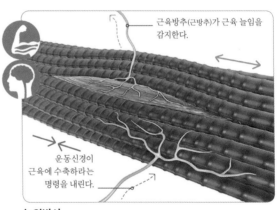

근육방추(근방추)가 근육 늘임을
감지한다.

운동신경이
근육에 수축하라는
명령을 내린다.

늘임반사

근육방추(근방추)라는 감각수용기가 있는 작은 근육섬유는
금방 이완되지 않아서 늘임반사(신장반사)를 일으킨다(늘임반사는
과다늘임(과다신장)에 방어적으로 저항해 근육 수축이 일어나는
것이다). 이 자세에 서서히 들어가서 늘임반사를 극복하면
근육섬유가 느리게 이완되어 손상 없이 더 길게
늘일 수 있다.

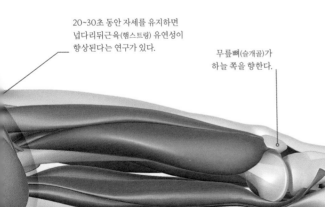

20~30초 동안 자세를 유지하면
넙다리뒤근육(햄스트링) 유연성이
향상된다는 연구가 있다.

무릎뼈(슬개골)가
하늘 쪽을 향한다.

발목관절(족관절)
등쪽굽힘근(배측굴곡근)이
당겨진다.

옆에서 본 모습

누워 허리 돌리는 자세
Supta Matsyendrasana

긴장을 풀어 주는 이 척주 비틀기 자세는 주로 요가 수업을 마치면서
수행해 신경계통을 진정시킨다. 몸무게를 바닥에 내려놓아서
접지감(sense of groundedness)을 키운다. 신경계통의 '휴식과 소화'
부분(부교감)이 회복되기 시작하는 것을 쉽게 알 수 있다.

개요 보기

이 자세는 척주를 돌리는 작은 근육들을 포함한 척주 주위 근육을 늘인다.
어깨, 볼기, 넓적다리의 근육도 늘어난다. 전신의 모든 근육을 최대한
이완시킨다.

기본 자세

몸을 중력에 완전히 내맡기면 뼈가 아래로 축 처지는 느낌이
든다. 어깨관절(견관절)과 무릎관절(슬관절)의 긴장이 완전히 풀
리지 않으면 담요나 베개로 받쳐도 괜찮다.

이 자세가
불편하지 않다면
시선을 무릎관절
(슬관절)의
반대쪽으로
향한다.

특히 넓적다리
안쪽이
이완된다.

발과 종아리가
이완된다.

양쪽
어깨가
바닥에 닿는다.

모든 근육이
완전히 이완된다.

손바닥에는 활력감이
느껴지고 손등에는
접지감이 느껴진다.

무릎관절(슬관절)

가쪽넓은근(외측광근)

엉덩정강띠(장경인대)

넙다리곧은근(대퇴직근)

큰볼기근(대둔근)

중간볼기근(중둔근)

넓적다리

넓적다리 아랫부분에서
어떤 감각이 느껴지더라도
근육을 긴장시키지 않아야
한다. 넓적다리 윗부분에서는
엉덩관절(고관절) 벌림근(외전근)과
넙다리네갈래근(대퇴사두근)이 늘어난다.
무릎관절(슬관절)을 엉덩관절과 몸통을 지나
맞은편 바닥쪽으로 늘어뜨린다. 불편하지 않는 한
가급적 길게 늘여 맞은편 뻗은 팔의 손바닥으로 감싼다.

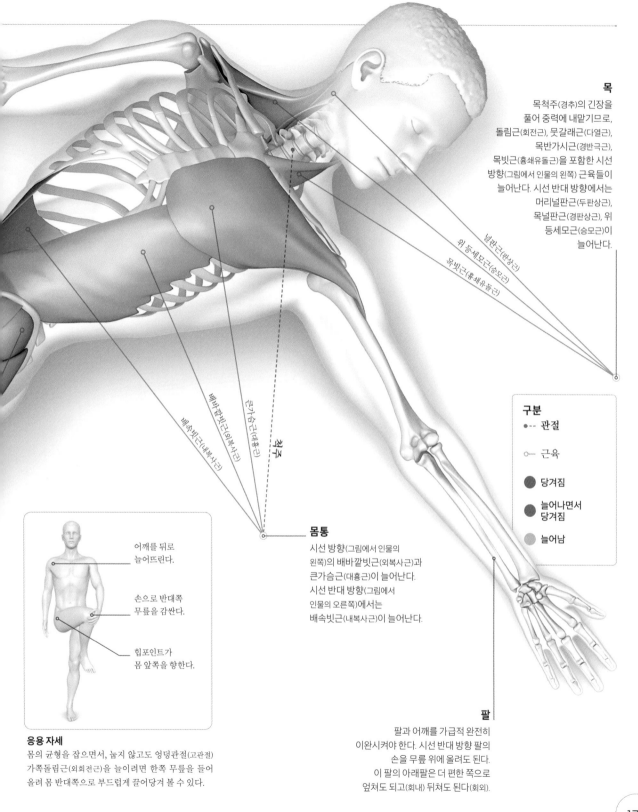

목

목척주(경추)의 긴장을
풀어 중력에 내맡기므로,
돌림근(회전근), 뭇갈래근(다열근),
목반가시근(경반극근),
목빗근(흉쇄유돌근)을 포함한 시선
방향(그림에서 인물의 왼쪽) 근육들이
늘어난다. 시선 반대 방향에서는
머리널판근(두판상근),
목널판근(경판상근), 위
등세모근(승모근)이
늘어난다.

널판근(판상근)

위 등세모근(승모근)

목빗근(흉쇄유돌근)

배바깥빗근(외복사근)

큰가슴근(대흉근)

척주

배속빗근(내복사근)

구분

● -- 관절

○— 근육

● 당겨짐

● 늘어나면서
   당겨짐

● 늘어남

몸통

시선 방향(그림에서 인물의
왼쪽)의 배바깥빗근(외복사근)과
큰가슴근(대흉근)이 늘어난다.
시선 반대 방향(그림에서
인물의 오른쪽)에서는
배속빗근(내복사근)이 늘어난다.

응용 자세

어깨를 뒤로
늘어뜨린다.

손으로 반대쪽
무릎을 감싼다.

힙포인트가
몸 앞쪽을 향한다.

응용 자세
몸의 균형을 잡으면서, 눕지 않고도 엉덩관절(고관절)
가쪽돌림근(외회전근)을 늘이려면 한쪽 무릎을 들어
올려 몸 반대쪽으로 부드럽게 끌어당겨 볼 수 있다.

팔

팔과 어깨를 가급적 완전히
이완시켜야 한다. 시선 반대 방향 팔의
손을 무릎 위에 올려도 된다.
이 팔의 아래팔은 더 편한 쪽으로
엎쳐도 되고(회내) 뒤쳐도 된다(회외).

≫ **자세히** 보기

많은 사람들에게, 누워 허리 돌리는 자세는 쉽게
척추를 돌릴 수 있는 안전한 방법이다. 들어올리는
다리를 살짝살짝 흔들며 이 자세로 들어가 본다거나
담요 같은 받침 도구를 이용하다 보면 통증이
느껴지지 않는 자세를 찾게 된다.

척주 안전

누워 허리 돌리는 자세는 앉거나 서서 돌리는 자세보다 안전할 수 있다.
척추사이원반(추간판)과 척주에 가해지는 중력이 미치는 영향의 방향을
바꾸기 때문이다. 또한 선 자세에서 허리를 돌리면 대개 척주가 굽고,
돌림(회전)과 굽힘이 동시에 일어나면 척주 문제가 생길 위험이 높아진다.

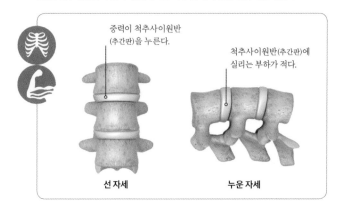

중력이 척추사이원반
(추간판)을 누른다.

척추사이원반(추간판)에
실리는 부하가 적다.

선 자세　　　**누운 자세**

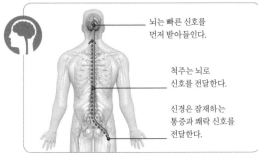

뇌는 빠른 신호를
먼저 받아들인다.

척주는 뇌로
신호를 전달한다.

신경은 잠재하는
통증과 쾌락 신호를
전달한다.

통증 감지 경로

동시에 뇌를 향해 가는 기차 같은 두 신호가 있다고 해 보자.
빨간 기차는 통증(통각)으로 감지되는 신호를 전달하고,
녹색 기차는 즐거움으로 감지되는 신호를 전달한다.
녹색 기차가 더 빠르고 뇌에 먼저 도착한다. 통각 신호를 앞지른다.
이것을 통증 문 이론(Gate Theory of Pain)이라고 부른다.

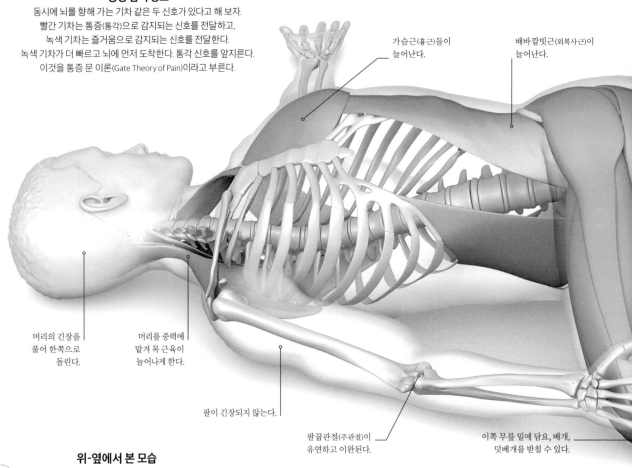

가슴근(흉근)들이
늘어난다.

배바깥빗근(외복사근)이
늘어난다.

머리의 긴장을
풀어 한쪽으로
돌린다.

머리를 중력에
맡겨 목 근육이
늘어나게 한다.

팔이 긴장되지 않는다.

팔꿈관절(주관절)이
유연하고 이완된다.

이쪽 무릎 밑에 담요, 베개,
덧베개를 받칠 수 있다.

위-옆에서 본 모습

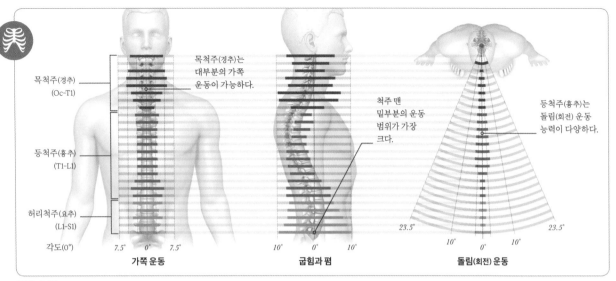

목척주(경추)는
대부분의 가쪽
운동이 가능하다.

목척주(경추)
(Oc-T1)

등척주(흉추)
(T1-L1)

허리척주(요추)
(L1-S1)

각도(0°)

7.5°   0°   7.5°
가쪽 운동

척주 맨
밑부분의 운동
범위가 가장
크다.

10°   0°   10°
굽힘과 폄

등척주(흉추)는
돌림(회전) 운동
능력이 다양하다.

23.5°   23.5°
10°   0°   10°
돌림(회전) 운동

척주 운동

목척주(경추)와 등척주(흉추)는 허리척주(요추)보다 비트는 동작을
더 크게 할 수 있음에 주목해야 한다. 척주 각 부위의 척추뼈 모양에 따라
운동 범위가 크거나 제한된다. 엄밀히 말하면, 척주 각 부위를 완벽하게
똑같이 비틀 수는 없다. 시각화된 이 그림은 척주 어느 부위든 지나친
움직임이나 압박을 예방하는 데 도움이 된다. 척주 각 부위에 따라
가능한 운동의 범위도 다양하다.

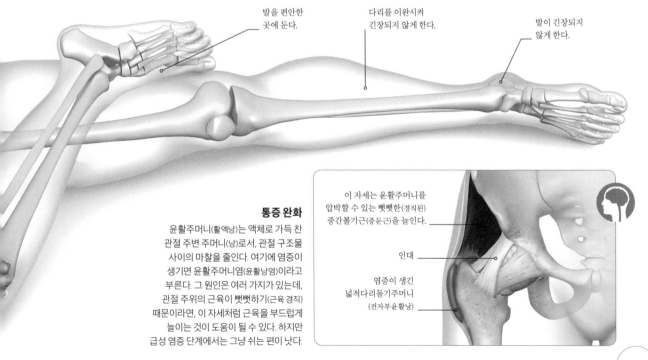

발을 편안한
곳에 둔다.

다리를 이완시켜
긴장되지 않게 한다.

발이 긴장되지
않게 한다.

통증 완화

윤활주머니(활액낭)는 액체로 가득 찬
관절 주변 주머니(낭)로서, 관절 구조물
사이의 마찰을 줄인다. 여기에 염증이
생기면 윤활주머니염(윤활낭염)이라고
부른다. 그 원인은 여러 가지가 있는데,
관절 주위의 근육이 뻣뻣하기(근육 경직)
때문이라면, 이 자세처럼 근육을 부드럽게
늘이는 것이 도움이 될 수 있다. 하지만
급성 염증 단계에서는 그냥 쉬는 편이 낫다.

이 자세는 윤활주머니를
압박할 수 있는 뻣뻣한 (경직된)
중간볼기근(중둔근)을 늘인다.

인대

염증이 생긴
넓적다리돌기주머니
(전자부윤활낭)

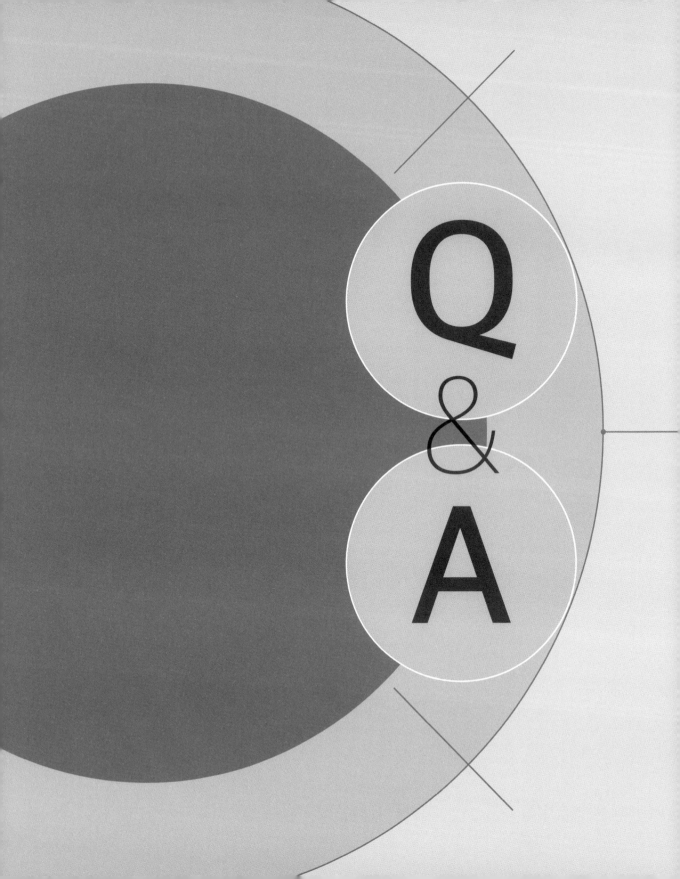

질문과 답변

다음의 Q&A는 오랫동안 학생들로부터 받은 질문을 바탕으로 한 것이다.
먼저 몸에 대해 설명하고, 다음에는 자아에 관한 정신적이고
보다 미묘한 층위까지 설명한다. 요가가 인도 전통에 기초하지만
그 수행과 지혜는 모든 사람이 이용할 수 있다. 정신을 중시하는 사람이든,
종교를 믿는 사람이든, 불가지론자든, 아니면 다른 어떤 사람이든
요가는 건강과 평온을 찾는 데 도움이 될 수 있다.

관절과
유연성

많은 요가 자세를 제대로 수행하고 일상 활동을 온전히 해내는 데에는 어느 정도의 유연성이
꼭 필요하다. 한편, 부상을 피하고 관절을 돌보려면 자기 몸을 이해하고 몸의 한계를 아는 것이
중요하다. 만약 몸이 아주 유연하다면, 요가 자세를 제대로 취하는 데 집중하는 것이 가장 좋다.

> ❝❞
> ## 요가는 유연성을 늘려주며, 유연성이 부족하면 요가 수행이 필요하다.

> 몸속의 **360개**
> 관절 중 대부분은
> 윤활관절이거나
> 움직임이
> 자유롭다.

Q 유연하지 않아도 요가를 할 수 있을까?

그렇다. 요가가 유연성을 늘려준다는 것은
널리 입증되었기에, 유연성이 부족하면
당연히 요가 수행이 필요하다. 근육이
뻣뻣하거나(근육 경직) 부상에서 회복되는
중이라서 어떤 요가 자세를 취하는 데 운동
범위(Range of Motion, ROM)가 제한되어
있다면, 몸이 그 자세로 더 들어가는 모습을
머릿속에 그려보는 것이 도움이 될 수
있다. 그렇게 하면 신경 지도가 만들어져
근육에 신호를 보냄으로써 운동 범위가
증가하게 된다는 연구가 있다. 마찬가지로
요가 자세를 취하는 자신의 모습을 그리며
자세를 숙련하면 근육을 움직이지 않고도
어느 정도 강화할 수 있다는 연구 결과도
있다.

Q 관절에서 왜 '딱' 소리가 날까?

대부분의 관절에는 뼈 사이에 윤활액이
있고 윤활액에 기체 분자가 녹아 있다.
(예를 들어 엄지손가락을 잡아당겨서) 관절
안에 빈 공간이 생기면 탄산음료 병을
딸 때 이산화탄소 거품이 쉬익 소리를
내는 것과 비슷한 식으로 관절 액체에서
기체가 나온다. 기체는 액체에 다시 녹아서
20~30분 후 다시 '딱' 소리를 낼 수 있다.
이것이 관절염을 일으킨다고 볼 근거는
없지만 관절이 커질 수 있다. 관절에서 금방
다시 '딱' 소리가 난다면 관절 구조물들이
서로 마찰되고 있을지 모른다. 이러면 관절
구조물들이 서서히 손상될 수 있다.

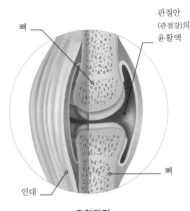

윤활관절

- 관절안 (관절강)의 윤활액
- 뼈
- 뼈
- 인대

Q 과연 과도하게 늘어날 수 있을까??

그렇다. 정상 범위를 넘게 늘이거나

이중관절(double jointed) 동작을 나타내는 능력인 과다운동성(hypermobility)과 만성 관절 통증 사이에는 상관관계가 있다. 몸을 늘일 때, 관절 부근이 아니라 근육 중심부에서 늘어나는 느낌이 들어야 하고, 늘이는 동작 내내 편안하게 호흡할 수 있어야 한다. 만약 따끔함이나 전격 통증, 무감각, 또는 얼굴을 찡그리게 하거나 숨을 멎게 하는 어떤 감각이 느껴진다면, 과다늘임(overstretching) 중인 것이다. 과다늘임은 인대나 힘줄, 혹은 둘 다 늘어나는 것인데 인대와 힘줄은 신축성이 좋지 않아 일단 늘어나고 나면 잘 회복되지 않는다. 즉 인대나 힘줄의 조직에 스트레스(부하나 늘임. 응력)가 가해지면 조직이 항복점(yield point)에 도달해 더 이상 '탄성(elastic)'을 띠지 않고 '소성(plastic)'을 띠게 된다(그림에서 오른쪽). 이 상태를 임상 용어로 '파열'이라고 한다. 이런 부상을 피하려면 근력 강화에 요가 자세 수행을

응력변형도곡선(Stress Strain Curve)

이 그래프는 (근육이나 힘줄 또는 인대의) 조직이 얼마나 많은 스트레스(응력)를 받아야 부상을 입는지 나타낸다. 탄성(elastic) 영역에서는 조직이 스트레스가 제거되면 여전히 정상 길이로 회복될 수 있다. 하지만 소성(plastic) 영역에서는 회복되지 못한다. 최고실패점(ultimate fail point)은 완전 파열을 의미한다. 부상을 피하려면 한계를 넘어서는 안 된다.

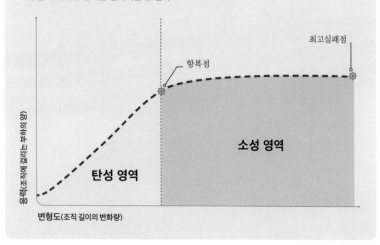

이용하는 것과 유연성 향상에 요가 자세 수행을 이용하는 것 사이에 균형을 맞추는 것이 최선이다.

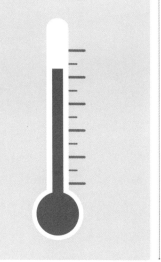

오해 타파

핫요가를 하면 더 유연해진다.

그렇다. 하지만 그때뿐이다. 이후 유연성에도 영향을 미친다고 보기 어렵다. 체온을 높이면 대사율이 높아져 조직의 온도가 더 빨리 올라가므로 더 길게 늘일 수 있다. 뜨거운 환경에서 요가 수행을 하면 근육을 본래 길이보다 길게 늘이기가 쉬워 근육 손상이 일어날 수 있다(위의 문답 참고). 부상을 막으려면 신체 인지를 하면서 천천히 요가 자세에 들어가야 한다.

척주 관리

척주는 몸 전체를 지지하고 척수를 보호한다. 그래서 척주를 돌보는 일은 건강과 안녕에 매우 중요하다. 요가는 자세를 바로잡아 척주를 돌보는 데 도움이 된다. 하지만 특정한 문제와 질병을 예방하거나 다스리려면 간단한 요가 자세 조정이 필요할 수도 있다.

Q 문자 메시지 입력과 타이핑 때문에 목 통증(경부통)을 겪고 있는데, 요가가 도움이 될까?

그렇다. 타이핑하거나 문자 메시지를 입력할 때 대다수는 머리를 앞으로 늘어뜨린다. 이러면 등 윗부분과 목의 근육에 걸리는 부하가 증가한다. 만약 긴장이 지속되면 이 근육들에 염증이 생기고 지나치게 뻣뻣해져서 통증이 생길 수 있다. 요가를 하면 자신의 목이 하루 동안 얼마나 머리를 부여잡고 있었는지에 대한 신체 인지가 높아져 테크넥(tech neck, 시각적 전자 기기를 과다 이용해 생기는 목 부위의 변형이나 통증)을 예방할 수 있다. 테크넥 증상을 해소하기 위해, 손이나 벽, 자동차 머리받이에 머리를 대고 누르며 호흡을 여러 번 하면, 정상 목 자세를 잡아주는 주요 근육들을 강화할 수도 있다.

스마트폰을 보려고 고개를 숙이면 목에 걸리는 부하가 **5배** 증가할 수 있다

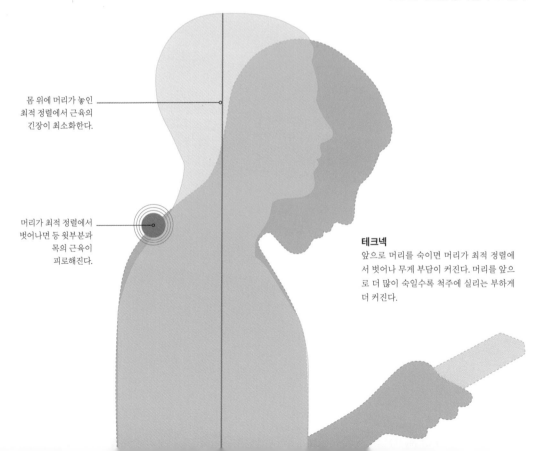

몸 위에 머리가 놓인 최적 정렬에서 근육의 긴장이 최소화한다.

머리가 최적 정렬에서 벗어나면 등 윗부분과 목의 근육이 피로해진다.

테크넥
앞으로 머리를 숙이면 머리가 최적 정렬에서 벗어나 무게 부담이 커진다. 머리를 앞으로 더 많이 숙일수록 척주에 실리는 부하가 더 커진다.

> **요가는
> 만성 허리 통증
> 완화에 안전하고
> 효과적이다.**

Q '서서 앞으로 굽히기' 자세에서 등을 말아 올리듯 펴지 않고 원위치로 돌아올 방법이 있을까?

척추뼈를 하나씩 굽히거나 펴는(vertebra by vertebra) '서서 앞으로 굽히기' 자세에서 등을 말아 올리듯 펴는(rolling up) 마지막 동작은 무용에서 유래한 것으로 보인다. 생체 역학적으로나 기능적으로나 이러한 자세 전환은 이점보다 위험이 크다. 많은 사람들에게 이런 동작은 기분이 좋고 신체 조정력을 향상시킨다. 하지만 등을 말아 올리듯 펴는 동작은 척추사이원반(추간판) 탈출을 야기하거나 악화시킬 수 있다. 뼈엉성증(골다공증)이 있는 사람들에게는 척주골절을 일으킬 수도 있다. 또한 이러한 자세 전환은 물건을 안전하게 들어올리는 것과 같은 실생활 활동에 대비하는 적절한 준비 운동이 되지 못한다. 잠재적 부상

위험을 피하고 안전한 운동 패턴에 대한 근육기억을 형성하려면 '서서 앞으로 굽히기' 자세에 들어갔다가 나올 때 다음과 같이 해야 한다.

1 발가락을 약간 가쪽으로 돌려서 지지 기반을 넓히면 무릎관절(슬관절)에 실리는 부하가 줄어든다.

2 손으로 엉덩관절(고관절) 부위 또는 넓적다리 앞부분을 짚는다.

3 중립척주를 유지한 채 중심근육(코어근육)을 당겨 경첩관절처럼 몸을 일으켜 세운다. 특히 배가로근(복횡근)이 함께 당겨져 허리 통증(요통)을 완화에 도움이 될 수 있다.

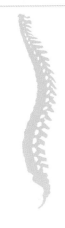

꼭 알고 넘어가기

허리 통증(요통)은 가장 흔한 장애 질환 가운데
하나이고 생산성 손실의 주요 원인이다.
요가는 임상적으로 유의미한 수준으로
허리 통증을 완화할 뿐만 아니라 병가 일수도
줄인다는 연구가 있다.

인생 단계별 요가

아동기부터 임신기와 노년에 이르기까지 다양한 인생 단계에서 요가를 수행하는 것이
가능할뿐더러 안전하다. 또한 요가와, 거기에 동반되는 명상 같은 수행이 삶의 여러 시기에
부가적인 이득이 될 수 있다는 것을 입증하는 연구도 진행되고 있다.

❝❞

요가는
전인적 아이를
지향해 사회 정서
학습에 필요한
중요한 것들을
충족시킨다.

북아메리카에서는
900개 넘는
'요가 수업'
프로그램이
진행되고 있다.

꼭 알고 넘어가기

연구에 따르면, 요가는 어린이와
청소년의 주의력 결핍, 과다 활동,
충동성 같은 주의력 결핍 과다 활동
장애(ADHD)의 주요 증상을 개선할
수 있다. 심신 치료(mind-body
therapy)와 운동 형식으로 요가
수행을 하면 된다.

Q 요가가 아이들에게 좋을까?

학과 성적을 지나치게 중시하면 아이들이
너무 오래 앉아서 공부하게 되므로, 여타의
필수 생활 기능(life skill)을 습득하지 못할
수 있다. 전인적 수행으로서 요가는 전인적
아이(whole child)를 지향한다. 그래서 사회
정서 학습(Social and Emotional Learning)에
필요한 중요한 것들을 충족시킨다. 요가는
다음을 비롯한 사회 정서 학습 모형의 모든
구성 요소에 영향을 미칠 수 있다.

● **자기 인식(self-awareness):** 감정 인지와
확인
● **자기 관리(self-management):** 감정
조절과 스트레스 관리
● **사회 인식(social awareness):** 타인의
관점 인정
● **관계 기술(relationship skills):** 사회적
관계망 만들기와 관리
● **책임감 있는 판단:** 의식적이고 자신 있는
결정 내리기

하버드 대학교와 크리팔루 요가 건강
센터의 연구에 따르면, 요가를 치료에
이용하는 것은 아동과 청소년의 신체
및 정신 건강을 증진하는 실용적인
방법이다. 학교에서의 명상 프로그램
또한 스트레스에 대한 회복력과 인지
수행(cognitive performance)에서 현저한
향상을 보였다.

Q 요가가 임신 중에 안전할까?
Q 그렇다면 어떤 이점이 있을까?

안전하다. 임신 전 요가 수업은 널리 이용되고 있고 대체로 의사들도 추천한다. 미국 브라운 대학교 앨퍼트 의과 대학의 2015년 연구를 포함해 임신 전 요가는 임신부와 아기 모두에게 안전할 뿐만 아니라(태아 심장 박동 측정), 진통과 분만과 산후 과정 내내 태아와 임신부 모두에게 유익하다는 여러 연구 결과가 있다. 또한 소규모 연구들에서도 임신 중 요가에는 다음 같은 긍정적 효과가 있을 수 있다고 보았다.

감소

- 골반 통증(골반통)과 전반적인 임신 불편감
- 스트레스, 우울증, 불안 징후
- 산후우울증

개선

- 낙관적 사고, 기력감, 행복감, 사회적 지지(사회성)
- 출생 시 체중(조산 위험 감소의 결과)

Q 나이 듦에 따라 명상이
Q 뇌에 어떤 영향을 미칠까?

뇌의 많은 영역은 나이 듦에 따라 위축된다. 그런데 하버드 의과 대학 신경 과학자 세라 라자르(Sara Lazar)와 그녀의 연구팀은 50세 명상 수행자들의 주요 뇌 구조물이 25세 비명상 수행자들과 비슷하다는 사실을 뇌 자기 공명 영상(MRI) 검사를 통해 증명했다. 이 연구에서는 명상이 노화에 따라 일어나는 뇌 조직의 자연적 퇴행을 부분적으로 늦추거나 예방할 수 있다고 밝혔다. 이것은 신경가소성(neuroplasticity) 덕분이다(26~27쪽 참고). 생활 방식과 식습관 같은 다른 요인이 관련 있을 수도 있지만, 명상과 그에 따른 마음가짐이 커다란 기여를 할 가능성이 있다. 또한 뇌는 8주 만에 이러한 변화를 나타내기 시작한다는 연구 결과가 있다. 매일 30분 동안 (몸 살피기(body scan), 요가, 좌선 수행을 포함한) 명상 수행을 하면 기억력이 좋아지고 문제 해결 능력이 향상되는 식으로 뇌에 변화가 나타나는 것으로 밝혀졌다. 아울러 명상 설문에 따르면 8주간의 교육과 수행을 거친다면 나이 들면서 긍정적인 마음가짐을 갖게 하는 3가지 주요 특성, 즉 내적, 외적 환경 관조하기, 반응하기보다 의식하며 행동하기, 내적 체험을 함부로 판단하지 않기가 향상됐다.

명상은 노화로 인한 뇌 조직의 자연적 퇴행을 일부 늦추거나 예방할 수 있다.

계속 →

"" 99

요가의 평정
개념으로 변화를
통제해서
품위 있게
대응하게 된다.

Q 요가는 나이 드는 방식에 어떤 영향을 미칠까?

전문가들에 따르면 요가에는 건강한 나이 듦을 뒷받침하는 다음과 같은 이점이 있다.

• 나이 들면서 나타나는 자연적인 뼈대근육(골격근) 위축을 근력 강화로 막아준다.

• 유연성을 향상시켜 운동 범위(ROM) 감소를 예방한다.

• 동적, 정적 균형감을 향상시켜 낙상 위험을 줄인다.

• 정신적, 신체적 민첩성을 향상시켜 더 빨리 반응할 수 있게 한다.

요가는 신체와 정신 두 영역 모두에서 근력, 유연성, 균형감, 민첩성을 향상시킨다. 아울러 이 모든 것은 건강 수명(아프지 않고 사는 햇수)을 늘이는 데 도움이 될 수 있다.

꼭 알고 넘어가기

2050년이면, 세계 인구의 5분의 1은 60세 이상일 것이다. 그러면 요가 같은 수행을 하면서 몸의 건강한 노화를 준비하는 일이 어느 때보다 중요해진다.

오해 타파

나이가 너무 많으면 요가 수행을 할 수 없다.

요가 수행을 한 노인은 유연성, 근력, 균형감, 그리고 의자에서 일어서기 같은 기능적 활동이 향상됐다는 연구가 있다. 요가는 또한 각자에게 맞춤하도록 자세를 변형하기가 무척 용이하다. 간단히 호흡 수행을 할 수도 있고, 어느 요가 자세든 의자, 받침대, 담요를 이용해 변형할 수도 있다.

Q 요가가 노인의 독립 생활 유지에 도움이 될 수 있을까?

그렇다. 요가 수행은 기능적 활동력을 유지시키기 때문에 독립 생활 영위에 도움이 될 수 있다. 그래서 일상 활동을 할 수 있고, 좋아하는 일도 계속할 수 있다. 요가의 철학을 삶에 적용하면, 독립 생활과 행복에 중요한 삶의 목적과 의미를 찾는 데에도 도움이 될 수 있다. 이를테면 평정(정신적 평온)이라는 요가의 개념을 알면 변화를 통제해서 품위 있게 대응하게 된다.

단 **8주** 동안의 명상 수행을 거치면 노화와 관련 있는 뇌의 변화를 늦출 수 있다.

Q 요가는 나이 드는 뼈에 어떤 영향을 미칠까?

요가는 특히 아래와 같은 요가 자세를 수행하면, 뼈엉성증(골다공증)과 관련 있는 골절을 예방할 수 있고, 아홉째(T9)와 열째(T10) 등뼈, 손목관절(수관절), 엉덩관절(고관절)처럼 흔하게 골절이 일어나는 부위 주변의 뼈와 근육을 강화할 수 있다. 또한 요가는 바닥에 안전하게 앉거나 일어서는 능력을 유지하는 데 도움이 되어 관절을 보호해 활동성을 유지할 수 있다.

요가를 하는 **65세** 이상인 사람들이 점점 더 많아지고 있다.

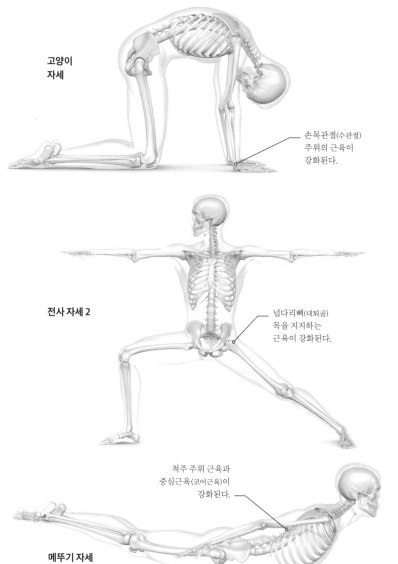

고양이 자세

손목관절(수관절) 주위의 근육이 강화된다.

전사 자세 2

넙다리뼈(대퇴골) 목을 지지하는 근육이 강화된다.

척주 주위 근육과 중심근육(코어근육)이 강화된다.

메뚜기 자세

명상

요가는 전통적으로 명상을 위해 몸을 준비하는 방법으로 여겨졌다. 오늘날 많은 요가 수업에서는
몸과 마음을 이완시키는 방법으로 마음챙김 수행과 옴 읊조림 같은 명상 요소를 포함하고 있다.
과학적 연구에 따르면, 이러한 명상 수행의 이점은 일상 생활에서도 나타날 수 있다.

"

떠오르는 생각을
관조하라.
광활하고 맑고
푸른 하늘을
주시하면서
흘러가는 구름을
보듯 하라.

Q 마음챙김은 명상과 같은 의미일까?
마음챙김은 어떻게 수행하는 것일까?

**마음챙김(mindfulness)은 명상(meditation)
의** 단순하고 보편적인 형태이며, 대개는
앉아서 취하는 전통적인 자세로 수행된다.
또한 마음챙김은 앞으로 살아가는 데
적용할 수 있는 마음가짐과도 관련이
있다. 잘 연구된 '마음챙김 기반 스트레스
완화(Mindfulness-Based Stress Reduction,

MBSR)' 프로그램의 설립자인 존 카밧진(Jon
Kabat-Zinn) 박사는 마음챙김을 상념 없이
현재의 순간에 의식적으로 집중하는 것으로
정의했다. 마음챙김은 주로 호흡이나
생각, 음성, 또는 신체 감각에 깊은 주의를
기울이는 것이며, 모두 요가 수행으로
고양된다.

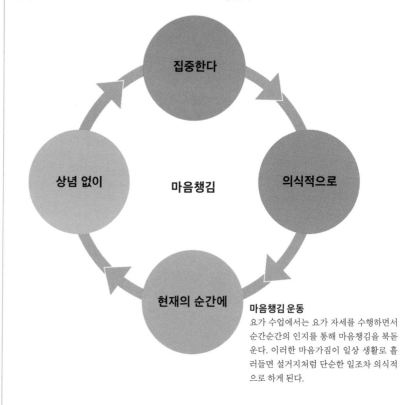

집중한다

상념 없이

마음챙김

의식적으로

현재의 순간에

마음챙김 운동
요가 수업에서는 요가 자세를 수행하면서
순간순간의 인지를 통해 마음챙김을 북돋
운다. 이러한 마음가짐이 일상 생활로 흘
러들면 설거지처럼 단순한 일조차 의식적
으로 하게 된다.

Q 마음챙김이 실제로 효과가 있을까?

8주간의 '마음챙김 기반 스트레스 완화' 프로그램을 이수한 피험자들의 해부학적 MRI 검사에서 뇌 회색질의 농도 변화가 나타났다. 이것은 해당 프로그램이 학습과 기억 과정, 감정 조절, 자기 인식, 새로운 관점 수용에 관련된 뇌의 영역에 영향을 미쳤음을 의미한다. 다른 연구에서는 마음챙김을 잠깐 수련하기만 해도 피로와 불안이 감소했다. 한편 마음챙김을 오래 수련하자, 특히 주의력과 집중력이 향상되는 것으로 나타났다.

Q 명상을 하면서 편안하게 앉아 있으려면 어떻게 해야 할까?

쿠션, 접은 담요, 베개 따위를 깔고 앉으면 엉덩관절(고관절)을 비스듬히 올려 골반을 중립으로 기울이는 데 도움이 되며 허리척추(요추)가 자연스러운 앞굽음(전만) 곡선을 그리게 된다. 다른 전통적인 명상 자세로 영웅(비라사나) 자세 또는 무릎꿇기 자세가 있다. 무릎관절(슬관절)에서 통증이 느껴진다면 받침대나 베개를 이용해 엉덩관절을 높일 수 있다. 이렇게 조절해서 앉는 자세가 어느 것도 맞지 않으면 의자에 앉아서 명상을 수행할 수도 있다. 의자에 기대지 않고 윗몸을 곧추세워 앉거나 앞으로 숙일 수 있다. 의자에 쿠션을 깔고 앉으면 골반을 약간 앞으로 기울이는 데 도움이 될 수 있다. 발은 무릎관절(슬관절) 바로 아래나 약간 앞쪽에 둔다. 이렇게 앉은 자세 가운데 어느 것도 명상하기에 너무 편치 않다면 완전휴식 자세(사바사나, 186쪽 참고)에서 명상해 보라.

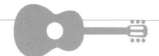

꼭 알고 넘어가기

악기 연주 같은 고도의 집중 활동은 명상과 관련이 있으며, 심리학자들은 이것을 '몰입 상태'라고 일컫는다.

Q 성격이 너무 급하면 명상을 하기에 부적합할까?

아니다. 많은 사람들은 명상이 생각을 '멈추는' 것이라고 생각한다. 하지만 그렇지 않다. 오늘날 가장 널리 수행되는 명상의 형태에서는 떠오르는 생각을 그냥 관조한다. 생각이 떠오르는 광활하고 맑고 푸른 하늘을 주시하면서 흘러가는 구름을 보듯 한다. 명상 중에 하는 유일한 일은 넌지시 자신을 일깨워서 끊임없이 현재를 관조하는 것이다.

Q 왜 '옴'을 읊조릴까?

길게 날숨(호기)을 쉬면 이완 반응이 일어난다. 한 소규모 연구에 따르면, 기능적 자기 공명 영상(fMRI)에 나타난 것처럼, '스' 읊조리기와 달리 '옴' 읊조리기(chanting "om")는 두려움과 관련 있는 감정적인 뇌 영역을 불활성화한다. 즉 '옴' 읊조리기에는 긴 날숨을 넘어서는 이점이 있을 것임을 짐작할 수 있다.

완전휴식 자세

'**시체 자세**'로도 알려진 완전휴식 자세(사바사나)는 요가 수업이 끝날 무렵 5~15분가량 수행하는 마지막 이완 자세이다. 이 자세는 요가 니드라 같은 명상 수행에도 이용된다. 아직 더 많은 연구가 진행되고 있긴 하지만, 완전휴식 자세는 이완시키는 이점 덕분에 임상에서도 이용되어 왔다.

완전휴식 자세는 이완 반응의 온갖 커다란 이점과 부교감신경계통을 활성화한다.

Q 완전휴식 자세란 무엇이고, 이점은 무엇일까?

완전휴식 자세(사바사나)는 팔다리를 대칭 상태로 이완시키고 손바닥은 위를 향한 채 바닥에 등을 대고 누워서 수행한다. 이완하는 자세로 이용할 수도 있고, 앉는 것이 불편하거나 건강이 좋지 않을 때 명상 자세로 이용할 수도 있다. 이 자세에는 많은 이점이 있다.

- 이완 반응의 온갖 커다란 이점과 부교감신경계통을 활성화한다. 이를테면 혈압을 낮추고 심장 박동을 늦춘다.
- 근육이 효과적으로 이완하도록 길들인다.
- 회복 탄력성을 의미하는 심박변이도 (심장 박동의 주기적 변화 정도, HRV)를 높인다.

요가 니드라 6주 과정은 스트레스를 완화하고, 근력을 높이고, 자가 치유력을 향상시킨다.

Q 점진적 근육 이완법이란 무엇일까?

점진적 근육 이완법(Progressive Muscle Relaxation, PMR)이란 완전휴식 자세(사바사나)를 취하면서 대개 머리부터 발끝까지 순차적으로 근육을 수축시켰다가 이완시키는 방법이다. 이렇게 하면 신경근육 연결이 촉진돼 몸과 마음이 긴장과 이완을 분명하게 익힘으로써 몸이 물리적으로 이완되도록 돕는다. 근육섬유가 수축한 직후에는 근육섬유를 훨씬 더 많이 늘이거나 이완할 수 있게 된다.

Q 요가 수업을 마칠 때에는 대체로 왜 완전휴식 자세(사바사나)를 강사와 함께 길게 수행할까?

이것은 '요가 니드라'라고 불리는 마음챙김 수행이다. '니드라'는 잠을 의미한다. 그래서 '요가의 잠'으로 여겨진다. 이 수행의 일반적인 목적은 정신을 또렷하게 해서 수면의 각 단계별 생리적 효과를 몸소 체험하는 것이다. 대개는 완전휴식 자세(사바사나)로 15~30분 동안 수행한다. 소규모 연구들에서, 수면 개선, 우울증 감소, 만성 통증 완화 같은 유망한 결과들이 나타났다.

Q 요가 니드라는 잠과 똑같은 이점이 있을까?

요가 니드라는 심신을 회복시키는 똑같은 이점이 상당수 있는 듯하지만 잠을 대체하지는 못한다. 그런데 잠을 잘 때와 비슷한 패턴의 뇌파를 나타낸다(아래 참고).

뇌파 주파수 도표

뇌파	수면 단계	요가 니드라 단계	의식의 수준	특징
감마파	완전히 깨어 있음	니드라 상태가 아님	의식	주의력 높음 (아직 잘 모름)
베타파	완전히 깨어 있음	요가 니드라로 넘어가는 초기	의식	생각하기와 말하기
알파파	수면 첫 단계	몸살피기(body scan)와 이완	의식: 잠재의식으로 들어가는 입구	이완
세타파	수면 다음 단계	요가 니드라 수행 후기에 도달할 듯한 단계	잠재의식	창의적 문제 해결
델타파	꿈꾸지 않는 깊은 잠	도달할 듯하지만 이 단계를 입증할 근거가 없다.	무의식	회복과 직관

Q 등을 대고 누우면 불편한데, 어떻게 하면 될까?

완전휴식 자세(사바사나)를 불편해하는 사람들이 많다. 특히 허리를 불편해한다. 그렇다면 허리의 긴장을 완화하기 위해 무릎 밑에 뭔가를 받쳐도 좋고, 자신에게 맞는 다른 휴식 자세로 누워 볼 수도 있다. 무릎을 위로 올리면서 발바닥을 끌어당겨 바닥을 디딜 수도 있다. 이러면 잠들지 않는 데에도 도움이 될 수 있다.

오해 타파

완전휴식 자세(사바사나)는 젖산의 생성을 막는다.

아니다. 근육 수축에서 발생하는 노폐물인 젖산은 근육 운동 후 몇 분 내에 간에서 분해되고 제거된다. 근육 통증을 줄이려면 요가 자세 수행의 강도를 오랜 시간에 걸쳐 높여야 한다. 회복에 좋은 요가 자세를 취하거나 다른 근육들을 사용함으로써 아픈 근육들을 쉬게 할 수도 있다.

스트레스

요가가 이완과 전인적 안녕을 증진해 스트레스를 다스리는 데 도움이 된다는 것은 상식이다.
요가의 안정시키는 힘에 숨어 있는 과학을 이해하면 스트레스가 덜한 삶을 더 적극적으로
만들 수 있다. 그러면 건강 지표가 더 긍정적으로 변할 수 있다.

Q 스트레스는 건강에 어떤 영향을 미칠까?
Q 그리고 요가는 어떤 도움이 될까?

모든 스트레스를 나쁘게 여기는 경향이
있지만, 건강에 좋은 수준의 긍정적인
스트레스(eustress)는 최상의 상태에서
성취를 이루는 데 도움이 될 수 있다.
반면 부정적인 스트레스가 지나치면
정신 건강 불균형과 만성 통증을 일으킬
수 있다. 심장질환, 뇌졸중, 암을 비롯한
산업 국가들의 주요 사망 원인 중 다수를
일으킬 수도 있다. 하지만 스트레스가
이러한 질병들을 반드시 일으키는 것은
아니다. 이 사실을 아는 것이 중요하다.
이러한 질병들에 걸리게 될지 아닐지는

스트레스를 얼마나 많이 받는지 여부가
아니라 스트레스를 어떻게 생각하고
어떻게 다루는지에 달려 있다는 연구들이
있다. 스트레스를 받으면서 부정적인
감정을 많이 품는 사람은 건강 지표가
부정적으로 나타날 가능성이 높다. 요가는
스트레스 완화에 효과적인 수단이다.
자신의 생각과 감정을 성찰하도록 이끌고
마음과 몸의 연결을 향상시켜 스트레스에
대한 감정 반응을 조절하는 데 도움을 주기
때문이다(189쪽 참고). 요컨대 요가는 건강
지표를 더 긍정적으로 변화시킬 수 있다.

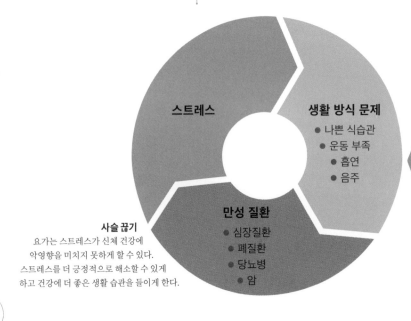

스트레스

생활 방식 문제
- 나쁜 식습관
- 운동 부족
- 흡연
- 음주

만성 질환
- 심장질환
- 폐질환
- 당뇨병
- 암

사슬 끊기
요가는 스트레스가 신체 건강에
악영향을 미치지 못하게 할 수 있다.
스트레스를 더 긍정적으로 해소할 수 있게
하고 건강에 더 좋은 생활 습관을 들이게 한다.

요가는 스트레스를 다스리는 데
도움이 된다. 스트레스를 바라보는
방식을 바꾸고 이완 반응을
활성화해 코티솔(스트레스 호르몬)
분비량을 감소시킨다. 또한 요가
수행자들은 운동 같은 건강에 좋은
생활 습관을 들일 가능성이 더 높다.

Q 마음과 몸의 연결을 향상시키면 스트레스를 다스리는 데 어떤 도움이 될까?

요가는 몸과 마음을 모두 동원하는 수행이라서, 하향식 경로와 상향식 경로를 모두 통해서 신체 계통을 조절하도록 돕는다. 몸과 마음의 연결을 향상시키면 자기 조절 능력이 커지고 회복 탄력성(스트레스를 받아도 신체의 내부 환경 자기 조절 작용인 항상성을 통해 원래대로 돌아가는 능력)도 좋아진다. 이 모두는 부분적으로 미주신경(열째 뇌신경)의 복잡한 작용 덕분에 일어난다(190~191쪽 참고).

> **마음과 몸의 연결을 향상시키면 자기 조절 능력이 커지고 회복 탄력성도 좋아진다.**

신경 인지(마음-몸) 경로

1 명상, 마음챙김 수행, 그리고 요가의 철학적 가르침에 기초한 의식적인 삶은 주의력을 높인다.

2 높아진 주의력으로 신경계통을 조절하므로 항상성을 더 효율적으로 관리하는 데 도움이 된다.

신경 생리(몸-마음) 경로

1 아사나(요가 자세), 무드라(손동작), 프라나야마(호흡 수행) 같은 요가 수행을 하면 내적 신체 인지(신체 내부 인지 감각, interoception)가 향상된다.

2 신체 내부 인지 감각 정보는 자율신경계통에 영향을 미쳐 사고와 신경 경로를 변화시킴으로써 뇌를 발달시키고 자기 조절 능력을 향상시킨다.

꼭 알고 넘어가기

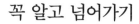

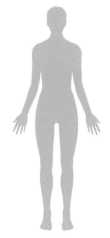

내분비학자 한스 셀리에는 1936년에 변화에 대한 몸의 반응을 설명하기 위해 '스트레스(stress)' 용어를 만들어 냈다. 그는 스트레스를 기꺼이 하고 싶은 일 같은 유익한 스트레스(eustress)와, 신체 계통에 많은 부담을 주는 실제 또는 가상의 스트레스(distress)라는 2가지 유형으로 규정했다.

계속 →

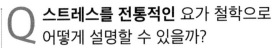

Q 스트레스를 전통적인 요가 철학으로 어떻게 설명할 수 있을까?

학술지《인간 신경 과학 프론티어(Frontiers in Human Neuroscience)》의 2018년 기사에서, 요가의 고대 지혜 가운데 특히 구나(guna)를 스트레스와 이완에 대한 생리적 반응에서 미주신경(열째 뇌신경)이 하는 역할과 관련 지어 집중 조명했다. 미주신경은 머리에서 시작되어 목에서 갈라져 나오는 유일한 뇌신경이다. 이 신경은 주로 이완 반응에 관여한다. 심장 박동을 늦추고, 소화를 촉진하고, 사회적 관계를 북돋운다. 스트레스와 이완 반응은 '켬/끔' 스위치보다는 다이얼이나 조광기 손잡이처럼 작용한다. 그래서 상황별로 자율신경계통의 각 가지에서 일어나는 전기적 활성의 정확한 조합을 조절할

수 있다(아래 참고). 미국의 신경 과학자 스티븐 포지스가 제시한 다중미주신경 이론(Polyvagal Theory)에 따르면, 미주신경은 효과적인 조절을 돕는 방식에 따라 기능별로 나뉜다. 요가 연구자들은 이러한 신경 적응성을 '구나'라는 용어로 설명했다. 구나는 '실' 또는 품성을 의미한다. 3가지 구나, 즉 사트바, 라자스, 타마스는 늘 상태가 변하는 (프라크리티로도 알려진) 물질 세계의 실체로 여겨지는 것들을 만들어 낼 때 함께 엮는 3가지 근본적인 본성이다. 각 구나는 미주신경의 다양한 기능에 대응해 구체화하는 마음 상태 및 특정 품성과 관련 있다(아래 참고).

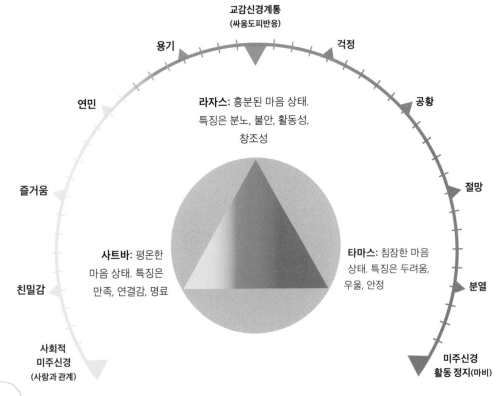

다중미주신경이론과 구나
스트레스에 대한 미주신경의 적응성 반응은 구나(사트바, 타마스, 라자스)의 용어로 이해할 수 있다.

Q 항상 평온하게 사회적 미주신경의 지배를 받거나 사트바 상태여야 할까?

아니다. 요가는 우리 몸이 더 자주 더 효율적으로 사트바 상태에 들어가게 길들인다. 그러면 우리는 극도의 라자스와 타마스가 지배하는 세상에서 균형을 잡을 수 있다. 그런데 요가를 하면 항상 평온을 유지할 수 있어야 하므로 만약 그러지 못하면 요가에 서툰 것이라고 오해하는 경향이 있다. 요가의 목적은 지속적인 평온이 아니다. 3가지 구나가 그러하듯 신경계통 또한 일생에 걸쳐 하루 종일 끊임없이 역동적인 변화가 일어나기 때문에 우리는 자신의 환경에서 발생하는 문제에 대응할 수 있다. 요가를 하면 끊임없는 변화를 무념무상으로 관조할 수 있게 되어 변화에 휘둘리지 않는다. (푸루샤라고도 알려진) 순수의식의 이러한 수준 높은 상태가 지향하는 궁극적 이상은 자아실현이다. 불가피한 스트레스 요인을 겪으면서도 의미와 연관성을 찾아낸다. 어느 수준이든 의식이 강화되면 회복 탄력성도 강해진다.

> **66 99**
>
> 요가를 하면,
> 끊임없는 변화를
> 무념무상으로
> 관조할 수 있게 되어
> 변화에 휘둘리지
> 않는다.

Q '부정적인' 구나를 어떻게 인식해서 균형을 다시 맞출 수 있을까?

첫 번째 단계는 스트레스 신호와 몸속의 '부정적인' 구나를 알아차리는 것이다. 스트레스 신호는 사람들마다 다양하다. 흥분된 라자스 상태에서는 가슴이 조이거나 뱃속이 뒤틀리지 않는가? 침잠한 타마스 상태에서는 감각이 무디어지거나 흐트러지지 않는가? 일단 자신의 스트레스 신호를 효율적으로 인식하고 확인하고 감시할 수 있으면, 요가 자세와 무드라, 호흡법, 명상을 비롯한 요가의 방법들을 이용해서 이완 반응을 활성화할 수 있다. 많은 요가 수행은 하루 중 언제든 요령 있게 할 수 있다. 아무도 모르게 날숨(호기)을 길게 쉬면서 마음을 가라앉히거나, 몸 자세를 이리저리 바꾸거나, 심호흡을 해서 에너지를 모을 수 있다.

꼭 알고 넘어가기

미주신경 섬유의 80퍼센트는 몸에서 뇌로 정보를 전달한다. 이것은 심장과 창자에서 뇌로 가는 신체 내부 인지 감각의 주된 경로이다. 요가는 신체 내부 인지 감각과 미주신경 기능을 향상시킬 수 있다.

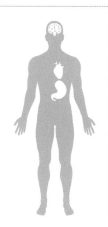

뇌와 정신 건강

최신 연구에 따르면 요가는 뇌가 작용하는 방식을 더 나은 쪽으로 바꾼다.
뇌가 신경가소성(neuroplasticity)을 지니고 있기 때문에(26~27쪽 참고), 의학적, 심리적 돌봄의
효과적인 보조 수단이 될 수 있는 요가의 잠재력을 이러한 변화로 설명할 수 있다.

> **66 99**
>
> 요가를 하면
> 긍정적인 행동이
> 강화되어 더 이상
> 쓸모가 없는 생각과
> 감정의 패턴을
> 깨뜨릴 수 있다.

8주 동안
마음챙김 명상을
하면 두려움과 관련
있는 뇌 활동을
줄일 수 있다.

Q 요가는 뇌에 어떤 영향을 미칠까?

뇌가 진부한 신경경로에 익숙해질 경우, 마치 심심할 때 무심코 스마트폰을 들여다보는 것처럼, 익숙함이 곧 습관이 된다. 새로운 신경경로도 같은 식으로 형성될 수 있다. 활성화를 반복하면 그런 경로가 더 커지고 더 견고해진다. 요가를 하면 긍정적인 행동이 강화되어 더 이상 쓸모가 없는 생각과 감정의 패턴을 깨뜨릴 수 있다. 그러면 문제가 생길 경우에 더 유익한 패턴을 선택할 수 있고, 요가는 우리의 정신 건강과 행복을 위한 매우 효과적인 수행이 된다.

Q 요가는 정신 건강에 도움이 될 수 있을까?

간혹 우리는 반발성 라자스(흥분 에너지) 패턴이나 타마스(저항 에너지) 슬럼프에 빠진다. 요가만으로 심각한 정신 건강 문제를 해결할 수는 없지만, 요가로 의학적, 심리적 치료를 효과적으로 보완할 수는 있다. 뇌가 정신 문제에 반응하는 방식에 요가가 영향을 미치기 때문이다. 즉 뇌에는 3가지 구조가 있다.

● **본능적인 뇌(뇌줄기(뇌간))** "나는 안전한가?"라고 묻는다.
● **감정적인 뇌(둘레계통(변연계))** "나는 무엇을 느끼는가?"라고 묻는다.
● **사고하는 뇌(앞이마엽 겉질(전전두엽 피질))** "이것은 무엇을 의미하는가?"라고 묻는다.

트라우마, 우울증, 만성 스트레스, 불안을 겪고 있으면, 뇌의 감정이 과민할 수 있다. 편도체(감정적인 뇌의 '공포 중추')에서 나오는 신호가 본능적인 뇌의 싸움도피반응을 부추겨서 스트레스 반응을 일으킴으로써 이완 반응을 막을 수 있다. 이런 현상이 자주 일어나면, 사고하는 뇌의 조절 효율이 떨어진다. 요가 자세, 프라나야마(호흡 수행), 명상을 비롯한 요가는, 사고하는 뇌가 일상의 스트레스 요인들 속에서 기분과 감정 상태를 더 잘 조절할 수 있게 훈련시킨다(188쪽 참고).

Q 요가가 실제로 뇌를 변화시킨다는 것을 입증하는 근거는 무엇일까?

많은 연구에서 이 문제를 다루었다. 20년에 걸친 연구에 대한 2015년의 어느 평가에 따르면, 오른쪽 그림에 보이듯 뇌의 특정 영역들이 요가를 기반으로 한 마음챙김 수행의 영향을 공통적으로 받았다. 그림을 보면, 효과적인 인식과 감정 조절을 돕는 앞이마엽 겉질(전전두엽 피질)의 주요 부분들이 색으로 강조되어 있다. 2018년의 다른 연구 논문에 실린 뇌 촬영 영상에서도 요가 자세와 명상이, 부정적인 감정이나 공포(두려움)와 깊은 관련이 있는 뇌 오른쪽 편도체의 부피를 줄이는 것으로 나타났다. 아울러 스탠퍼드 대학교의 연구자들에 따르면, 8주 마음챙김 명상 프로그램을 거친 사람들은 공포와 관련 있는 편도체 활동이 더 많이 감소했다. 피험자들이 감각과 감정을 억누르지 않고 마음으로 관조한 결과가 크게 작용한 것으로 보인다.

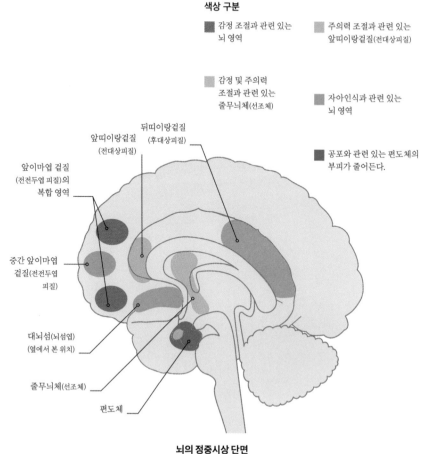

색상 구분

- 감정 조절과 관련 있는 뇌 영역
- 감정 및 주의력 조절과 관련 있는 줄무늬체(선조체)
- 주의력 조절과 관련 있는 앞띠이랑겉질(전대상피질)
- 자아인식과 관련 있는 뇌 영역
- 공포와 관련 있는 편도체의 부피가 줄어든다.

앞이마엽 겉질(전전두엽 피질)의 복합 영역

앞띠이랑겉질(전대상피질)

뒤띠이랑겉질(후대상피질)

중간 앞이마엽 겉질(전전두엽 피질)

대뇌섬(뇌섬엽)(옆에서 본 위치)

줄무늬체(선조체)

편도체

뇌의 정중시상 단면

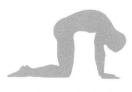

꼭 알고 넘어가기

요가 연구자들은 신체 수행(또는 요가 자세처럼 지각(知覺)을 강조하는 운동 수행)이 심리적 방아쇠의 재격발 없이 트라우마 치유를 돕는 데 유용하다고 생각한다. 신체 수행이 몸속의 긴장을 푸는 데 도움이 되기 때문이다.

만성 통증

발목삠(발목염좌)이나 미끄러져서 넘어져 입는 부상 같은 급성 통증은 대개 낫는 데 휴식이
필요하다. 이럴 때는 요가 자세를 취하지 않거나 바꾸면 된다. 그런데 만성 통증의 경우에는,
요가 같은 마음과 몸 수행이 의학적 치료를 안전하게 보완하는 데 적합한 것으로 확인됐다.

Q 요가는 정말 만성 통증 완화에 도움이 될 수 있을까?

그렇다. 요가가 만성 통증에 도움이
될 수 있다는 것을 보여 주는 근거가
있다. 통증이 치료 기간을 대략 3개월을
넘겨 지속되면 만성 통증이 된다. 허리
통증(요통)이나 관절 통증 같은 만성 통증을
앓고 있다면 대개는 더 이상의 휴식이
필요하지 않다. 치유될 물리적 손상이 거의
없기 때문이다. 사실은 더 많이 움직여야
할 수도 있다. 운동이 만성 통증 완화에
도움이 되기도 하고 만성 통증에서 오는
스트레스를 줄여주기도 하기 때문이다.
요가 수행을 하면 진통(또는 통증 완화)
효과가 있다는 것은 이미 입증됐다. 허리
통증(요통)을 앓는 재향군인들을
대상으로 한 연구에서는, 주당 2회
총 12주 요가 프로그램에 참여한
피험자들 모두에서 마약성
진통제 사용이 감소했다.

**20분 마음챙김
명상을 4회
수행하면 통증의
불쾌감을 57퍼센트
줄일 수 있다.**

뇌가 더 자주 통증을
지각한다.

덜 움직일수록
통증이 덜 완화된다.

뇌가 통증
신호를 해석하거나
조절할 수 없다.

정서 건강과
신체 건강이 영향을
받는다.

만성 통증 악순환
뇌가 통증 신호를 빈번하게 지각하면
익숙해져서 통증 반응을 제대로 조절할
수가 없다. 요가는 이 악순환을 깨뜨리는 데
도움이 된다.

Q 요가 자세를 수행하면 만성 통증이 줄어들까?

사람마다 다르다. 일부 요가 수행자들은 통증 부위를 늘이거나 수축시켜서 통증을 줄일 수 있다. 그런데 생체 역학으로는 일부밖에 설명할 수 없다. 가장 기초적인 수준에서 보면, 뇌가 '통증'으로 해석하는 모든 것은 몸속 감각 수용기로부터 받아들이는 신호에서 비롯된다. 연구에 따르면, 지각되는 통증의 크기는 엑스레이나 자기 공명 영상에서 보이는 조직 손상의 크기와 상관없다. 이는 곧 뇌가 없으면 통증도 없다는 이야기다. 그렇다고

통증이 상상의 산물이라는 의미는 아니다. 뇌는 자신의 실체와 관점을 구성하는 것과 같은 식으로 통증 경험을 만들어 낸다. 경험되는 통증의 정도는 신호에 담긴 위험 수준에 대한 뇌의 해석에 달려 있다. 따라서 만성 스트레스처럼 만성 통증도 한편으로는 조절의 문제이다. 주로 경고 체계의 결함과 관련 있다. 이완시키는 요가 자세와 명상 수행, 프라나야마(호흡 수행)는 통증 반응 조절에 도움이 될 수 있다는 연구가 있다.

Q 얼마나 명상을 해야 통증이 줄어들까?

1시간 30분가량의 명상 수행은 통증 경감과 통증 관련 뇌 변화를 없애는 데 도움이 된다는 연구 결과가 있다. 20분 마음챙김 명상을 4회 수행하자 통증의 불쾌감이 57퍼센트, 통증의 강도가 40퍼센트 감소했다는 연구도 있다. 통증 지각만 변한 게 아니라 뇌의 활동도 눈에 띄게 변했다. 같은 연구에 따르면, MRI에서 명상이 일차 몸감각겉질(체성감각피질)의 통증 관련 활동을 감소시킨 것으로 나타났다. 연구자들에 따르면, 통증 부위와 관련 있는 몸감각겉질의 해당 영역의 활동이 급격한 변화 곡선을 그리지 않았다. 명상 수행을 하는 피험자들은 목과 목구멍의 감각 인식을 나타내는 뇌 활동이 더 많았는데 피험자들의 호흡이 마음챙김 상태임을 나타낸다.

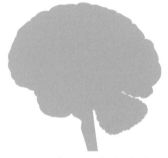

꼭 알고 넘어가기

만성 통증은 회색질 위축을 일으킨다. 하지만 만성 통증에 의해 위축되는 뇌 영역은 명상 수행 중에 신경연결이 증가해 회복된다.

요가 요법

요가 요법은 통합 의료에서 성장하고 있는 분야로서 요가의 치료적 이점에 관해 날로 증가하는 연구를 기반으로 한다. 요가 지도의 교육 기준과 그 기준을 넘어서는 범위의 수행까지 마련되어 있기 때문에, 요가 요법사들은 요가의 방법들을 이용해 각각의 요가 수행자가 건강해지도록 이끈다.

> **66 99**
>
> 요가 수행 후 생활 방식과 마음가짐의 변화는 인간으로서의 원기왕성한 삶을 가꾸도록 도울 수 있다.

Q 요가 요법 프로그램에서는 무엇을 할까?

요가 요법 프로그램은 대개 일대일, 또는 비슷한 질병이나 생활 환경을 지닌 소규모의 사람들로 진행된다. 요가 요법사들은 항상 참가자의 건강 이력(병력)을 고려한다. 의학적 진단을 내리지는 않지만 다음과 같은 방법들을 이용해 개인별 건강 평가를 실시한다.

- 자세, 움직임, 호흡 **관찰**
- 기분과 생활 방식에 대한 **질문**
- 바유와 5가지 코샤 같은 미묘한 **요가 해부학** 관점에서 관찰

코샤는 자아를 구성하는 5개의 층 또는 '덮개'로서, 양파의 껍질과 같다. 코샤는 신체 건강에서 출발해 지복(bliss)으로 끝난다(아래 참고). 요가 요법사들은 건강의 모든 요소들과 그것들이 서로 긍정적인 영향을 끼치는 방식을 고려한다. 이를테면 몸속의 관절염은 감정에 영향을 끼치고 지복에 깊은 악영향을 미칠 수 있는데, 감정은 통증을 악화시킬 수 있다. 이러한 관찰과 이해를 바탕으로 요가 요법사들은 요가 자세, 호흡법, 명상, 생활 방식 조언 같은 방법을 이용해 각 의뢰인에게 적합한 개인별 치료 계획을 수립한다.

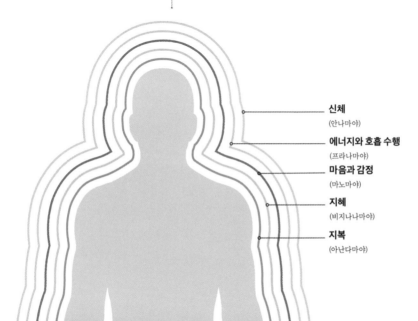

신체
(안나마야)

에너지와 호흡 수행
(프라나마야)

마음과 감정
(마노마야)

지혜
(비지나나마야)

지복
(아난다마야)

5가지 코샤
건강하고 균형 잡힌 삶을 살려면 이 5가지 층 또는 '덮개' 각각을 반드시 돌보아야 한다.

Q 요가 요법의 원리는 무엇일까?

요가에는 심원한 치유력이 있다.
요가가 학자들이 생물 심리 사회 영성 모형(biopsychosocial model, 오른쪽 참고)이라고 부르는 관점에 부합하기 때문이다. 요가 연구의 상당수는 이런 관점에서 이루어지며, 만성 통증과 트라우마, 불안 같은 다양한 질병에 대한 요가의 치료적 전망을 보여주고 있다. 코샤와 마찬가지로(왼쪽 참고), 요가 요법의 핵심은 자아의 각 요소가 서로 상호작용하는 것이다. 이것을 구현하기 위해 요가 요법에서는 연구 증거, 고객 가치, 임상 경험 간의 균형을 맞춘다.

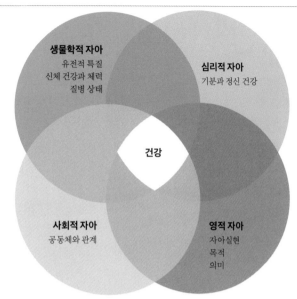

생물학적 자아
유전적 특질
신체 건강과 체력
질병 상태

심리적 자아
기분과 정신 건강

건강

사회적 자아
공동체와 관계

영적 자아
자아실현
목적
의미

생물 심리 사회 영성 모형

Q 요가 요법의 치료적 이점을 뒷받침하는 과학적 근거가 있을까?

그렇다. 과학적 요가 연구의 거의 대부분은 특히 세계에서 가장 긴급한 보건 문제들 가운데 하나인, 생활 방식에서 비롯되는 만성 질환(178~179, 188~191, 194~195쪽 참고)에 대한 치료적 이점을 알아내는 데 초점을 맞추고 있다. 요가의 치료적 이점 가운데 일부는 서양의 과학적 연구로 절대 완전하게 이해할 수 없기는 해도 연구의 질이 향상되고 있다. 요가 요법 직종은 현재 성장하고 있다. 그 이유 중 하나는 특수 직군, 이를테면 암 치료 전문가들과 함께 일할 수 있게 고도로 훈련된 인력의 수요가 증가하고 있기 때문이다.

Q 요가 요법은 다른 건강 요법들과 비교하면 무엇이 다를까?

대부분의 의술은 발생 기전(pathogenesis)의 수준에 맞춰 적용된다. 이러한 치료 모형의 일차 목표는 증상을 호전시키고 신체계통의 크고 작은 부분을 '고치는' 것이다. 요가 요법은 대체로 통증 완화처럼 증상 호전에 효과가 좋다. 아울러 건강 중심 모형인 건강 기전(salutogenesis)의 수준에도 잘 맞는다. 건강 기전은 치료해야 할 질병이나 고쳐야 할 문제에 초점을 맞추지 않고 건강하게 만드는 데 초점을 맞춘다. 따라서 요가 수행에서 오는 생활 방식과 마음가짐의 변화는 사람들이 질병에 얽매이지 않고 인간으로서의 원기왕성한 삶을 가꾸는 쪽으로 나아가도록 도울 수 있다.

정신적인 변화

사람들이 요가를 처음 하게 되는 가장 큰 이유는 운동이 필요하기 때문이다. 그런데 요가 수행을 계속하는 사람들의 가장 중요한 이유는 대부분 요가의 영적인 면이다. 신경 영상을 비롯한 기술이 발달하면서 연구자들은 이제 요가의 잠재적인 영적 변화 효과까지 탐구하고 있다.

> **오늘날 신경 과학자들은 영적 상태에 있는 뇌를 연구하고 있다.**

Q 고대 요가 수행자들이 이야기한 영적 상태란 무엇일까?

요가의 '8가지(limb)'는 『요가 수트라』라는 고대 경전에 설명되어 있다. 앞 '4가지'는 외부 세계에서 살아가는 방식과 관련 있으며, 내부 세계 또는 의식과 관련 있는 뒤 '4가지'를 위해 몸과 마음을 준비시킨다(아래 참고).

우주 비행사들은 요가의 8가지와 비슷한 과정을 겪는다. 윤리 학습부터, 몸과 마음을 준비시키기 위한 강도 높은 신체 훈련까지. 전하는 바에 따르면, 우주에서는 '지구 바라보기'가 너무나 매혹적이어서 우주 비행사들이 지구를 응시하는 데 몇 시간이고 보낸다. 이것은 요가의 정신 집중(다라나) 수행과 비슷하다. 촛불을 응시해서 집중력을 향상시킴으로써 궁극적으로 높은 수준의 의식을 깨운다.

2016년의 논문 「조망 효과: 우주 비행에서의 경외감과 자기 초월 경험」에 따르면, 우주 비행사들은 새로운 관점과 목적의식을 가지고 지구로 돌아온다고 한다. 피닉스 라이징 요가 요법의 설립자인 마이클 리(Michael Lee)는 우리가 요가의 뒤 4가지를 탐구하면 지구에서도 같은 변화를 경험할 수 있다고 믿는다.

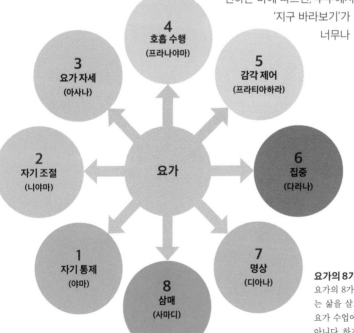

요가의 8가지
요가의 8가지(단계)의 궁극 목표는 의미 있는 삶을 살도록 돕는 것이다. 현대의 모든 요가 수업에서 이것들을 다 가르치는 것은 아니다. 하지만 많은 요가 수업에서 이것의 깊이와 잠재력을 넌지시 일러준다.

Q 영성의 효과를 어떻게 연구할 수 있을까?

오늘날 신경 과학자들은 영적 상태에 있는 뇌를 연구하고 있다. 예를 들어 미국 마커스 통합 의료 연구소의 신경 과학자 앤드루 뉴버그는 깊은 기도 수행, 약물 유도성 영적 경험, 삼매(아래 참고) 같은 영성 중심의 명상을 포함한 높은 영적 상태를 이해하기 위해 신경 영상을 이용하고 있다.

영적 경험에서 나타나는 4가지 공통 뇌 활동 패턴

뉴버그는 휴식 중인 뇌와, 삼매를 비롯한 초월적인 영적 경험을 하는 뇌를 비교해서 영성과 관련 있는 특정 뇌 활동 패턴을 밝혀냈다.

휴식 중인 뇌	영적 경험을 하는 뇌	해석
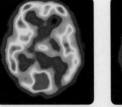	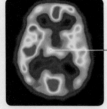 둘레계통(변연계)의 활동 증가	**강렬함** 둘레계통(변연계)의 활동 증가는 사람들이 영적 경험 중에 흔히 느끼는 강렬한 감정 상태를 나타내며, 그 경험을 잊지 못하게 기억시키거나 삶을 변화시키는 요소로 만들 수도 있다.
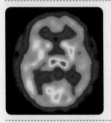	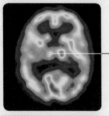 왼쪽 시상의 활동 감소	**명료함** 시상은 우리가 감각 정보를 통합해서 현실감을 구성할 수 있게 돕는 중계소이다. 시상의 활동이 감소하면 영적 명료함이 증가할 수 있다.
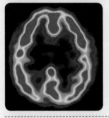	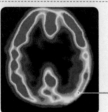 뒤마루엽(후두정엽)의 활동 감소	**일체감** 뒤마루엽(후두정엽)은 공간지각력을 담당한다. 이 영역의 활동이 감소하면 일체감과 경계 소실이 일어나면서 신체가 주변 환경과 분리된 느낌이 줄어들 수 있다.
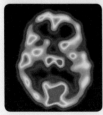	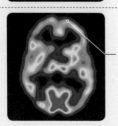 앞이마엽 겉질(전전두엽 피질)의 활동 감소	**자아의 내려놓기** 많은 명상 수행은 정신 집중과 조절 능력을 증진시켜 앞이마엽 겉질(전전두엽 피질)의 활동을 증가시킨다. 그런데 삼매 같은 영적 상태에서는 의지의 중추인 앞이마엽 겉질의 기능이 멈출 수 있다. 모든 것에 대해 내려놓게 된다.

최신 요가 연구

과학자들은 우리가 자신이 사는 세계의 겨우 4퍼센트만 관찰하고 이해한다고 추정한다.
마찬가지로 인간의 뇌, 마음, 의식에 대한 과학을 이야기할 때 우리는 그 과학적 탐구를 개척해 가는
수준에 있을 뿐이다. 그 탐구는 인간을 변화시키는 요가 효과의 핵심을 규명한다.

"

특별한 주장에는 특별한 근거가 필요하다.

Q 요가 연구가 믿을 만한지 어떻게 알 수 있을까?

모든 요가 연구가 똑같이 기획되는 것은 아니다. 그래서 비판적으로 접근하는 것이 좋다. 몇 가지 고려할 요소가 있다.

● **어떤 종류의 연구인가?** 과학적 근거의 등급(아래 참고)을 보면 다양한 종류의 연구들이 얼마나 믿을 만한지 잘 알 수 있다. 피라미드에서 아래쪽에 있는 근거들도 믿을 만한 것이지만, 위에 있는 근거일수록 더 믿을 만하다. 정신 건강, 심장질환, 만성 통증, 안전성을 포함한 요가의 주요 주제들에 대한 체계적 고찰(systematic review)과 메타분석(meta-

analysis)이 점점 증가하고 있다.

● **표본 크기는 얼마나 되는가?** 1명에 대한 사례 보고부터 228명을 대상으로 한 무작위 대조군 임상 시험 보고까지, 대체로 요가 연구는 비교적 소규모이다. 특히 피험자가 수십만 명에 이르기도 하는 제약 분야의 무작위 대조군 임상 시험과 비교할 때 그렇다.

● **대조군이 있는가?** 만약 있다면 어떤 대조군인가? 많은 요가 연구에서는 '일반 치료' 대조군을 편성한다. 수준 높은 소수의 연구에서는 운동 요법이나 대화 요법을 요가 요법과 비교하는 적극적인 대조를 실시한다.

● **요가 연구의 결론은 어떠한가?** 특별한 주장에는 특별한 근거가 필요하다는 점을 염두에 둬야 한다. 그래서 많은 요가 연구자들은 '요가가 개선시킬 수 있다' 또는 '이것은 요가가 도움이 된다는 의미이다' 같은 완곡어법을 사용한다. 요가 연구에 대한 관심이 증가함에 따라 과학자들은 계속 결과에 의문을 제기하고 있다.

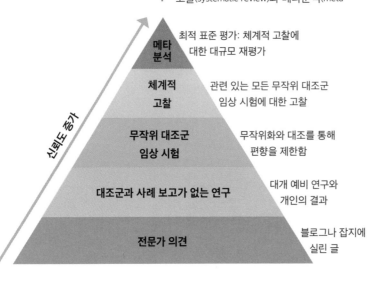

신뢰도 증가

메타 분석	최적 표준 평가: 체계적 고찰에 대한 대규모 재평가
체계적 고찰	관련 있는 모든 무작위 대조군 임상 시험에 대한 고찰
무작위 대조군 임상 시험	무작위화와 대조를 통해 편향을 제한함
대조군과 사례 보고가 없는 연구	대개 예비 연구와 개인의 결과
전문가 의견	블로그나 잡지에 실린 글

근거의 등급 체계
이 피라미드를 이용하면 다양한 유형의 과학적 근거의 신뢰도를 가늠할 수 있다.

Q 프라나와 차크라 같은 요가의 개념들을 뒷받침하는 과학적 근거가 있을까?

대체로 요가 연구는 난해한 에너지론보다는 특정 건강 문제와 실용적 이점에 초점을 맞춘다. 프라나(호흡)와 차크라가 개방적인 생물학 분석으로 직접 해석될 필요가 없는 앎의 방식을 취하기 때문이다. 이를테면 어떤 사람들은 프라나의 흐름이 신경계통과 일치하고, 차크라는 내분비계통과 일치한다고 주장한다. 하지만 그것을 뒷받침할 과학적 근거는 없다. 그러한 구조가 어디에 있는지 해부학으로 밝혀내기 전에 요가 수행자들이 먼저 몸속에서 그것들이 작용하는 것을 느낄 수도 있다. 현재의 방법으로는 밝혀내는 데 아직 한계가 있을 수 있으며, 프라나의 위치를 알아내고 측정할 수단을 언젠가 갖게 될 수도 있다.

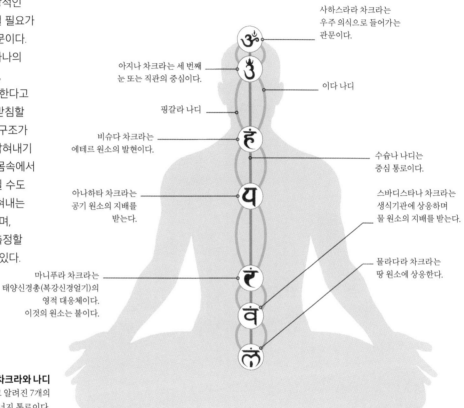

사하스라라 차크라는 우주 의식으로 들어가는 관문이다.

아지나 차크라는 세 번째 눈 또는 직관의 중심이다.

이다 나디

핑갈라 나디

비슈다 차크라는 에테르 원소의 발현이다.

수슘나 나디는 중심 통로이다.

아나하타 차크라는 공기 원소의 지배를 받는다.

스바디스타나 차크라는 생식기관에 상응하며 물 원소의 지배를 받는다.

물라다라 차크라는 땅 원소에 상응한다.

마니푸라 차크라는 태양신경총(복강신경얼기)의 영적 대응체이다. 이것의 원소는 불이다.

차크라와 나디
나디는 '차크라'라고 알려진 7개의 에너지 중심이 위치하는 에너지 통로이다.

Q 요가에 대한 연구는 얼마나 많이 이루어졌을까?

요가에 대한 연구는 요가의 성장세에 비해 상대적으로 제한적이고 속성 수준이다. 1967년부터 2013년까지 이루어진 유의미한 연구에 대한 계량 서지학적 고찰에 따르면, 발표된 연구 논문의 수가 1967~1973년의 25건 미만에서 2009~2013년의 225건 이상으로 요가 인구의 증가와 더불어 기하급수적 증가를 보였다. 이 연구에서는 요가 연구의 상위 4분야를 다음과 같이 밝혔다.

● 정신 건강 장애
● 심장혈관질환
● 호흡기 질환
● 근육뼈대계통 장애

주의사항

「**히포크라테스 선서**」에서 "무엇보다 환자에게 해를 끼치지 말라."라고 말한 것처럼 요가의 첫 번째 원칙은 아힘사이며, '무해'로 번역된다. 해를 피하려면 자신의 몸을 알고 자신의 필요와 건강 문제를 감안해 요가 자세와 수행을 조절하거나 바꾸는 것이 중요하다. 모든 사람은 저마다 다르다. 따라서 다음 내용은 일반적인 지침으로만 삼아야 한다.

요가에서의 부상은 계단을 걸어 내려가는 것부터 체육관에서 역기를 드는 것까지 모든 유형의 신체 활동에서와 마찬가지로 일어난다. 그런데 무작위 대조군 임상 시험에 대한 메타분석에서 요가가 여타 유형의 추천되는 운동 못지않게 안전한 것으로 밝혀졌다. 사실 요가는 많은 종류의 운동보다 안전한 편이다. 대체로 느리게 자세를 전환하고, 현재의 순간을 인식하고, '무해'를 강조하기 때문이다.

이것은 곧, 요가 수행이 커다란 이점이 있을 정도로 효과가 좋다면 요가가 해를 끼칠 가능성도 있으므로 거기에 맞는 주의를 기울이며 수행해야 한다는 것을 인정할 수밖에 없다는 의미이다. 따라서 부상을 예방하려면 요가 수업과 생활에서 요가의 앞 2가지, 즉 야마와 니야마를 수행해야 한다. 아울러 다음 지침을 명심하는 것이 좋다.

● **사람들은 모두** 뼈와 체형이 다르게 생겨서 요가 수행을 하면 저마다 자세가 다르게 보이기 마련이다. 어떤 자세는 변형하지 않으면 도저히 취하지 못할 수도 있다.
● **삠(염좌)이나** 파열, 골절, 수술, 또는 상처 발생 후에 회복될 여유를 가져야 한다. 수술 후에는 담당 외과 의사에게 지침을 요청해야 한다.
● **요가의 목표는** 요가 자세를 완벽하게 취하거나 어떤 특정한 기교를 부릴 수 있게

되는 것이 아니다. 자기 탐구의 여정을 즐기는 것이다.
● **통증을 일으키거나** 기존 통증을 악화시키는 것은 모두 피해야 한다.
● **몸속에서 따끔함이** 느껴지거나 팔다리에서 전격 통증이 느껴지는지 주의를 기울여야 한다.
● **팔다리** 무감각을 야기하는 행동은 피해야 한다.

건강 문제별 주의사항

다음 내용들에서는 요가 수행을 할 때 유념해야 할 특정 건강 문제별 주의사항과 고려사항을 간략히 설명한다. 하지만 항상 의료 전문가에게 자신에게 맞는 게 무엇인지 물어보아야 한다. 만약 확신이 서지 않으면 요가 요법사 같은 검증된 요가 전문가와 함께 수행해야 한다.

강직척추염 척주 굽힘에 주의해야 하고, 척주 폄을 부드럽고 느리게 해야 한다.

고혈압 머리가 심장보다 낮아지는 모든 자세, 숨참기(쿰바카), 빠른 호흡(카팔라바티)을 수행할 때 주의해야 한다. 현재 혈압이 조절되지 않는다면 완전물구나무서기, 고난도 수행, 핫요가는 절대로 피해야 한다.

과다운동성 관절의 극단적인 움직임이나 과다폄(과신전) 동작은 모두 피해야 한다.

관절을 강화하는 데 중점을 두어야 한다.

관절염(뼈관절염, 류마티스관절염, 여타 관절염증 관련 질환 등) 뼈관절염(골관절염)이나 류마티스관절염이 있는 사람은 관절 통증을 악화시키는 수행은 모두 피해야 한다. 편안하도록 요가 자세를 바꾸고, 근력을 강화하고, 통증 해소를 위한 명상을 배우는 데 집중해야 한다. 류마티스관절염이 있는 사람은 핫요가와 체온 상승을 피해야 한다.

굳은어깨(유착관절주머니염(유착관절낭염)) 어깨 근육을 늘이는 자세에 천천히 들어가야 한다. 늘이는 정도를 시간을 두고 조금씩 늘려가야 한다.

궁둥신경통(좌골신경통) 무감각이 심해지는 모든 자세를 주의해야 한다. 궁둥구멍근(이상근)이 굳어서 생긴 증상이라면 비둘기 자세를 변형한 자세를 취해 볼 수 있다(82쪽 참고).

귀 감염증 거꾸로 취하는 자세와 균형 잡는 자세를 취할 때 주의해야 한다.

눈 질환(녹내장, 망막 박리, 당뇨병망막병증, 최근의 백내장 수술 등 안압을 높이는 증상) 머리가 심장보다 낮아지는 모든 자세, 숨참기(쿰바카), 빠른 호흡(카팔라바티)을 주의하거나 피해야 한다. 확신이 서지

않으면 안과 의사에게 조언을 구해야 한다.

다발경화증 체온이 너무 올라가는 격한 수행은 주의해야 한다. 핫요가는 피해야 한다.

당뇨병 1형 당뇨병이 있으면 인슐린 펌프에 부하가 실리지 않게 해야 한다. 1형 당뇨병과 2형 당뇨병 모두, 필요하면 수행 전에 음식물을 섭취해야 하고 어지러우면 쉬어야 한다.

돌림근띠(회전근개) 이상(파열, 힘줄염(건염), 불안정) 어깨 근육을 늘이는 모든 자세를 주의해야 한다. 특히 급성인 경우, 낮은 널빤지 자세(차투랑가)를 피해야 한다. 근육을 늘이면서 강화하는 데 중점을 두어야 한다. 아래팔로 바닥을 짚는 널빤지 자세나, 바닥 또는 벽에 기대는 '고개 숙인 개' 자세를 취해 볼 수 있다.

무릎관절 교체(슬관절 치환) 극단적인 무릎관절 굽힘을 피해야 한다. 무릎 꿇는 자세를 취할 때는 무릎관절 밑에 담요나 쿠션을 받쳐서 푹신하게 해야 한다.

무릎관절 반달연골(반월상연골) 파열, 손상 무릎관절을 깊이 굽히는 동작, 특히 무릎관절에 부하가 실리는 자세는 주의하거나 피해야 한다.

무릎관절(슬관절) 인대 (앞십자인대(전십자인대), 뒤십자인대(후십자인대), 안쪽곁인대(내측측부인대), 가쪽곁인대(외측측부인대)) 손상 돌림(회전)과 관련 있는 자세에 주의해야 한다(삼각 자세와 전사 자세 2 등). 앞십자인대(전십자인대)가 손상된 경우 무릎관절을 깊이 굽히지 말아야 하고, 뒤십자인대(후십자인대)가 손상된 경우 무릎관절 과다폄(과신전) 또는 잠김에 주의해야 한다. 앞십자인대와 뒤십자인대가 둘 다 손상된 경우에는 뛰듯이 도약해서 취하는 자세는 주의하거나 피해야 한다.

발바닥근막염(족저근막염) 뛰듯이 도약해서 취하는 자세나 증상을 악화시킬 수 있는 모든 움직임을 주의하거나 피해야 한다. 발과 다리를 천천히 주의를 기울이며 늘여야 한다.

변성척추사이원반질환(퇴행성척추간판질환) 척주 굽힘과 척주 돌림 동작을 부드럽게 수행해야 한다. 물구나무서기, 어깨물구나무서기, 또는 목에 부하가 실리는 자세는 피하거나 주의해야 한다.

불안, 공황발작 경향 거꾸로 취하는 자세, 뒤로젖히기(후굴), 빠른 호흡(카팔라바티)을 주의해야 하고, 증상이 나타날 경우

숨참기(쿰바카)를 조심해야 한다.

비만 지지나 받침 없는 척주 굽힘과 완전물구나무서기 자세, 목에 부하가 실리는 모든 자세를 주의해야 한다.

뼈엉성증(골다공증) 또는 뼈감소증(골감소증) 척주 부위에 이런 증상이 있으면, 할 수 있는 수행이 병의 중증도에 따라 다를 것이므로 의사와 상의해야 한다. 우선 일반적인 지침을 따르자면 지지나 받침 없는 척주 굽힘과 척주 돌림에 주의해야 한다. 천천히 움직여야 하고 비틀기 동작에 들어가기 전에 척주를 늘이는 데 중점을 두어야 한다. 척주 대신 엉덩관절(고관절)을 굽히는 것을 고려해 볼 수 있으며, 여러 '앞으로 굽히기' 자세에서 척주를 중립으로 유지해 척주 굽힘으로 인한 위험을 피해야 한다(아기 자세나 고양이 자세가 더 안전한 척주 굽힘 자세일 수 있다.). 완전물구나무서기 자세나 목에 부하가 실리는 모든 자세는 극도로 조심하거나 피해야 한다. 삼각 자세처럼 척주 굽힘과 척주 돌림이 조합된 자세에는 천천히 부드럽게 들어가도록 특별히 주의해야 한다. 자세를 바꾸는 동작이나 균형 잡는 자세에 주의해서 넘어질 위험을 줄여야 한다. 엉덩관절(고관절)이나 손목관절(수관절) 같은 척주 이외의 부위에 증상이 있다면 요가 자세에 천천히 들어가야 하고 환부 주변 근육 강화에 신경 써야 한다.

다음 쪽에 계속 →

203

주의사항 계속

섬유근육통(섬유근통) 근육을 회복시키는 요가 자세와 요가 니드라를 권한다. 다양한 받침대를 사용하고, 신체를 접촉하는 직접적인 보조를 받고 싶지 않으면 요가 강사에게 미리 알려야 한다.

손목굴증후군(수근관증후군) 손목관절(수관절)이 펴질 때(이를테면 널빤지 자세나 두루미 자세일 때) 특히 무감각이 심해진다면 팔로 균형 잡는 자세나 팔로 몸무게를 지탱하는 자세는 주의하거나 피해야 한다. 바닥이나 받침대에 팔을 올려놓아 휴식을 취하거나 쐐기 모양 받침대를 사용할 수도 있다.

심장 질환 거꾸로 취하는 자세, 숨참기(쿰바카), 빠른 호흡(카팔라바티)을 수행할 때 주의해야 한다. 아울러 심장병 전문의에게 조언을 구해야 한다.

엉덩관절 교체(고관절 치환) 수술 후 6~8주 동안 지침과 의사의 의견을 따라야 한다. 수술이 앞접근법인 경우 (전사 자세 3에서 다리 들어올리기와 같은) 엉덩관절 폄을 주의하거나 피해야 한다. 뒤접근법인 경우에는 90도가 넘는 엉덩관절 굽힘, 안쪽돌림(내회전), 가부좌 자세를 주의하거나 피해야 한다. 제대로 치유되고 난 뒤에는 모든 동작을 수행할 수 있지만 자세를 취할 때 천천히 들어가야 하고 의사의 조언을 구해야 한다.

엉치엉덩관절(천장관절) 기능 이상(기능 장애) 또는 통증 극도의 비틀기 자세를 피해야 하고, 다리를 넓게 벌리는 자세(예를 들어 삼각 자세)를 주의해야 한다. 전사 자세나 삼각 자세처럼 한쪽이 지나치게 오랫동안 불편할 수 있는 비대칭 자세를 조심해야 한다. 만약 그런 자세를 취한다면 양쪽을 자주 바꾸어야 할 것이다.

위산역류, 위식도역류병, 속쓰림 머리가 심장보다 낮아지는 물구나무서기와 빠른 호흡(카팔라바티)은 주의하거나 피해야 한다.

윤활주머니염(윤활낭염)과 힘줄염(건염) 통증과 부기를 악화시키는 모든 수행을 피해야 하고 급성 단계일 때는 환부가 회복될 휴식을 취해야 한다.

임신 완전물구나무서기 자세를 주의해야 한다. 특히 거꾸로 취하는 자세를 수행해 본 적이 없는 경우에 그렇다. 배를 압박할 수 있는 모든 자세(예를 들어 메뚜기 자세나 극도의 배 근육 수축)는 주의하거나 피해야 한다. 배 근육을 극도로 늘이는 자세(예를 들어 아치 자세)도 피해야 한다. 임신 후기에는 불편한데도 너무 오래 반듯이 누워 있어서는 안 된다. 다리 사이에 베개를 끼우고 옆으로 눕는 편이 낫다. 아니면 윗몸(상체)을 받쳐서 비스듬히 누울 수도 있다.

재발성 뇌졸중 또는 발생 위험 거꾸로 취하는 자세와 극도의 목척주(경추) 폄에 주의해야 한다. 목에 부하가 실리는 모든 움직임을 피해야 한다.

재발성 어깨관절 탈구(견관절 탈구) 극도의 어깨관절 굽힘, 특히 아치 자세처럼 어깨에 부하가 걸리는 자세는 모두 피해야 한다. 근육 강화에 수행의 초점을 맞춰야 한다.

저혈압 머리가 심장보다 낮아지는 모든 자세는 천천히 풀어야 한다. 완전물구나무서기 자세를 취하고 나서는 어지럼을 예방하기 위해 아기 자세처럼 편안한 자세로 잠시 멈추어야 한다. 바닥에서 일어날 때에도 천천히 움직여야 한다.

척주옆굽음증(척주측만증) 무감각을 일으키는 모든 움직임을 피해야 한다. 측면 널빤지 자세를 수행해서 등 근육을 강화해야 할 수도 있고, 옆굽음 반대 방향의 근육을 부드럽게 늘일 수도 있다.

척추관협착증 척주 폄 자세를 주의해야 한다.

척추사이원반(추간판) 탈출(팽륜, 돌출 등) 서거나 앉아서 취하는 '앞으로 굽히기' 자세처럼, 지지나 받침 없는 척주 굽힘에 주의해야 한다. 척주 돌림도 주의해야 한다. 자세에 부드럽게 들어가기 전에 척주를 길게 늘여야 하며, 척주가 중립인지, 앞으로 굽히기를 하는 데 엉덩관절이 굽는지 신경 써야 한다. 아기 자세나 고양이 자세가 더 안전한 척주 굽힘 자세일 수 있다. 물구나무서기, 어깨물구나무서기, 또는 목에 부하가 실리는 자세는 피하거나 주의해야 한다.

척추전방전위증(척추미끄럼증) 개인별 병증에 따라 피해야 할 것을 의사에 물어봐야 한다. 일반적인 지침대로라면 척주 폄과 척주 돌림에 주의해야 한다. 심한 비틀기 동작, 보통 또는 심한 뒤로젖히기(후굴), 뛰듯이 도약해 들어가는 자세를 피해야 한다.

천식 뒤로젖히기(후굴) 수행, 숨참기(쿰바카), 빠른 호흡(카팔라바티)을 주의해야 한다. 증상이 나타날 때는 심한 뒤로젖히기 자세를 피해야 한다.

코곁굴염(부비동염) 거꾸로 취하는 자세와 척주 폄 자세를 주의해야 한다. 콧구멍 교대 호흡(교호 호흡)법이 어렵게 느껴질 수 있다.

파킨슨병 거꾸로 취하는 자세나 균형 잡는 자세에 주의해야 한다. 넘어지지 않게 벽이나 의자에 기댈 수 있으며, 필요하면 받침대를 사용할 수도 있다.
편두통 완전물구나무서기 자세를 취할 때 주의해야 한다. 조명을 약하게 켠 실내에서 수행하는 편이 낫다.

현기증, 어지럼증 '저혈압' 항목

신중한 요가 수행

야마(자기 통제)와 니야마(자기 조절)는 요가식 생활 방식을 위한 윤리적 지침이다. 자고로 요가 구루들은 자만과 부상을 막기 위해, 요가 수행자가 어느 요가 자세를 배우든 그전에 다음 원칙을 따르라고 가르친다.

야마(자기 통제)

- **아힘사(무해)**: 해가 되거나 지금의 통증을 악화시키는 모든 것을 하지 않는다.
- **사티아(진실)**: 몸이 오늘 할 수 있는 것에 대해 스스로에게 진실해야 한다.
- **아스테야(불투도)**: 자신이 할 수 없는 것이 아니라 할 수 있는 것에 집중해야 한다.
- **브라마차리아(절제)**: 모든 것을 적절하게 수행해서 자신의 에너지를 조절해야 한다.
- **아파리그라하(무소유)**: 과거의 자기 몸에 집착할 필요가 없다. 옆에서 수행하고 있는 사람을 시기해서도 안 된다.

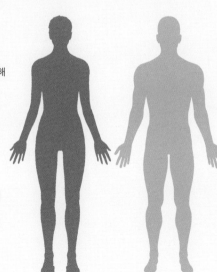

니야마(자기 조절)

- **사우차(정결)**: 보조물과 수행 자리를 정리정돈해서 넘어지거나 산만해지지 않도록 해야 한다.
- **산토샤(만족)**: 오늘의 몸과 마음에서 만족을 찾아야 한다.
- **타파스(자기 수양)**: 끓어오르는 욕구의 균형을 맞추어서 무해 수행으로 일신우일신해야 한다.
- **스바디아야(자기 탐구)**: 오늘의 자기 호흡과 에너지에 주의를 기울여서 그것들을 침해하지 않도록 수행을 조절해야 한다.
- **이시바라 프라니다나(내려놓음/받아들임)**: 지금 이 순간의 것들에 대해 내려놓는 마음으로 자신이 할 수 있는 것(자세를 편안하게 하려고 받침대를 사용)은 바꾸고, 자신이 변화시킬 수 없는 것은 있는 그대로 받아들여야 한다.

용어 설명

가로막(횡격막)Diaphragm 일반적으로 편안한 호흡에서 사용되는 주요 근육인 호흡기 가로막을 가리킨다. 성대/가슴문(흉곽출구) 가로막과 비뇨생식/골반바닥(골반저) 가로막도 있다.

거꾸로 취하는 자세Inversion 몸이 아래위로 뒤집어지는 물구나무서기 같은 자세. 부분 거꾸로 취하는 자세에는 머리가 심장보다 낮아지는 모든 자세가 포함된다.

결합조직Connective tissue 몸속에서 온갖 연결을 이룬다. 섬유성결합조직을 비롯해 연골, 뼈, 혈액, 림프, 지방, 탄성조직(귀와 코의 탄성연골)이 있다.

고유 감각Proprioception 특히 공간 속을 움직일 때 작용하는 신체 지각을 의미하는 신체 내부 인지 감각(interoception)의 한 종류이다.

고혈압Hypertension 정상보다 높은 혈압.

과다운동성Hypermobile 일반적인 한계를 넘어서는 극도의 유연성.

과다폄(과신전)Hyperextension 정상 범위를 넘어 관절을 과도하게 펴는 동작.

관절염Arthritis 관절의 염증 그리고/또는 손상과 관련 있는 관절 질환. 뼈관절염(골관절염)이 가장 흔한 종류이며, 마모로 인한 관절연골 손상과 관련 있다.

교감신경계통Sympathetic nervous system (SNS) 자율신경계통의 '싸움도피반응' 갈래. '스트레스 반응' 계통.

근막Fascia 근육과 여타 장기를 감싸는 섬유성 결합조직.

근육조직Muscle tissue 신축성을 지닌 조직. 심장근육(심근), 민무늬근육(평활근), 뼈대근육(골격근), 3종류가 있다.

급성Acute 증상이 급속히 나타나는 경우. 급성 통증은 대개 3~6개월 미만 동안 지속된다.

기능적 자기 공명 영상functional Magnetic Resonance Imaging(fMRI) 신경 활동이 드러나는 뇌 속 혈류를 측정할 수 있는 장치를 이용하는 영상 기법.

기본 자세Alignment 부상을 예방하고 최상의 효과를 얻도록 하기 위해 지침으로 마련된 자세. 일반 원칙이기는 하지만, 적절한 기

본 자세는 사람마다, 날마다, 그리고 자세를 취하는 의도에 따라 다를 수 있다.

깊은(심부의)Deep 표면에서 안쪽으로 먼. 이를테면 근육은 피부보다 깊은 곳에 있다.

나디Nadi 인도 의학과 힌두 철학에 따르면 프라나가 흐르는 통로이다.

늘어남Stretching 근육섬유가 길어지는 경우. 대개 편안한 상태의 길이를 넘어선다.

단축성 수축Concentric contraction 위팔두갈래근(상완이두근) 강화 운동에서 역기를 올릴 때처럼 부하에 반응해 일어나는 근육 당김.

당겨짐Engaging 근육이 수축하는 경우. 이 책에서 '늘어나면서 당겨짐'이라는 표현은 신장성 수축처럼, 근육이 중립 또는 이완 상태에서 수축하지만 길이 변화가 없는 경우를 설명하는 데 사용된다.

대뇌Cerebrum 뇌에서 가장 큰 부분. 해마 같은 몇몇 내부 구조물과 대뇌피질로 이루어져 있다.

대뇌피질Cerebral cortex 대뇌의 바깥 층.

대조군Control group 연구 대상인 중재를 받지 않는 피험자 집단. 아무 중재도 받지 않을 수 있고 적극적인 통제를 받을 수도 있지만 비교 대상의 역할을 한다.

뒤굽음(후만)Kyphosis 등척주(흉추)와 엉치뼈(천골)의 자연스럽고 볼록한 척주굽이. '귀부인의 혹(일명 버섯증후군)'의 경우처럼 이 볼록 곡선이 과도하게 굽은 상태를 설명하는 용어로도 사용할 수 있다.

등장성 수축Isotonic contraction 근육의 길이가 변하는 수축. 신장성 수축일 수도 있고 단축성 수축일 수도 있다.

등척성 수축Isometric contraction 벽이나 바닥을 미는 경우처럼 근육의 길이가 변하지 않는 수축.

등척주(흉추)Thoracic spine 등 중간 부분을 구성하는 12개의 척추뼈.

디엔에이Deoxyribonucleic acid(DNA) 유전자에 담긴 유전 정보를 전달한다. 염색체 안에 있다.

림프Lymph 침입자와 싸우는 백혈구가 들어 있는 액체. 사이질액(간질액)에서 수집되어 림

프절에서 걸러진 다음 심장으로 다시 흘러들어간다.

마음챙김Mindfulness 상념 없이 현재의 순간에 의식적으로 집중하는 것(존 카밧진 박사의 정의).

만성Chronic 증상, 질병 그리고/또는 통증이 오래 지속되는 경우. 만성 통증은 대개 3~6개월 이상 계속된다.

말초신경계통Peripheral nervous system (PNS) 뇌신경과 척수신경이 포함된다.

메타분석Meta-analysis 광범위한 결론들을 고찰하기 위해 특정 분야에서 이루어진 기존 연구에 대해 실시하는 통계적 재분석. 체계적 고찰에 대한 최적 표준 평가.

명상Meditation 정신 집중 수련. 마음챙김, 만트라, 자비 명상, 초월 명상 등이 있다. 산스크리트 어로 디아나라고 한다.

목척주(경추)Cervical spine 목을 구성하는 7개의 척추뼈.

무작위 대조군 임상 시험 Randomized controlled trial(RCT) 편향을 줄이기 위해 시험군과 대조군을 무작위로 선정하는 임상 시험. 임상 시험의 최적 표준이다.

미주신경Vagusnerve 열째 뇌신경. 심장, 허파, 소화기관에 대한 부교감신경 제어에 중요하다.

바유Vayus 요가 철학에 따르면, 프라나는 바유라는 특정 패턴으로 흐른다. 프라나(들어옴), 우다나(머리로), 비아나(팔다리로), 사마나(내부 순환), 아파나 바유(아래로 나감).

반듯이 누운Supine 얼굴을 위로 향한 채 등을 바닥에 대고 누운.

부교감신경계통Parasympathetic nervous system(PSNS) 자율신경계통의 '휴식과 소화' 갈래. '이완 반응' 계통.

뼈엉성증(골다공증)Osteoporosis 뼈가 약해져서 부서지기 쉬운 질환으로, 골절이 일어날 위험이 상당히 높다.

산스크리트 어Sanskrit 많은 요가 경전이 쓰이는 데 사용된 고대 인도 언어.

삼스카라Samskaras 인도 철학에 따르면, 이것

은 자신의 과거 행위의 인상 혹은 각인이다.

상피조직Epithelial tissue 피부의 표피층처럼 몸속의 덮개를 이룬다.

생리학Physiology 몸의 부분과 계통의 기능을 연구하는 학문. 몸이 어떻게 기능하는지를 탐구한다.

섬유성결합조직Fibrous connective tissue 아교질(콜라겐) 섬유가 평행 또는 불규칙 패턴을 이룬다. 힘줄과 인대의 치밀규칙결합조직이 있고, 근막과 윤활관절주머니의 치밀불규칙 결합조직이 있다.

숨참기(쿰바카)Kumbhaka 숨을 참는 호흡 수행.

신경Nerve 말초신경계통 신경세포의 축삭으로 이루어진 다발. 온몸에 이어진 전선처럼 작용하는 전도성 조직. 중추신경계통을 오가는 신호는 전달한다. 뇌신경과 척수신경이 있다. 중추신경계통의 축삭 다발은 신경'로(tract)'라고 부른다.

신경가소성Neuroplasticity 새로운 신경 연결을 만들어 내는 뇌의 능력.

신경세포Neuron 전기 신호를 전달한다.

신경조직Nervous tissue 신경세포와 보조 세포들로 이루어진 전도성 조직.

신장성 수축Eccentric contraction 위팔두갈래근(상완이두근) 강화 운동에서 역기를 내릴 때처럼 부하에 반응해 일어나는 근육 늘임.

신체 내부 인지 감각Interoception 소화기관, 심장, 근육을 비롯한 몸속 환경을 인지하는 감각.

심박 변이도Heart rate variability(HRV) 심장 박동의 주기적 변화 정도. 심폐 회복력과 스트레스 회복 탄력성의 지표가 될 수 있다.

쓸개즙(담즙)Bile 소화에서 지방 분해를 돕는 물질.

아교질(콜라겐)Collagen 많은 결합조직을 이루는 주요 구성 성분. 인장력이 우수해서 당김과 늘임을 잘 견딜 수 있다.

아사나Asana 요가 자세.

앞굽음(전만)Lordosis 허리척주(요추)와 목척주(경추)의 자연스럽고 오목한 척주굽이. 이 오목 곡선이 과도하게 굽은 상태를 설명하는 용어로도 사용할 수 있다.

얕은(천부의)Superficial 표면과 가까운. 이를테면 피부는 근육보다 얕은 곳에 있다.

엉치엉덩관절(천장관절)Sacroiliac joint 골반의 엉치뼈(천골)와 엉덩뼈(장골)가 이루는 관절. 약간의 움직임이 가능하다.

연골Cartilage 단단하면서 유연한 결합조직. 유리연골(윤활관절에서 마찰을 줄여주는 유리 같은 연골), 섬유연골(척추사이원반(추간판) 사이에서 완충 역할을 하는 단단하고 폭신한 연골), 탄성연골(코와 귀에서 탄성을 띠는 연골)이 있다.

염색체Chromosomes DNA와 단백질로 이루어진 실 모양의 분자. 인간은 보통 23쌍을 지니고 있다.

염증Inflammation 몸이 국소적으로 또는 전신적으로 뭔가와 싸우고 있다는 표지. 발적, 부기(종창), 열감, 통증 같은 증상이 나타날 수 있다.

요가 요법Yoga therapy 국제 요가 요법사 협회에 따르면, 요가 요법은 요가의 가르침과 수행을 적용함으로써 건강과 행복을 증진하는 방향으로 나아갈 능력을 갖추게 하는 과정이다. 이 성장하는 분야에는 일반적인 요가 지도의 교육 기준보다 뛰어나고 수행자들이 건강 문제가 있어도 안전하게 수행할 수 있도록 돕는 교육 기준이 마련되어 있다.

운동학Kinesiology 몸의 운동을 연구하는 학문.

윤활관절Synovial joint 어깨관절(견관절), 엉덩관절(고관절), 무릎관절(슬관절)처럼 몸에서 가장 흔하면서 운동성이 가장 뛰어난 관절.

인대Ligament 뼈와 뼈를 잇는다. 치밀규칙결합조직으로 이루어져 있으며, 평행 아교질 섬유가 들어 있다.

조직Tissues 비슷한 기능을 하기 위해 합쳐진 세포들의 집합. 상피조직, 결합조직, 근육조직, 신경조직이라는 4가지 주요 조직이 있다.

중립골반Neutral pelvis 허리척주(요추)의 앞굽음(전만)을 지탱하는 골반 자세. 과도한 골반 앞기울임(골반전방경사)이나 골반뒤기울임(골반후방경사)이 전혀 없다. 양쪽 힙포인트(위앞엉덩뼈가시)가 하나의 수평선상에 있다. 골반의 인대와 근육, 여타 조직에 실리는 부하가 최소화된 상태이다.

중립척주Neutral spine 부하 분산이 최적으로 이루어지는 척주 자세. 목척주(경추)는 앞굽음(전만), 등척주(흉추)는 뒤굽음(후만), 허리척주(요추)는 앞굽음이 각각 자연스러운 곡선이다.

중추신경계통Central nervous system(CNS) 뇌와 척수. 몸을 제어하고 외부 세계를 인식한다.

척추사이원반(추간판)Intervertebral disc 주로 섬유연골로 이루어진 원반으로, 척추뼈 사이의 충격을 흡수하고 척주의 움직임이 가능하게 한다.

체위저혈압Postural hypotension 기립저혈압이라고도 한다. 바닥에서 너무 빨리 일어나거나 거꾸로 취하는 자세에서 너무 빨리 바로 서서 갑자기 발생하는 저혈압.

태양 경배 동작Sun salutation 준비 운동으로 몸을 풀고 마음을 집중하기 위해 연속으로 수행하는 일련의 요가 자세.

프라나Prana 생명 에너지, 생활 에너지, 호흡을 의미하는 산스크리트 어. 한자어 기(氣)와 비슷한 개념이다. 요가 수행자들은 프라나를 의식적으로 바꾸거나 움직일 수 있다고 생각한다.

프라나야마Pranayama 호흡 늘임이나 호흡 조절을 의미하는 산스크리트 어. 호흡 수행.

핫요가Hot yoga 섭씨 33~40.5도로 뜨거운 실내에서 진행되는 요가 수행.

항상성Homeostasis 생존을 위해 인간 몸속에서 유지되는 역동적인 평형 상태.

항원Antigen 몸의 면역체계가 항체와 백혈구를 동원해 맞서 싸우는 침입자.

해부학Anatomy 각 부분의 이름을 포함한 몸의 구조를 연구하는 학문.

허리척주(요추)Lumbar spine 허리를 구성하는 5개의 척추뼈.

회색질Grey matter 중추신경계통의 조직으로, 세포체를 중심으로 가지돌기(수상돌기)와 시냅스로 이루어져 있다(주로 축삭으로 이루어져 있고 말이집(수초) 때문에 흰색을 띠는 백색질과 비교된다).

힘줄(건)Tendon 근육을 뼈에 연결한다. 치밀규칙결합조직으로 이루어져 있고, 평행 아교질 섬유가 들어 있다.

힙포인트Hip points 골반의 앞쪽으로 튀어나온 뼈인 위앞엉덩뼈가시(anterior superior iliac spine)를 일컫는 속칭.

찾아보기

참고 문헌

10–11 R. Chaix et al., "Epigenetic clock analysis in long-term meditators", *Psychoneuroendocrino* 85 (2017); E. Epel et al., "Can Meditation Slow Rate of Cellular Aging? Cognitive Stress, Mindfulness, and Telomeres", *Ann NY Acad Sci* 1172 (2009); D. Ornish et al., "Effect of comprehensive lifestyle changes on telomerase activity and telomere length in men with biopsy-proven low-risk prostate cancer: 5-year follow-up of a descriptive pilot study", *Lancet Oncol* 14 (2013). **12–17** S. H. Moonaz et al., "Yoga in Sedentary Adults with Arthritis: Effects of a Randomized Controlled Pragmatic Trial", *J Rheumatol* 42 (2015); S. Muraki et al., "Quadriceps muscle strength, radiographic knee osteoarthritis and knee pain: the ROAD study", *BMC Musculoskel Dis* 16 (2015); M. Wallden, "The neutral spine principle", *J Bodywork Movement Ther* 13 (2009). **18–21** T. W. Myers, *Anatomy trains* (3rd ed.), Edinburgh, Churchill Livingstone/Elsevier, 2014. **22–27** M. Balasubramaniam et al., "Yoga on our minds: a systematic review of yoga for neuropsychiatric disorders", *Front Psychiat* 3 (2013); B. Rael Cahn et al., "Yoga, Meditation and Mind-Body Health: Increased BDNF, Cortisol Awakening Response, and Altered Inflammatory Marker Expression after a 3 Month Yoga and Meditation Retreat", *Front Hum Neurosci* 11 (2017); R. A. Gotink et al., "Meditation and yoga practice are associated with smaller right amygdala volume: the Rotterdam study", *Brain Imaging Behav* (2018); B. K. Hölzel et al., "Mindfulness practice leads to increases in regional brain gray matter density", *Psychiat Res Neuroim* 191 (2011); D. E. Larson-Meyer, "A Systematic Review of the Energy Cost and Metabolic Intensity of Yoga", *Med Sci Sport Exer* 48 (2016). **28–29** M. Á. D. Danucalov et al., "Cardiorespiratory and Metabolic Changes during Yoga Sessions: The Effects of Respiratory Exercises and Meditation Practices", *Appl Psychophys Biof* 33 (2008); K. E. Innes and T. K. Selfe, "Yoga for Adults with Type 2 Diabetes: A Systematic Review of Controlled Trials", *J Diabetes Res* 2016 (2016); C. C. Streeter et al., "Effects of yoga on the autonomic nervous system, gamma-aminobutyric-acid, and allostasis in epilepsy, depression, and post-traumatic stress disorder", *Med Hypotheses* 78 (2012). **30–33** S. Telles et al., "Blood Pressure and Heart Rate Variability during Yoga-Based Alternate Nostril Breathing Practice and Breath Awareness", *Med Sci Monitor Basic Res* 20 (2014); M. Joshi and S. Telles, "Immediate effects of right and left nostril breathing on verbal and spatial scores", *Indian J Physiol Pharmacol* 52 (2008); R. Kahana-Zweig et al., "Measuring and Characterizing the Human Nasal Cycle", *PLoS ONE* 11 (2016); M. Kuppusamy et al., "Effects of Bhramari Pranayama on health – A systematic review", *J Trad*

Complem Med 8 (2018); D. S. Shannahoff-Khalsa et al., "Ultradian rhythms of autonomic, cardiovascular, and neuroendocrine systems are related in humans", *Am J Physiol* 270 (1996); A. N. Sinha et al., "Assessment of the effects of pranayama/alternate nostril breathing on the parasympathetic nervous system in young adults", *J Clin Diag Res* 7 (2013); G. Yadav and P. K. Mutha, "Deep Breathing Practice Facilitates Retention of Newly Learned Motor Skills", *Sci Rep* 6 (2016); F. Yasuma and J. Hayano, "Respiratory Sinus Arrhythmia", *CHEST* 125 (2004). **34–35** World Health Organization, "Cardiovascular diseases (CVDs)", *World Health Organization* [web article], 17 May 2017, (accessed 20 Aug 2018); H. Cramer et al., "Effects of yoga on cardiovascular disease risk factors: A systematic review and meta-analysis", *Int J Cardiol* 173 (2014); K. E. Innes et al., "Risk Indices Associated with the Insulin Resistance Syndrome, Cardiovascular Disease, and Possible Protection with Yoga: A Systematic Review", *J Am Board Fam Med* 18 (2005); D. Ornish et al., "Can lifestyle changes reverse coronary heart disease? The Lifestyle Heart Trial", *Lancet* 336 (1990). **36–37** Harvard Health Letter, "Inflammation: A unifying theory of disease", *Harvard Health Publishing* [web article], Apr 2006, (accessed 20 Aug 2018); R. I. Falkenberg et al., "Yoga and immune system functioning: a systematic review of randomized controlled trials", *J Behav Med* 41 (2018); T. Oka et al., "Changes in fatigue, autonomic functions, and blood biomarkers due to sitting isometric yoga in patients with chronic fatigue syndrome", *BioPsychoSocial Med* 12 (2018). **38–39** M. Berners-Lee et al., "The relative greenhouse gas impacts of realistic dietary choices", Energy Policy 43 (2012); H. C. J. Godfray et al., "Food Security: The Challenge of Feeding 9 Billion People", *Science* 327 (2010); M. Springmann et al., "Analysis and valuation of the health and climate change cobenefits of dietary change", *P Natl A Sci* 113 (2016); D. Tilman and M. Clark, "Global diets link environmental sustainability and human health", *Nature* 515 (2014). **40–41** S. Prosko, "Optimizing Pelvic Floor Health Through Yoga Therapy", *Yoga Ther Today*, 12 (2016); A. Huang et al., "PD32-01 A Randomized Trial of a Group-Based Therapeutic Yoga Program for Ambulatory Women With Urinary Incontinence", *J Urology* 199 (2018). **46–49** T. W. Myers, *Anatomy Trains* (3rd ed.), Edinburgh, Churchill Livingstone/Elsevier, 2014. **50–53** F. Dehghan et al., "The effect of relaxin on the musculoskeletal system", *Scand J Med Sci Spor* 24 (2013). **60–63** J. M. M. Brown et al., "Muscles within muscles: Coordination of 19 muscle segments within three shoulder muscles during isometric motor tasks", *J Electromyogr Kines* 17 (2007); H. Mason, "Learning to Abide with What Is: The

Science of Holding Poses", *Yoga Ther Today* 13 (2017). **76–79** E. J. Benjamin et al., "Heart Disease and Stroke Statistics—2018 Update: A Report From the American Heart Association", *Circulation* 137 (2018); P. Page et al., *Assessment and Treatment of Muscle Imbalance: The Janda Approach*, Champaign (IL), Human Kinetics, 2010; K. W. Park et al., "Vertebral Artery Dissection: Natural History, Clinical Features and Therapeutic Considerations", *J Korean Neurosurg S* 44 (2008). **94–97** L. B. De Brito et al., "Ability to sit and rise from the floor as a predictor of all-cause mortality", *Eur J Prev Cardiol* 21 (2014); A. B. Newman et al., "Strength, but not muscle mass, is associated with mortality in the health, aging and body composition study cohort", *J Gerontol A-Biol* 61 (2006). **102–105** J. L. Oschman et al., "The effects of grounding (earthing) on inflammation, the immune response, wound healing, and prevention and treatment of chronic inflammatory and autoimmune diseases", *J Inflamm Res* 2015 (2015). **118–121** Y. H. Lu et al., "Twelve-Minute Daily Yoga Regimen Reverses Osteoporotic Bone Loss", *Top Geriatr Rehabil* 32 (2016). **128–131** L. M. Fishman et al., "Yoga-Based Maneuver Effectively Treats Rotator Cuff Syndrome", *Top Geriatr Rehabil* 27 (2011); R. Hector and J. L. Jensen, "Sirsasana (headstand) technique alters head/neck loading: Considerations for safety", *J Bodywork Movement Ther* 19 (2015); T. B. McCall, *Yoga as Medicine: The Yogic Prescription for Health and Healing*, New York, Bantam, 2007. **132–135** M. Robin, *A 21st-Century Yogasanalia: Celebrating the Integration of Yoga, Science, and Medicine*, Tucson (AZ), Wheatmark Inc., 2017. **136–139** P. Page et al., *Assessment and Treatment of Muscle Imbalance: The Janda Approach*, Champaign (IL), Human Kinetics, 2010. **146–149** L. B. De Brito et al., "Ability to sit and rise from the floor as a predictor of all-cause mortality", *Eur J Prev Cardiol* 21 (2014); R. T. Proyer, "The well-being of playful adults: Adult playfulness, subjective well-being, physical well-being, and the pursuit of enjoyable activities", *Eur J Humour Res* 1 (2013); United Nations, "Convention on the Rights of the Child", 2 Sep 1990, (accessed 11 Aug 2018). **150–153** D. Frownfelter and E. Dean, *Cardiovascular and Pulmonary Physical Therapy: Evidence to Practice* (4th ed.), St Louis, Elsevier Health Sciences, 2005. **154–157** L. M. Fishman et al., "Serial Case Reporting Yoga for Idiopathic and Degenerative Scoliosis", *Glob Adv Health Med* 3 (2014). **162–165** B. Duthey, "Background Paper 6.24 Low back pain", Priority Medicines for Europe and the World, World Health Organization, 2013; Society of Behavioral Medicine, "Yoga Shown to be Cost-Effective for Chronic Back Pain Management", *PR Web*, [web article], 13 Apr 2018, (accessed 17 Sep 2018). **166–169** H. Mason, "Learning to Abide with What Is: The Science of Holding Poses", *Yoga Ther Today* 13 (2017); W. D. Bandy and J. M. Irion, "The effect of time on static stretch on the flexibility of the hamstring muscles", *Phys Ther* 74 (1994). **170–173** J. Hamill and K. M. Knutzen, *Biomechanical Basis of Human Movement* (2nd ed.), Philadelphia, Wolters Kluwer Health, 2003. **176–177** K. deWeber et al., "Knuckle Cracking and Hand Osteoarthritis", *J Am Board Fam Med* 24 (2011); A. Guillot et al., "Does motor imagery enhance stretching and flexibility?", *J Sport Sci* 28 (2010); A. J. Hakim and R. Grahame, "A simple questionnaire to detect hypermobility: an adjunct to the assessment of patients with diffuse musculoskeletal pain", *Int J Clin Pract* 57 (2003); G. N. Kawchuk et al., "Real-Time Visualization of Joint Cavitation", *PLoS ONE* 10 (2015); V. K. Ranganathan et al., "From mental power to muscle power – gaining strength by using the mind", *Neuropsychologia* 42 (2004); D. Syx et al., "Hypermobility, the Ehlers-Danlos syndromes and chronic pain", *Clin Exp Rheumatol* 35 (2017). **178–179** R. Chaix et al., "Epigenetic clock analysis in long-term meditators", *Psychoneuroendocrinol* 85 (2017); L.-H. Chuang et al., "A Pragmatic Multicentered Randomized Controlled Trial of Yoga for Chronic Low Back Pain: Economic Evaluation", *Spine* 37 (2012); K. K. Hansraj, "Assessment of stresses in the cervical spine caused by posture and position of the head", *Surg Tech Int* 25 (2014); Society of Behavioral Medicine, "Yoga Shown to be Cost-Effective for Chronic Back Pain Management", *PR Web*, [web article], 13 Apr 2018, (accessed 17 Sep 2018). **180–183** B. P. Acevedo et al., "The Neural Mechanisms of Meditative Practices: Novel Approaches for Healthy Aging", *Curr Behav Neurosci Reports* 3 (2016); R. F. Afonso et al., "Greater Cortical Thickness in Elderly Female Yoga Practitioners – A Cross-Sectional Study", *Front Aging Neurosci* 9 (2017); B. Bell and N. Zolotow, *Yoga for Healthy Aging: A Guide to Lifelong Well-Being*, Boulder, CO, Shambhala, 2017; A. J. Cerrillo-Urbina et al., "The effects of physical exercise in children with attention deficit hyperactivity disorder: a systematic review and meta-analysis of randomized control trials", *Child Care Hlth Dev* 41 (2015); B. Chethana et al., "Prenatal Yoga: Effects on Alleviation of Labor Pain and Birth Outcomes", *J Altern Complem Med* (2018); A. Herbert and A. Esparham, "Mind–Body Therapy for Children with Attention-Deficit/Hyperactivity Disorder", *Children* 4 (2017); Q. Jiang et al., "Effects of Yoga Intervention during Pregnancy: A Review for Current Status", *Am J Perinatol* 32 (2015); S. B. S. Khalsa and B. Butzer, "Yoga in school settings: a research review", *Ann NY Acad Sci* 1373 (2016); S. W. Lazar et al., "Meditation experience is associated with increased cortical thickness", *NeuroReport* 16 (2005); P. J. Reis and M. R. Alligood, "Prenatal Yoga in Late Pregnancy and Optimism, Power, and Well-Being", *Nurs Sci Quart* 27 (2014); M. Y. Wang et al., "Physical-Performance Outcomes and Biomechanical Correlates from the 32-Week Yoga Empowers Seniors Study", *Evid-Based Compl Alt* 2016 (2016). **184–185** B. K.

Hölzel et al., "Mindfulness practice leads to increases in regional brain gray matter density", *Psychiat Res-Neuroim* 191 (2011); B. G. Kalyani et al., "Neurohemodynamic correlates of 'OM' chanting: A pilot functional magnetic resonance imaging study", *Int J Yoga* 4 (2011); K. Katahira et al., "EEG Correlates of the Flow State: A Combination of Increased Frontal Theta and Moderate Frontocentral Alpha Rhythm in the Mental Arithmetic Task", *Front Psychol* 9 (2018); F. Zeidan et al., "Mindfulness meditation improves cognition: Evidence of brief mental training", *Conscious Cogn* 19 (2010). **186–187** R. Anderson et al., "Using Yoga Nidra to Improve Stress in Psychiatric Nurses in a Pilot Study", *J Altern Complem Med* 23 (2017); H. Eastman-Mueller et al., "iRest yoga-nidra on the college campus: changes in stress, depression, worry, and mindfulness", *Int J Yoga Ther* 23 (2013); S. A. Gutman et al., "Comparative Effectiveness of Three Occupational Therapy Sleep Interventions: A Randomized Controlled Study", *OTJR-Occup Part Heal* 37 (2016); M. M. Hall et al., "Lactate: Friend or Foe", *Am Acad Phys Med Rehabil* 8 (2016); M. S. McCallie et al., "Progressive Muscle Relaxation", *J Hum Behav Soc Envir* 13 (2008); T. H. Nassif et al., "Mindfulness meditation and chronic pain management in Iraq and Afghanistan veterans with traumatic brain injury: A pilot study", *Milit Behav Heal* 4 (2016). **188–189** A. Ross et al., "National survey of yoga practitioners: Mental and physical health benefits", *Complement Ther Med* 21 (2013); M. B. Sullivan et al., "Yoga Therapy and Polyvagal Theory: The Convergence of Traditional Wisdom and Contemporary Neuroscience for Self-Regulation and Resilience", *Front Hum Neurosci* 12 (2018); S. Szabo et al., "'Stress' is 80 Years Old: From Hans Selye Original Paper in 1936 to Recent Advances in GI Ulceration", *Curr Pharm Des* 23 (2017); R. M. Yerkes and J. D. Dodson, "The relation of strength of stimulus to rapidity of habit-formation", *J Comp Neurol Psychol* 18 (1908). **192–193** R. A. Gotink et al., "Meditation and yoga practice are associated with smaller right amygdala volume: the Rotterdam study", *Brain Imaging Behav* (2018); P. A. Levine, *In an Unspoken Voice: How the Body Releases Trauma and Restores Goodness*, Berkeley (CA), North Atlantic Books, 2010; K. Nila et al., "Mindfulness-based stress reduction (MBSR) enhances distress tolerance and resilience through changes in mindfulness", *Ment Health Prev* 4 (2016); P. Payne et al., "Somatic experiencing: using interoception and proprioception as core elements of trauma therapy", *Front Psychol* 6 (2015); Y.-Y. Tang et al., "The neuroscience of mindfulness meditation", *Nat Rev Neurosci* 16 (2015). **194–195** M. C. Bushnell et al., "Cognitive and emotional control of pain and its disruption in chronic pain", *Nat Rev Neurosci* 14 (2015); E. J. Groessl et al., "Yoga for Military Veterans with Chronic Low Back Pain: A Randomized Clinical Trial", *Am J Prev Med* 53 (2017); G. L. Moseley and D. S. Butler, "Fifteen Years of Explaining Pain: The Past, Present, and Future", *J Pain* 16 (2015); N. Vallath, "Perspectives on Yoga inputs in the management of chronic pain", *Indian J Palliative Care* 16 (2010); F. Zeidan et al., "Mindfulness Meditation-Based Pain Relief Employs Different Neural Mechanisms Than Placebo and Sham Mindfulness Meditation-Induced Analgesia", *J Neurosci* 35 (2015); F. Zeidan et al., "The Effects of Brief Mindfulness Meditation Training on Experimentally Induced Pain", *J Pain* 11 (2010); F. Zeidan et al., "Brain Mechanisms Supporting Modulation of Pain by Mindfulness Meditation", *J Neurosci* 31 (2011). **196–197** International Association of Yoga Therapists, "Educational Standards for the Training of Yoga Therapists", *IAYT*, [web article], 2012, (accessed 10 Sep 2018); W. B. Jonas et al., "Salutogenesis: The Defining Concept for a New Healthcare System", *Global Adv Health Med* 3 (2014); International Association of Yoga Therapists, "Introduction to the IAYT Scope of Practice", *IAYT*, [web article], 2016, (accessed 10 Sep 2018); M. J. Taylor and T. McCall, "Implementation of Yoga Therapy into U.S. Healthcare Systems", *Int J Yoga Ther* 27 (2017). **198–199** C. L. Park et al., "Why practice yoga? Practitioners' motivations for adopting and maintaining yoga practice", *J Health Psychol* 21 (2014); M. T. Quilty et al., "Yoga in the Real World: Perceptions, Motivators, Barriers, and Patterns of Use", *Global Adv Health Med* 2 (2013); D. B. Yaden et al., "The overview effect: Awe and self-transcendent experience in space flight", *Psychol Consciousness* 3 (2016); A. B. Newberg, "The neuroscientific study of spiritual practices", *Front Psychol* 5 (2014). **200–201** M. Hagins and S. B. Khalsa, "Bridging yoga therapy and scientific research", *Int J Yoga Ther* 22 (2012); P. E. Jeter et al., "Yoga as a Therapeutic Intervention: A Bibliometric Analysis of Published Research Studies from 1967 to 2013", *J Altern Complem Med* 21 (2015). **202–203** H. Cramer et al., "The Safety of Yoga: A Systematic Review and Meta-Analysis of Randomized Controlled Trials", *Am J Epidemiol* 182 (2015).

Research on yoga is constantly evolving. For updated resources go to: **www.scienceof.yoga**

저자에 대하여

앤 스완슨

공인 요가 요법사(C-IAYT), 마사지 요법사(LMT), 요가 지도 전문가(E-RYT500), 국제 요가 협회 계속 교육 제공자(YACEP)이자 심신 과학(Mind-Body Science) 교육자이다. 메릴랜드 통합 의료 대학교에서 요가 요법 연구로 석사 학위를 받았으며, 학위 취득 후 같은 대학교에서 강사로도 계속 활동했다. 오랫동안 다른 여러 대학과 마사지 요법 학원, 요가 지도자 양성 프로그램에서 요가 해부학과 생리학을 가르친 경험을 바탕으로 복잡한 과학적 개념을 쉽게 이해시키는 능력을 연마했다. 지금은 전통 요가의 핵심을 유지하면서 첨단 연구를 요가에 실용적으로 적용하고 있다. 개인 요가 강습을 온라인에 개설해 요가 요법, 기공, 마음챙김 명상을 누구든 편리하게 이용할 수 있도록 하며 전 세계 사람들이 통증과 스트레스를 효과적으로 관리할 수 있게 돕고 있다. www.AnnSwansonWellness.com

옮긴이 권기호

서울 대학교 수의학과를 졸업하고 (주)사이언스북스의 편집장을 지냈다. 현재 도서 출판 공존에서 좋은 책을 기획하고 만드는 일을 하고 있다. 『포토 아크, 새』, 『포토 아크』, 『생명의 편지』, 『나는 어떻게 만들어졌을까?』, 『인체 완전판』(공역), 『현대 과학의 여섯 가지 쟁점』(공역) 등을 번역했다.

감사의 말

앤 스완슨 나의 요가 스승과 동료들인 인도 카일라시 부족 요가 학교의 요기 시바다스와 앨리스, 중국 요기요기의 양안과 마헨드라를 비롯해 존 페이스, 스테파니 무내즈, 멜리사 설리번, 로리 하일랜드 로버트슨, 마이클 슬로버에게 감사를 전합니다. 나의 가족들, 어머니, 아버지, 조, 샌디, 팝에게 감사하며 뛰어난 DK 팀인 루스, 클레어 애런, 그리고 다른 모든 분에게도 감사드립니다.

DK 제작에 참여한 레베카 팰로필드와 루카 프래시네티, 디자인을 맡은 앨리슨 가드너와 인디아 윌슨, 검토를 담당한 존 프렌드, 색인을 작업한 헬렌 피터스에게 감사를 표합니다.

도판 저작권

사진을 사용하도록 허락해 준 다음 단체와 담당자들에게 감사를 전합니다.

(Key: a-above; b-below/bottom; c-centre; f-far; l-left; r-right; t-top)

13 Science Photo Library: Biophoto Associates (cla). **18 Science Photo Library:** Professors P.M. Motta, P.M. Andrews, K.R. Porter & J. Vial (clb). **27 Science Photo Library:** Thomas Deerinck, Ncmir (cl). **32 Science Photo Library:** Zephyr (bl). **33 Science Photo Library:** Zephyr (cla). **37 Science Photo Library:** (clb)

All other images © **Dorling Kindersley**
For further information see: **www.dkimages.com**

한국어판 책 디자인 김낙훈